河南省"十四五"普通高等教育规划教材

大卫生全周期规划教材
医教协同融媒体创新教材

护士人文修养

（第2版）

主编　罗艳艳

U0340336

郑州大学出版社

图书在版编目(CIP)数据

护士人文修养／罗艳艳主编. — 2 版. — 郑州：郑州大学出版社，2023.7
大卫生全周期护理专业教材
ISBN 978-7-5645-9664-4

Ⅰ. ①护…　Ⅱ. ①罗…　Ⅲ. ①护士－修养－高等学校－教材
Ⅳ. ①R192.6

中国国家版本馆 CIP 数据核字(2023)第 063598 号

护士人文修养

HUSHI RENWEN XIUYANG

策划编辑	李龙传	封面设计	苏永生
责任编辑	张彦勤	版式设计	苏永生
责任校对	薛　晗	责任监制	李瑞卿

出版发行	郑州大学出版社	地　　址	郑州市大学路 40 号(450052)
出 版 人	孙保营	网　　址	http://www.zzup.cn
经　　销	全国新华书店	发行电话	0371-66966070
印　　刷	郑州龙洋印务有限公司	印　　张	11.75
开　　本	850 mm×1 168 mm　1 / 16	字　　数	326 千字
版　　次	2018 年 8 月第 1 版	印　　次	2023 年 7 月第 2 次印刷
	2023 年 7 月第 2 版		

| 书　　号 | ISBN 978-7-5645-9664-4 | 定　　价 | 39.00 元 |

本书如有印装质量问题,请与本社联系调换。

作者名单

主　编　罗艳艳

副主编　史素玲　李　琼

编　者（以姓氏笔画为序）

王　贺　郑州大学附属郑州中心医院(郑州市中心医院)

王亚琼　河南科技大学第一附属医院

史素玲　河南科技大学第一附属医院

李　琼　新乡医学院护理学院

罗艳艳　新乡医学院护理学院

张盼盼　河南科技大学第一附属医院

常红娟　武汉科技大学医学院

黄志红　河南大学护理与健康学院

谢赫男　河南省人民医院

秘　书　常红娟　武汉科技大学医学院

前 言
（第2版）

随着医学模式的转变，护理模式从以疾病为中心的功能制护理过渡到以患者为中心的责任制护理，又演变到以人的健康为中心的系统化整体护理。护理的理论体系、功能任务、工作内容、活动空间等都在发生着变化，在护理实践中护理工作者更加注重人文精神的体现；护理服务领域在不断扩展和延伸；护理科研开始引领护理实践等。这些无一不向社会昭示着护理学科的价值和作用，体现护理是科技和人文完美结合与统一的专业。与此同时，护士作为融知识、技能和人文素养为一体的专业工作者的作用也日益凸显。

2017年，我们出版了第一版《护士人文修养》教材。教材发行后，受到了用书院校的好评。2020年，本教材获批河南省"十四五"普通高等教育规划教材立项建设。我们对本书进行了修订，总体指导思想是：紧紧围绕大学立德树人的根本任务，围绕帮助护士提高护理人文修养的整体目标，从人文知识、人文品质、人文精神、人文素质4个方面循序渐进地阐述提升护士自身人文修养的整个过程。全书共分为十章，以"人文概述—了解护理文化—提高审美修养—增强人际交往能力—塑造良好的职业形象—树立人文关怀理念—培养科学思维能力"为主线进行编写，各部分的编写内容既相对独立成章，又相互渗透。

本教材的编写主要体现4个方面的特色。第一，人文与护理有机融合，突出护理专业特性，精选与护士自身发展和护理职业要求密切相关的内容，体现"突出护理，加强人文"的现代护理教育理念。第二，教材分为理论部分和行动部分，其中理论部分重点阐述与护理人文知识修养密切相关的4个方面，即人文科学、社会学、文化学、美学；行动部分则从人际沟通、护理礼仪、公共礼仪、科研思维及信息素养等方面具体阐述护理人文素质的培养，并融入华生人性照护、叙事照护等人文关怀理论，既体现护理岗位对人文素质的要求，也体现出人文知识在护理领域中的运用。第三，问题与解析前后呼应，凸显护理人文的实用性。本教材每章教学内容的编排均采取"案例导入，提出问题—简要介绍基础的人文知识—重点阐述护理人文知识—详细解析导入案例"的形式，让学生带着问题学习，运用知识去分析，提高学生对知识的理解与运用能力。此外，每章节之后都安排有"本章小结""思考题""知识拓展"等内容，以开阔学生的视野，加深其对相关知识的理解和应用。第四，理论与临床实践密切结合，强调护理人文的实践性。

本教材不仅可作为本科护理人文教育的基本教材或参考书，也可供各级护理人员自学之用。教材的修订过程得力于修订团队的辛苦付出和郑州大学出版社的编辑老师们的鼎力相助，在此表示衷心的感谢。本教材编委既有高校教师，也有临床一线护士，工作繁忙，时间又紧，难免存在不足之处，恳请大家斧正！

罗艳艳

2023年2月

前言
（第1版）

生命之花的异彩绽放，离不开白衣天使的真情呵护。《护士人文修养》以高等护理院校学生为对象，依据护士应具备的人文修养，紧密联系实际，以全新的视角，朴实的语言，例论结合，深入浅出地论述基础人文知识及其在护理工作中的运用。本教材既体现护理人文修养的理论性和学术性，又突出人文修养在临床护理工作中的实用性和实践性。本教材不但可作为本科护理人文教育的基本教材或参考书，也可供各级护理人员自学之用。

本书编写的总体指导思想是：以护理人文关怀为理念，紧紧围绕提高护理人文修养的整体目标，从人文素质、人文品质、人文精神、人文知识四个方面循序渐进地阐述提升护士自身人文修养的整个过程。全书共分为十章，以"人文概述→了解护理文化→提高审美修养→增强人际交往能力→塑造良好的职业形象→树立人文关怀理念→培养科学思维能力"为主线进行编写，各部分的编写内容既相对独立成章，又相互渗透。

本教材的编写主要体现四个方面的特色：第一，人文与护理有机融合，突出护理专业特性，精选与护士自身发展和护理职业要求密切相关的内容，体现"突出护理，加强人文"的现代护理教育理念。第二，教材分为理论和行动两篇，其中理论篇重点阐述与护理人文知识修养密切相关的四个方面，即人文科学、社会学、文化学、美学；行动篇则从人际沟通、护理礼仪、公共礼仪、科研思维及信息素养等方面具体阐述护理人文素质的培养，并融入华生人性照护、叙事照护等人文关怀理论，既体现护理岗位对人文素质的要求，也体现出人文知识在护理领域中的运用。第三，问题与解析前后呼应，凸显护理人文的实用性。本教材每章前面设置"重点难点""学习目标""引例"等，提出问题→简要介绍基础的人文知识→重点阐述护理人文知识→详细解析导入案例，让学生带着问题来学习，运用知识去分析，提高学生对知识的理解与运用能力。每章之后安排有"本章思考题"，重点内容前后安排有"故事导读""拓展导读"等，以开阔学生的视野，加深其对相关知识的理解和应用。第四，理论与临床实践密切结合，强调护理人文的实践性。本教材针对每章教学内容均介绍几个典型的临床案例供学生阅读思考，亲自体验护士不同角色和情感，扎实掌握各种人际交往能力，深刻体会护理人文素养的重要性。

编者
2018 年 1 月

目　录

第一章 绪 论

本章导学

【重点难点】
　　本章重点是掌握人文、人文修养的有关概念和内涵,理解护理人文关怀和护士人文修养的内涵;难点是确立正确的护理价值观和态度。
【学习目标】
1.解释人文、人文修养的概念。
2.阐述人文精神、人文关怀、人文修养的内涵。
3.简述塑造良好的护士人文修养的途径和方法。

引例

　　2018年7月15日,河南某医学院附属医院急诊重症监护室护士刘珊在照料重伤病患者时,忽然被患者咬住了手臂。因为担心挣脱会导致患者身上的插管脱落,刘珊就一直没有将手臂拿开,直到医护人员给患者打了镇静剂后,患者才慢慢松开了牙齿,此时刘珊已经坚持了3 min。随后,中央电视台、人民日报、光明日报、新华社等国内多家权威媒体报道了护士刘珊的感人事迹,并高度赞扬了她一心一意为患者着想的高尚情操。2018年底,刘珊被评为"出彩河南人"。
　　据悉以"出彩河南人"传播热度前100名为样本,敬业奉献类事迹超过一半,职业类别上医护人员占比为13%。请思考:
　　1.结合刘珊护士的事迹,谈谈你对护士人文修养的认识。
　　2.怎样加强自身的人文修养?

第一节　人文概述

　　护理学是应用人文、社会和自然科学知识,以个人、家庭及社会群体为服务对象,研究维护、促进、恢复人类健康的护理理论、知识、技能及其发展规律的综合性应用科学。随着医学模式的转变,以患者为中心的整体护理逐渐取代功能式护理,护理工作的职责和内涵发生了很大的转变。其

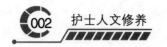

中,如何将人文护理融入日常护理工作中,增强人文服务意识,已经成为一个日益受到人们关注的话题。与此同时,随着患者对护理工作的要求越来越高,"以人为本"的服务理念逐步深入人心,新型护患关系的理念除要求护理人员具备相应的专业知识与技能之外,还必须具备良好的人文素质和修养。

一、人文与人文学科

在中文语境里,"人文"一词更偏其重文化的内涵,该词最初见于《周易》贲卦(六十四卦之一),"文明以止,人文也,观乎天文以察时变,观乎人文以化成天下"。孔颖达的《五经正义》中将其释义为:"言圣人观察人文,则诗书礼乐之谓,当法此教而化成天下也。"上述中的"人文"指的是诗、书、礼、乐等人类文明和文化;而《后汉书》中"舍诸天运,徵乎人文,则古之休烈,何远之有"的"人文"指的是人为的,即一切要依靠人力。在西方语境里"人文"一词更偏重人的内涵,人文主义的主要特征是:"对人的重视"和"对文化的重视"。拉丁文 humanus,它表示与正统经院神学研究相对立的世俗人文研究。英文中,humanity 表示"人文",它含有人道、仁慈、人性或人类几层意思,强调以人为中心,重视人生幸福与人生责任。

时至今日,"人文"已是人类文化的简称,是人站在自身或者其他的角度,用自己或别人提出的方法对世界中已知或未知存在的客观事物或现象进行理性的思考而总结出来的符合世界发展规律的又能被大众接受的属于个人主观的知识点。《辞海》中对人文一词所作的解释是:"人文是指人类社会的各种文化现象。"人文一词在当代,主要在 3 种内涵上被使用。一是偏重于中国传统词源的"文化"内涵,是较为广义的使用;二是偏于西方传统的"重人"的内涵,是较为狭义的使用;三是从"科学""人文"的学科划分角度而来的使用,这种使用,就像 humanism 和 humanities 的关系一样,是一种衍生。

纵观中外对"人文"的定义,目前认为,在学科划分意义上所使用的"人文",是"人文"内涵的一种具体表现形式。一般认为,人文学科就是关于人的学科,是研究人类价值判断和精神追求的学科。她告诉我们,人是什么,人具有什么样的本质。人文学科的研究对象是人的精神文化活动,研究方法是通过讨论社会文化现象,澄清人生领域的好与坏、是与非、善与恶等,为人生提供积极的、理想的标准和模式,而研究的目的则在于探求人生的价值和寻找人生的意义,帮助人们树立正确的世界观、人生观和价值观,最终使社会和人生趋于完美。

(一)人文思想

人文,首先是一种思想,一种观念。约翰·洛克在《政府论》的整个上篇,以详尽的事实,犀利的逻辑,打破了桎梏人类几千年的"君权神授"传统观念,从此确立了现代人文思想的核心内容。因此,人文思想是相对于宗教神学、君权思想的学术范畴,特指人文科学领域中所内含的思想精髓,主要指人对于生命意义与人生方向的看法。现代人文思想的核心是"人",强调以人为本,关心人,爱护人,尊重人,对于人性、人伦、人道、人格、人文文化及其价值的充分尊重。

(二)人文知识

人文知识是与自然知识和社会知识相对应的一类知识。人文知识可分为两类。①感性的人文知识:主要通过人们的日常生活获得,是零碎的、肤浅的、不系统的,主要表现为社会生活习俗的人文知识。②理性的人文知识:主要通过学习、实践和反思而获得,是系统化的、理论化的人文知识,是一种高水平、高层次的人文知识。

（三）人文技能

人文技能主要指分析和解决人与人、人与社会及人与自然之间问题的能力与方法，包括语言表达、分析解决、交流沟通等方面的能力。人文技能是指与人共事的一种能力，如人际交往技能、心理支持技能等。在医疗行为中，护士通过得体的语言沟通、细致的照护和支持，让医疗行为、患者病情朝着最理想的方向发展，过程中所使用的非常人性化和具有人情味的表情、姿势、语言等技巧都属于人文技能。

（四）人文精神

人文精神是在人类实践活动及其社会关系中衍生的概念。《易经》曰："刚柔交错，天文也；文明以止，人文也。"人文是与天文相对的一种独特的精神现象，更是人类智慧的载体，是占据人类世代传承优先地位的有机组成。

人文精神是指一种注重人的发展与完善的精神，它强调人的价值和需要，关注生活世界存在的基本意义，并且在现实生活中努力实践这种价值、需要和意义。它也是尊重人身上3种最宝贵的价值体现：生命、头脑和灵魂。尊重生命是人道主义精神，尊重头脑是科学精神，尊重灵魂是广义的宗教精神，人文精神展开来实际上就是这3种精神。医学人文精神是人文精神在医学领域的体现，是医学学科与人文精神融合的发展趋向。现代医护人员追求崇高的理想、热爱和追求真理、向往和塑造健全完美的人格、崇尚优秀的道德情操等，都是人文精神的体现。

人文精神的内涵：①尊重生命及个人的独特价值；②认同人的整体性；③宽容对待具有合理性的各种观念；④注重人的文化品格和精神意义。

人文精神既是对人的价值、生存意义和生存质量的关注，是对他人、社会和人类进步事业的投入与奉献；同时也是对人类未来命运与追求的思考和探索，是对个人发展和人类走势的终极关怀。人文精神是人文修养的核心，学习了人文知识并不等于拥有了人文精神，前者是知，后者是行，要将人文知识"内化""发展"为人的生活方式、生活态度、生活习惯，才能真正体现人文修养。

二、护理人文关怀

人文关怀是一个哲学范畴的概念，一方面源于文艺复兴运动，另一方面是终极关怀问题。人文关怀起源于西方的人文主义传统，它是对人的生存状态的关注，是对人的尊严与符合人性的生活条件的肯定和对人类的理解与自由的追求，其核心在于肯定人性和人的价值。人文关怀的内涵随着时代的发展而发展，中华传统文化将人的品格表现于文化生活之中，认为"人之能立，必有其本"，故而如今我们所讲的人文关怀就是关注人的生命、生存和发展，也就是关心人、尊重人、爱护人和帮助人。

护理人文关怀是一个复合概念，是哲学与护理学的有机结合，是人文关怀理念在护理学科的具体运用。护理与人文关怀有着天然不可分割的联系，护理源于人类对关怀的需要。护理学是维护和促进人类健康的理论和实践，它关心的是处理健康、疾病相关问题的经历和体验。美国护理理论家莱宁格亦提出"人文关怀是护理学的本质"的观点，并将护理学拓展到"关怀整体人的生命健康"。因此，人文关怀是护理理念的核心和精髓；护理学是关乎"人"的科学，是最具人文性的学科。

现代护理中的人文关怀是医护人员对患者及其家人的关怀和照护，这要求关怀主体对被关怀者的当下境遇有感同身受的体验，这种体验既包含了对自身生命或生与死的关切、体认和感受的自我意识，又包含了对他人生命或生与死的同情、关心、了解和感受的道德意识等。护理人文关怀是指在护理过程中，护士以人道主义精神对患者的生命与健康、权利与需求、人格与尊严的真诚关怀

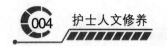

与照护。其内涵主要包括尊重患者的生命价值、理解患者的文化背景、表达护士的关爱情感、协助满足患者的个性需要、科学解决健康问题、协调护患的人际关系等内容。

(一)尊重患者的生命价值

法国哲学家孔德把"利他"概念引入道德理论,认为利他主义即优先考虑他人的利益和状况,这也是护理人文关怀中最首要、最基本的内涵。护士应当有意识地确立利他-人道价值观念,充分尊重患者的生命价值、尊严与权力,关心患者的健康需求,并由此获得精神思想的满足感。

(二)理解患者的文化背景

在医疗护理中,疾病的预防、治疗与康复均会受到患者及家人健康信念的影响。因此,护士在实施关怀照护措施时,应首先培养自己的信念和希望,结合患者的文化背景建立个体化的、能够满足其文化需求的护患关系,并以此影响被照护者的患者及其亲属,让他们充满康复的信念和希望。

(三)表达护士的关爱情感

情绪和情感是个体对客观事物是否符合自己需要而产生的一种态度体验。在人际交往中,自我与他人有着密不可分的情感关联性和依存性。护理人文关怀的实质是一种充满爱心的人际互动,是护士将获得的知识内化后自觉给予患者的情感表达。

(四)协助满足患者的个性需要

患者在疾病状态下,他们的基本需求会因为疾病的原因受到交流障碍、身体约束等因素的影响。这样的情况下,要求护士应善于观察与沟通,理解患者对疾病的体验和心理感受,分析患者的心理状态,采用灵活的护理方法,为患者营造支持性、保护性或纠正性的生理、心理和社会环境,促进患者的心身健康。

(五)科学解决健康问题

护士应将科学解决问题的原则和理念,运用于护理程序中的评估、计划、实施和评价阶段,并做出最佳的临床护理决策,帮助解决健康问题。护理关怀蕴含于所有的系统性创造性解决问题的方法和技巧之中,有助于各项护理决策的顺利进行。此外,护士有计划地开展传递健康信息,进行行为干预,使患者和相关人群自觉采纳有益于健康的生活方式和行为,消除或减轻影响健康的危险因素,预防疾病,促进健康,维持健康的教育活动。

三、护士人文修养

修养是指人们在思想、品德、知识和技能等方面,经过长期学习和实践所达到的水平,比如艺术修养、文化修养等。护士人文修养是护士人文精神、人文素质、人文关怀及人文科学等方面的修养的综合体现,是护士在内心信念的驱动下,将道德规范、职业规范内化为自身的品质,并外化为行为的过程和结果,包括护士必须掌握的自然知识、社会知识等知识体系和由政治观、价值观、道德观等组成的精神体系。护士人文修养的过程是长期的、复杂的,受主客体因素的制约,只有两者相互契合,才能达到理想的境界。护士人文修养具体包含以下几个方面。

(一)伦理道德修养

在医学技术空前发展的条件下,护理人员在实践中遇到了许多新的伦理道德问题,学习和研究护理伦理学对培养和提高护理人员的职业道德具有重要意义。在临床实践中,护士要时刻面对平等、公正、权利、信仰、尊严、需要等伦理道德问题的挑战,要处理患者的健康价值、护理的道德价值及经济价值之间的冲突,加强医学伦理道德教育,提高护理人员的道德水平,成为卫生系统的一项重要任务。

(二)社会学修养

社会是护士的人生舞台,护士要与服务对象交往,要建立团队合作,应该具有必要的社会学知识和修养。社会学知识不仅有助于护士明晰自身的社会角色,更有助于提升护士扮演社会角色的能力。护士应该了解护理与社会的关系,熟悉社会群体与社会组织的特征,了解社会分层、社会流动对护理领域的影响,并通过社会文化的内化和角色知识的学习,形成良好的社会适应能力。

(三)人际关系与沟通修养

人际关系修养是在处理各种人际关系问题的实践过程中,即在人际关系交往与沟通的过程中逐步形成与提高的。良好的人际关系有利于提高人的健康水平与幸福感。哈佛大学一项历时75年的研究随访了724个人的一生,说明良好人际关系的重要性。与人际关系直接有关的人文知识主要有文明礼仪知识,心理学、沟通学、社会学、公共关系学等方面的知识。护士运用人际关系知识,能为服务对象提供及时有效的帮助,也有利于提高工作效率和完成工作目标,使自己在人际关系互动过程中,逐渐养成健全的个性和人格。

(四)语言文字修养

语言在人类进化过程中发挥了非常重要的作用,也是人和动物的根本区别之一。语言文字是信息传递的工具,是人际交往的工具,也是人类思维的工具。语言文字修养集中体现在读、写、听、说4种语言能力方面。语言文字能力是人的素质中很重要的一部分。护士如果只有专业知识而不能正确地使用祖国的语言、文字,那是一个很大的缺憾,专业能力的发挥也会受到限制。

(五)文化传统修养

文化传统修养包括历史、地理、民俗民风、民族的传统等方面的知识积累和修养。护士的服务对象来自社会的不同职业、阶层、地域、民族,他们的社会关系、经济条件、政治文化背景各有不同,甚至还有不同的宗教信仰。因此,历史、地理和文化传统修养对于护士从事整体护理是很有意义的。

(六)美学艺术修养

作为人类健康的守护者,博大精深的医术与伟大的艺术是护理人员永远的努力目标。护士在日常生活及工作中努力学习,不断提高人文素养与美学艺术造诣,不断提高个人综合素质,能给现代就医者带来良好的就医体验。患者就医美学需求包括对环境、质量、设备、流程、服务内涵的需求,对医疗服务中的美学需求包括人员素质、形象修养、服务价值观、专业知识、周边知识方面的需求。语言交流艺术需求包括医务礼仪、对人性的尊重和理解、沟通协调效果、美好的情感显现等。文艺鉴赏的教育性是从美感享受中获得的,能深深打动人的情感,因而文艺鉴赏能提高护士的观察、认识、理解能力,其影响和作用是潜移默化、长久而深远的。护士可通过文学艺术作品的鉴赏活动,即通过审美活动而逐步培养和提高自己的美学艺术修养。

(七)理性思维修养

理性思维修养是人文修养中最高层次的修养,主要包括哲学、逻辑学、政治学、经济学、社会学、法理学等方面的知识修养。理性思维修养也是一种科学思维修养,在能力方面的表现是善于进行分析综合和推理概括,在观察各种现象时善于发现事物之间的内在联系,能透过现象看本质,善于发现规律,这种能力对于护理诊断和护理干预特别有用。

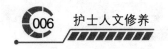

(八)心理素质修养

在日常护理工作中,护士每天要面对各行业各阶层的患者,他们接受的教育、经历、思想和感情千差万别,因此可能有不同的突发事件发生。护士在心理素质修养方面要不断加强建设,培养自己针对不同的突发事件的良好应急能力及控制情绪的能力。一是加强各种疾病抢救程序知识的培训和各种突发事件处理能力的训练,培养反应敏捷、遇事沉着、处事果断、有条不紊的工作作风。二是加强自己的观察能力,做到头脑清醒、处置果断、随时预测意外事件的发生,迅速做好心理和物质准备,采取相应、及时、正确的处理措施。三是在突发事件面前做好情绪控制。

第二节　加强护士人文修养的意义、途径和方法

一、加强护士人文修养的意义

(一)加强护士人文修养是适应整体护理理论的需要

修养指理论、知识、思想等方面的一定水平,通常是一个人综合能力与素质的体现。人文修养便是一个人成为人和发展为人才的内在品质。人文修养要求护士通过尊重、理解、关心和帮助,对患者的生命与健康、权利与需求、人格与尊严进行全方位的护理,从而达到医患关系的和谐与健康。一名优秀的护士必须不断培养与增强自身的人文修养。我国人文护理发展起步相对较晚,虽然护士在医疗事业中发挥着越来越重要的作用,但我国目前护士人文修养现状不尽如人意。一方面,相当一部分护士的护理学人文底蕴不足、人文素质欠缺,这已成为阻碍护理事业发展的重要因素。为了适应新时期护理工作的变化,强化护理行为效果,促进护理质量的提高,就必须提高护士的人文修养。另一方面,现今护理专业的学生人文社科类知识相对薄弱,普遍存在社会责任感缺失、创新性缺乏、心理承受能力差、人际沟通能力欠缺等特点。因此,在临床教学实践中应充分体现和培养学生的人文关怀意识和道德情感,让学生深刻领会对患者的生命与健康、权利和需求、人格和尊严的关心和关注的重要意义,树立尊重患者、关心患者的职业理念,培养学生"视患者为亲人"的道德情怀,提高与患者沟通交流的技能。

(二)加强护士人文修养是适应社会和医疗事业发展的需要

随着社会的进步和科学的发展,物质文明的不断进步,人们对健康的要求日益提高,护理观念从以疾病为中心逐步转向以人的心身健康为中心。护理的理论体系、工作内容、活动空间等方面都在发生变化,突出的表现是护理实践中更加注重人本观和人文精神,充分体现护理的科学性和人文性的完美结合与统一。对于护士来说,人文修养水平制约并直接影响护患关系的培养及护理质量的提升。在护理工作中,人文修养体现在护理操作的每个环节,如入院接诊、三查七对、查房问候、值班交接等。自身人文修养水平的提升使护理人员在护理实践中能够充满自尊心、自信心和责任心,并在独立工作时也能够用"慎独"精神来约束自己,从而减少差错事故的发生,改善护患关系,提高护理服务的工作质量。

二、加强护士人文修养的途径和方法

(一)转变护理服务理念

当前我国卫生工作的改革与发展为护理工作的发展带来了机遇和挑战。多年来护理人员已习惯于医院要我做什么,我就做什么。只是单纯地、重复地、机械地把护理工作当作任务来完成,对患者爱心较少、时有厌倦情绪。护理学的发展从功能制到责任制护理,再延伸至现在的整体护理,这标志着护理不再是一项附属于医疗的技术性职业,说明护理模式的演变不仅仅是在形式上护理人员分工不同的改变,也不再是精力集中于日常治疗和护理操作而忽略患者心理、社会、精神及文化的整体需要,而是一种对护理认识及思想观念上的根本转换。因此要使护理人员彻底转变传统的、被动的服务观念,认识到护理是科学、艺术和爱心的结合,主动为患者提供全方位的服务。作为护理教育工作者,应积极倡导"以人为本"的人文关怀理念,构建专业教育和人文教育相统一的新的教育模式,推进人文课程的改革与建设,把人文知识和人文精神贯穿于教育的各个环节中,使学生在积累人文知识的同时,掌握人文护理研究的方法,培育自己的人文精神,最终成为符合护理事业发展需要的护理专业人才。

(二)加强人文知识的教育

人的意识和行为的改变首先源于其丰富的文化知识底蕴,然后通过反复的实践和探索,逐渐地领会其中的内涵和意义。护理学专业学生在学习专业知识的过程中,随着认知水平的提高以及对专业的逐渐认识,她们将会把自己所学的知识逐步转化成自己的科学精神和人文精神,并最终将这些精神应用于自身的实践工作中。

1. 人文知识教育是提高学生人文修养的首要途径　除学习本专业知识之外,传统的护理人文课堂教育是学生得到显性人文知识的直接途径。课堂通过核心护理人文课程的讲授,让学生学习、记忆和模仿;通过考试来考察学生的护理人文知识,包括医学哲学、护理伦理学、护理心理学、护患沟通、护理教育学等显性知识。采用的是一种以书本、课堂、教师为中心的课堂教学模式。目前我国多数高等医学院校的护理人文教学模式都还局限于集中讲授人文知识。除此,学生也可通过学人文课程、听人文讲座、读人文书籍来积累。通过人文知识教育,学生学会如何提高自身的人格、气质和修养。通过系统的学习,学生可以掌握人文相关的基本理论,积累一定的人文底蕴。

2. 专业课程学习中要不断渗透与融入人文教育理念　除人文课程的学习之外,所有专业基础和专业课程教学的课堂和实验室,都是进行人文教育的场所,所有的课程内容都应渗透着人文教育。例如,进行病例讨论时,学生就要学会将课堂上所学知识转化为对临床患者的护理实践,学会语言沟通和信息交流,从而逐渐培养自己的评判性思维、人际关系和语言文字修养;学生在进行护理操作练习时,不但要学技能操作,同时要学会尊重、关爱患者,养成严谨的工作作风,从而逐渐培养学生的职业修养。

3. 人文教育的另外一个重要途径是选修课程和课外活动　文学作品和艺术作品鉴赏、校园文化活动等,可以深深打动人的情感,使人从美的享受中获得教育,提高文学艺术修养;通过参观博物馆、阅读报纸杂志、观看影视节目、外出旅游、社会实践等,学生可以了解不同地域和不同民族的政治文化背景,提高学生的文化传统修养。

(三)积极投身护理实践

人文修养的提高是潜移默化、终身教化的过程,人文精神和职业修养都是直接反映在护理实践中的,积极投身于护理实践中是每一位护理人员提高人文修养的必由之路。在实际工作中,我们应

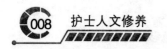

结合临床护理工作的特点,从"人文护理"入手,通过提供精湛的技术、得体的语言和举止、细致的照护等,为患者创造一个整洁、安全、舒适的环境,建立良好的护患关系。一方面,在护理过程中,护士可以观察到人文关怀、慎独精神等职业理念具体表现在临床实践中体现出的效果,还可以体验到人的社会性、人文护理、健康的关系,通过优秀护理前辈的言传身教不断提升自身的修养。另一方面,护理管理层面可以通过多种形式和途径提高护士的人文修养,建立和加强护士培训的长效机制,不断更新知识,创新观念,采用岗前培训、经验交流、病例情景模拟和讨论等方法,逐步提高护理人员的人文修养。

因此,在提升护士人文修养的途径中,护理教育工作者和护理管理者必须充分认识自己承担的人文教育的责任,注重把人文知识和人文精神贯穿于护理教育和管理的各个环节中。护生和护士必须充分认识自己是人文教育的主体,应主动融入人文教育的过程中,在积累人文知识的同时,学习人文研究的方法,培育自己的人文精神,使自己成为适应护理事业发展的新型护理人才。

▶ 本章小结 ◀

本章阐述了人文修养的有关概念和内涵,阐述了护理人文关怀和护士人文修养的内涵及加强护士人文修养的意义,帮助护士确立正确的护理价值观,端正职业态度。本章从三方面论述了护士加强人文修养的途径与方法。

思考题

1. 简述人文修养包含哪些内容。
2. 简述人文精神的内涵。
3. 护士的人文修养包括哪几个方面的内容?
4. 简述如何提高自身的人文修养。

知识拓展

1.《唤醒护理》是 2014 年 4 月光明日报出版社出版发行的图书,作者为张中南。本书系统阐释了人本位整体护理的起源、内容、流程、管理,以及如何显著改善疗效、安全、效益和医患关系;帮助护理管理者和护士们在实施优质护理的过程中懂得为什么、知道做什么、掌握怎么做! 当我们老了或病倒在医院时,希望能够得到书中所描述的这种护理。

2.《医学的温度》是 2020 年 10 月商务印书馆出版发行的图书,作者为著名学者、病理生理与药理学家韩启德院士。本书以"医学的温度"为主题,集结了近些年对医学的本质、医学史、叙事医学、精准医学等的人文思考,阐述了对癌症、传染病、中医、死亡等的独特看法,对癌症应该早发现、早诊断、早治疗等人们习以为常的医学观点提出质疑和建议,对全速发展的现代医学技术及其发展方向进行了重新审视,提出应回归以患者为中心的价值医疗、不能忘记医学的来路和归途等观点。对医护重新认识现代医学乃至重新认识自我都极具启发意义。

(罗艳艳)

第二章 社会学基础

================ **本章导学** ================

【重点难点】

本章重点是解释社会学的相关概念,理解社会化的实质;难点是通过学习社会学相关理论确立新医学模式背景下的大健康观。

【学习目标】

1. 说出社会、组织、阶层、社会化、护士社会工作的概念及其内涵。

2. 分析社会因素对健康及护理工作的影响。

3. 探讨护士学习社会学相关理论的意义,以及护士社会工作的有效方法。

引例

某中年男性因患有罕见疾病住院,住院前因辗转求医花费巨大,已债台高筑,家庭生活陷入困境。虽经医院明确诊断,但目前国内外尚无有效疗法,仅以支持治疗为主。其妻下岗多年,无固定收入,女儿面临高考。患者心情极差,经常与医护人员发生矛盾,也不配合治疗,对妻女态度恶劣。全科医护人员经讨论,决定先从解决其妻工作问题入手,协调医院后勤部门聘任其妻为临时工,使其每月有固定收入,以保障家庭基本生活。后又安排大学毕业新入职护士帮助其女复习高考,患者非常感动,积极配合治疗,与医护人员关系融洽,家庭关系和睦,病情稳定后出院。请思考:

本案例中医护人员运用了哪些社会学理论?

第一节 社会学概述

一、社会

(一)社会的概念

1. 社会的含义及来源　在汉语里,"社会"一词最早出现在唐代的古籍中。《旧唐书·玄宗本纪》中记载,"礼部奏请千秋节休假三日,及村闾社会"。此处意为村民集会。它是由"社"和"会"两字组成的一个动名词,"社"是指用来祭神的场所,后来"社"又用以指人群聚居的地区。"会"是指聚集和集会。古籍中有时也指"社"是集会之所,如"文社""诗社",或指中国古代地区单位,如"二十五家为社"。自唐代以后在一定程度上泛化了社会的含义,社会不再专指祭神活动,社会被定义为人们为了共同目标聚集到一起进行的某项活动。英语 society 和法语 société 均源于拉丁语 socius 一词,意为伙伴。中国近代学者严复曾于 1903 年翻译斯宾塞的《社会学研究》,取名为《群学肆言》,因此"社会"又称为"群"。

2. 西方社会学著作中对社会概念的界定　社会唯实论认为社会不仅是人的集合,还是客观存在的真实实体,其代表人物有德国的乔治·齐美尔和法国的埃米尔·迪尔凯姆。社会唯名论认为社会是具有共同特征人群的代名词,社会只是一个非实体的空名,个体才是社会中的真实存在。其代表人物是美国的吉登斯和法国的塔尔德。

3. 马克思关于社会的论述　对人类社会及其历史的研究构成了马克思理论生涯的基本内容,其中包含了马克思从不同角度对社会的阐述,其主要内容包括以下 3 个方面。

(1)从社会起源上对社会的论述:①人类社会起源于动物群体;②社会是人们交互作用的产物,任何个体都不是孤立存在的,而是相互联系和相互作用的。

(2)从本质上对社会的论述:马克思对社会形成的科学认识没有停留在个人交往层面,而是从具体的社会形态演变中揭示社会的内涵。马克思所讲的生产关系是与生产力发展阶段相适应的,占统治地位的生产关系,是社会的基础和本质。

(3)从整体上对社会的论述:马克思在揭示了社会关系和社会本质构成的基础上,进一步指出社会是各种关系同时存在并相互依存的社会有机体。根据马克思关于社会的科学阐述,我们将"社会"定义为:是以特定的物质资料的生产活动为基础,以一定数量和质量的人口为主体,通过相互交往而建立的自我运动、发展的社会关系体系。

社会关系体系包括家庭关系、共同文化及传统习俗等。从微观上,社会强调同伴关系,并延伸为以共同利益形成的自愿联盟;从宏观上,社会是由长期合作的社会成员通过发展组织关系形成的团体、机构、国家等组织形式。

(二)社会构成要素

1. 社会结构及其划分　社会结构是指社会整体的构成要素以及它们之间相对稳定的关系。社会的构成要素包括社会实体、社会意识、社会规范制度等。

马克思从本质上把社会结构分成两个层次:一是经济基础层次;二是受经济基础制约的上层建筑层次。马克思认为社会结构是矛盾关系体,社会结构变化的动力源于社会内部矛盾,生产力是社会结构变化的根本动力。

2. 社会基本构成要素　在全部社会结构中,环境、人口和文化是社会的基本构成要素。

(1)环境因素:自然环境是人类生存和发展的外部条件,是社会存在的空间前提,是各种自然条件的总和,是由土地、地理位置、气候、水、动植物、矿藏等因素构成的复杂系统。自然环境的重要性主要表现在以下两个方面。①自然环境影响社会的存在和发展:一是自然环境提供了人类社会不可缺少的社会生产和生活资料来源,是人类社会赖以生存和发展的根基;二是自然环境影响社会生产部门的布局和生产发展的方向;三是自然环境能够影响社会发展速度。②人类社会生活影响和改变自然环境:一是人类生产活动改变自然环境面貌。二是社会发展水平决定对自然资源的利用和保护程度。三是人口规模影响生态平衡。

(2)人口因素:人口是社会的主体,是社会存在的基础和前提。所谓人口是指生活在特定社会历史时期、特定地域范围的个体的总和。①人口因素影响社会的稳定与协调发展:一是表现在人口数量会影响人口与自然资源间的相对平衡;二是表现在人口数量和质量会影响经济发展的速度;三是表现在人口数量会影响人们生活水平的提高;四是表现在人口问题是其他社会问题产生的重要因素之一。②人口因素受自然因素及社会整体发展状况的制约和影响。

（3）文化因素:文化在社会整体结构中是相对独立的要素。①文化为人类提供了适应和改变自然环境的能力:在漫长的自然环境的变迁过程中,许多物种相继灭绝,人类能够获得迅速的繁衍和发展,其根本原因在于人类特有的文化因素的作用。②文化影响人类的生活方式:人类生活方式是由社会物质生产方式决定的,但人们的价值观、传统习俗等文化因素同样对生活方式产生直接影响。

（三）社会的特征

社会作为人类特有的存在方式,具有以下六方面的特征。①社会是由个体组成的人类生活共同体;②社会以人与人的交往为纽带;③社会是有文化有组织的系统;④社会以人的物质生产活动为基础;⑤社会系统具有心理和精神联系;⑥社会系统是一个具有主动性、创造性和改造能力的有机体。

（四）社会的功能

1. 整合功能　整合是指社会将无数单个个体组织起来形成合力,调控各种矛盾、冲突和对立,并将其控制在一定范围内,以维护统一局面。整合主要包括文化整合、规范整合、意见整合和功能整合。

2. 交流功能　社会创造了语言、文字、符号等人类沟通交往的工具,使个体间、家庭间、群体间、国家间的交往成为可能。

3. 导向功能　社会有一整套行为规范,用以维持正常的社会秩序,调整人们之间的关系,规定和指导人们的思想、行为方向。

4. 传承功能　人的生命短暂,人类代际更替频繁,而社会则是长存的。

二、社会学

（一）社会学的产生与历史沿革

1. 社会学产生的历史背景　社会学是研究社会和社会问题的科学。社会学产生于19世纪30年代,以法国哲学社会学家孔德提出"社会学"一词并构建社会学思想体系为标志。社会学的产生有着诸多背景条件和因素。①欧洲社会经历了巨大的社会变迁:在18世纪和19世纪,英国的产业革命和法国的政治大革命为社会学的产生提供了客观的历史条件。②社会主义理论的兴起:马克思和恩格斯等理论家提出了无产阶级革命学说。③城市化的结果:城市被看成是文明、自由和物质享受的摇篮,但城市发展所带来的弊端也越来越多地显现,如住房拥挤、环境污染、犯罪等一系列社会问题。④科学技术的发展:科学对社会学理论的发展也显得越来越重要,人们产生了用科学的方法系统研究社会的愿望。

2. 社会学产生的思想和理论前提　在我国先秦时期,孔子、孟子、老子、庄子、墨子等思想家就有关于社会的论述和思想。在欧洲,从古希腊的柏拉图、亚里士多德,到19世纪初的黑格尔等思想家对社会现象和社会问题进行了多侧面、多角度的研究。欧洲启蒙运动、空想社会主义理论和社会调查广泛用于社会研究领域成为社会学产生的思想和理论前提。

3. 社会学主要代表人物

（1）早期社会学代表人物。①奥古斯特·孔德(Auguste Comte):孔德在19世纪30年代出版的

《实证主义哲学教程》中详细系统地阐明了他的社会思想。其社会学体系的基石是关于历史发展的进化过程学说,同时还提出了社会静力学和社会动力学概念及其理论范畴。孔德对社会发展强调思想因素的作用,提出了由于思想的无序导致社会无序的观点,孔德对社会发展持保守主义、改良主义和实证主义的态度。②赫伯特·斯宾塞(Herbert Spencer):斯宾塞是英国社会学家,他深入研究了社会结构的性质和社会中社会成员的观念和价值两者之间的联系,他所设想的社会状态是静态的,具有一种完全的均衡状态。斯宾塞还主张应该消除限制,特别是政府对人民的限制。斯宾塞学说的另一重要内容是社会有机体说。斯宾塞把社会作为一个整体并把结构和功能联系起来加以考察。

(2)近代社会学代表人物。①埃米尔·杜尔克姆(Emile Durkheim):理论的核心是关于社会事实的概念。他把社会事实分为两种基本类型,即物质的和非物质的。杜尔克姆的研究重点是非物质社会事实,如集体意识、集体表象和社会潮流等。②马克斯·韦伯(Max Weber):强调人们心灵上的理性因素,认为社会生活中不存在客观规律性。

4. 现代主要社会学流派

(1)结构功能学派:塔尔科特·帕森斯(Talcott Parsons)是将功能主义发展为社会学分析中一个全面而系统的理论的领袖人物。他认为人类社会也有很多结构联合在一起发生功能作用,以维持整个体系,如同人体中的各种器官互相起作用借以维持人体的正常功能一样。帕森斯理论的中心点是社会体系的稳定、整合和均衡。帕森斯认为同有机体所具有的自我调节机制一样,社会自身也具有自动调节的功能。到了20世纪60年代,帕森斯的结构功能理论无法解释和回答美国社会出现的诸多社会问题,由此称霸一时的结构功能理论开始走下坡路。

(2)冲突理论:以拉尔夫·达伦多夫(Ralf G. Dahrendorf)为代表的辩证冲突论和以刘易斯·科塞(Lewis Coser)为代表的功能冲突论。达伦多夫认为社会基本上是一种不均衡权力分配的组合团体。冲突论的最终目标是解释社会变迁。他把冲突分为外来的冲突(如战争)和内在的冲突(如政党的斗争)。以科塞为代表的主要是从结构功能观点的框架内讨论社会冲突。即社会体系内每一部门都是相互关联的,但在这种关联的内部,一定会出现紧张、失衡和利益冲突等现象。

(3)符号互动理论:代表人物是美国芝加哥大学的乔治·赫伯特·米德(George Herbert Mead)。该学派对社会生活感兴趣的是在日常情景中,人们如何进行相互交往和如何理解社会关系。米德认为象征符号是社会生活中的基础,在社会生活中为了沟通和交往,人们的思想和感觉必须先转换为象征符号——文字、手势、面部表情、非语言的声音。通过交互反应,就可以建立共同的了解。人们如果没有对特定的行为做出任何反应,便无社会意义可言。

5. 社会学发展趋势与特点

(1)马克思主义社会学理论的兴起:资本主义国家在20世纪60年代经历了剧烈的社会动荡,社会动乱、社会问题有增无减。在此期间,冲突论、批判社会学、激进社会学特别是马克思主义社会学理论,开始活跃于学术界并得到广泛传播。

(2)研究课题更多地结合社会生活实际:社会学是一门应用性很强的科学,在应用社会学体系中,诸如社会工作、社会福利和各种社会问题的研究,其实用性更为突出。

(3)研究方法从定性走向定量:目前进行的社会调查,一般都发放大量的问卷,对回收资料进行整理和分析。定量分析标志着现代社会学从描述性结论到解释性结论的进步。

(4)多学科的综合研究和分支学科迅速发展:多学科的综合研究不仅给分支学科的发展赋予新的活力,而且使分支社会学有了广阔的前景。

(5)国际性和本土化研究倾向不断加强:到20世纪50年代中期,社会学作为一门重要的社会科学已经在世界范围内得到确立。近来有不少国家的社会学学者,为了摆脱西方社会学理论和模式的影响,在探索建立具有自己国家和民族特点的社会学,这就是社会学的本土化问题。

6. 社会学在中国 19世纪末社会学传入中国。严复于1897年开始将英国社会学家斯宾塞的《社会学研究》一书的部分章节翻译成中文并发表,1903年严复又将该书全文翻译并定名为《群学肄言》,《群学肄言》的出版标志着中国社会学的开端。

(1)新中国成立前社会学的引进和发展:在社会学传入中国初期,孙本文与吴泽霖、吴景超等专家合作编写了一套涵盖社会学各个领域的"社会学丛书"。孙本文独著的《社会学原理》被指定为大学标准教材,先后多次修订,到1949年共出版印刷了十一版。从20世纪20年代开始,国内的许多大学纷纷开始开设社会学课程。1923年上海大学率先开设了社会学系。

社会学在旧中国发展过程中逐步形成了两大特点。①社会调查活动涵盖社会生活的各个领域:涵盖了人口和社会各阶层的生活状况、生活质量、民族问题、乡村经济、城市工业等。②运用社会学理论结合中国国情开展社会实践活动:晏阳初在系统地总结了中国历史上历次自救运动的经验和教训后,认为中国社会问题主要是农村问题,而农村问题的本质是农民问题。因此晏阳初将教育作为改造社会、建设社会的手段,广泛开展平民教育运动。

(2)新中国成立后的社会学发展:1949年新中国成立后开始了轰轰烈烈的社会主义建设事业,社会学工作者深入到城市、农村各行各业调查了解情况,根据调查结果撰写了大量调查报告,为党和政府决策提供了大量的参考数据和资料。然而由于认识上的不足,在1952年全国高等院校专业调整时盲目照搬苏联模式,将社会学专业和社会学课程取消。1957年的"反右运动"又使得一批社会学家横遭迫害,新中国社会学的发展受到严重挫折。

1979年邓小平在题为《坚持四项基本原则》的讲话中指出:"政治学、法学、社会学以及关于世界政治的研究,我们过去多年忽视了,现在也需要赶快补课。"至此,社会学迎来了发展的春天。目前我国已形成了由社会学研究所、高等院校社会学系、社会学会及社会学实践部门构成的社会学研究、教学、实践体系,社会学在我国社会主义现代化建设中发挥着越来越重要的作用。

(二)社会学的概念

社会学是从社会整体出发,通过社会关系和社会行为来研究社会的结构、功能、发生、发展规律的综合性学科。社会学的分支学科包括分层社会学、社会学史、教育社会学、政治社会学、社会思想史、社会学方法、实验社会学、数理社会学、比较社会学、社会地理学、文化社会学和应用社会学等学科。社会学的学科特点如下。

1. 社会学将社会作为一个整体来看待 社会学理论认为,只有把社会作为一个有机的整体,并以此为出发点才能全面科学地认识社会的各种组成成分,以及各种特殊社会现象之间的关系。这是社会学区别于其他社会科学的根本所在。这种整体性的思维模式始终贯穿于社会学发展的各个阶段。

2. 社会学是一门综合性学科 社会是一个统一的整体,是一个多层次、多结构、多序列的完整网络,因此社会学必然具备综合性学科性质,才能全面地对人类社会做综合性的探索。例如,社会学在研究社会经济发展时,不仅要考虑物质生产本身的发展和科技成果的应用,还要考虑人们的社会活动的内容和性质,人们的文化教育和职业训练的水平。

3. 社会学是具有科学性的学科 社会学是一门社会科学,不同于以前一般的社会思想和社会常识。以往的社会思想和社会常识往往建立在主观想象的基础上,对社会的认识是肤浅、片面的。当前在社会科学研究领域,把定性研究方法与定量研究方法相结合,已经成为一种普遍的趋势。

4. 社会学研究具有现实意义 开展社会学的研究工作可以在以下几个方面对我国的社会主

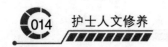

现代化事业做出贡献。①开展社会发展战略研究,为政府决策提供科学依据。②参与社会现代化的规划、实施和评估检验工作。③为社会工作、行政管理、企业管理提供专业人才培训。④开展生活方式研究,为建立文明、健康、科学、合理的生活方式做贡献。⑤为发展交叉学科、边缘学科和开展多学科性综合研究做贡献。⑥使人们更加自觉地参与社会生活,为构建和谐社会做贡献。

(三)社会学的研究对象和方法

1. 社会学的研究对象　社会学是将社会作为一个整体来研究社会的各个组成部分,及其各部分之间的相互关系,探讨社会的发生、发展规律的综合性社会科学。

2. 社会学的研究方法　有社会调查和社会实验两种。包括收集资料的方法和分析资料的方法。收集资料的方法主要有访谈法、问卷法、观察法、文献法等,具有科学化、系统化、定量化的特点。

三、社会学与护理

(一)社会学与临床护理工作

社会学与临床护理工作有着密切的联系。社会学研究的许多领域都和护士维护与促进健康的工作目标及工作内容相一致,具体体现在以下两个方面。

1. 社会变迁对健康的影响　任何社会变迁都会对社会群体的健康产生影响。

(1)社会环境变化对健康的影响:社会变迁导致的社会环境因素的变化主要指社会制度的改变。社会制度是指在一定历史条件下形成的社会关系和社会活动的规范体系。社会制度影响健康的途径主要有以下3个方面。①不同分配制度影响健康状况:目前各国贫富差别悬殊,贫困导致世界上有8亿多人处于不同程度的营养不良状态。②不同卫生政策影响健康水平:新中国成立后,我国政府制定了包括“预防为主”在内的各项卫生工作方针,大大增加了在预防、保健领域的投入,有效地提高了国民的健康水平。③不同社会制度影响健康行为:社会制度的健康效用主要体现在禁毒、控烟、扫黄及对食品生产加工和销售的各种规定等方面,对维护国民健康具有重要作用。

(2)社会关系对健康的影响:每个个体都生活在由一定社会关系结合而成的社会群体中,如家庭、邻里、朋友、工作团体等,上述社会群体共同构成了社会网络。个体在社会网络中相互协调和支持是健康的基本保障。

(3)人口因素对健康的影响:人口不仅是社会存在和发展的基本要素,也与人类的健康密切相关。①人口数量会影响健康:人口数量过多对人类健康的影响主要包括加重社会负担,影响人群生活质量;加重教育及卫生事业的负担,影响人口质量;加重环境污染和破坏,影响人类健康和社会的可持续发展。②人口结构会影响健康:人口结构是指人口的性别、年龄、婚姻、职业、文化等结构,其中与健康最为密切的是年龄及性别结构。③人口流动会影响健康:人口流动可以促进经济繁荣和社会发展,有利于提高国民健康水平,但也会出现传染病控制和计划生育等健康问题。

2. 社会文化对健康的影响　文化的特征决定了它对健康影响的广泛性及持久性。文学艺术、教育、道德规范、风俗习惯、宗教信仰等文化因素对人的健康影响程度远远大于生物因素和环境因素。另外,文化对个体的思想意识和观念的影响是一个长期和持久的过程。文化因素对健康的影响常常持续于生命的整个过程,甚至几代人或更长时间。

(1)教育对健康的影响:教育是人的社会化过程和手段,它不仅包括学校教育,还包括家庭、社会、自我(学习)教育。社会化人是从一个自然人转化成为一个能够适应一定的社会环境,参与一定的社会生活,履行一定的角色职能的社会人的过程。教育对健康具有显著影响,有研究证明,教育能够提高中老年人的躯体健康状况和自评健康状况。表明教育对健康的保护作用会持续存在,教育会给人带来持续一生的"健康红利"。城乡之间中老年人健康状况存在不平等。受教育程度对于农村中老年人的自评健康状况的促进作用更明显。

(2)风俗习惯对健康的影响:风俗指社会上长期形成的风尚、礼节、习惯等,一般是对社会人群而言。习惯指人们在长期生活里逐渐养成的,一时不易改变的行为倾向。风俗和习惯经常连用。由于风俗习惯属于一种传统文化,因此越是古老的生活形态中,风俗习惯的作用越强烈。风俗习惯与人类的日常生活关系密切,良好的风俗习惯有益于健康,不良的风俗习惯可导出不良行为,危及健康。例如:有些边远的少数民族有近亲结婚的风俗。

(3)宗教对健康的影响:宗教对健康的影响具有双面性。一方面,一些精神信仰行为通过倡导健康合理的生活方式而有助于健康。另一方面,对于宗教的盲目信仰和执拗可能会使一些患者贻误疾病治疗的良机。

(二)护士学习社会学的意义

1.是转变新医学模式对护理工作社会性认识的需要 生物-心理-社会医学模式与整体护理模式,揭示了护理对象的身心整体性、统一性和社会性。

2.是适应临床护理工作对护士素质提升的需要 学习研究社会学相关理论和实践技术,将社会学理论和方法纳入护理教育体系中,是提升护士综合素质的重要手段。

3.是拓展疾病防治手段和完善护理社会功能的需要 社会学理论揭示了患者、疾病的社会属性,阐明了疾病与社会经济、政治、文化的关系,扩展了疾病防治手段。

4.是提高临床护理质量和护理管理水平的需要 护理人员学习社会学知识可以弥补个别护士"只关心疾病不关心人,脱离患者去护理"的缺陷,将会更加注重对待患者的态度和行为方式,给生命本体以同情、尊重、仁爱与体恤,这种更加人性化的做法必将提高护理服务质量,弥合护患之间的裂痕。同时,学习社会学知识可以促使护理管理者从社会学的角度研究护理管理中的宏观因素以及社会因素对护理实践的影响,从而可以更好地提高护理管理水平。

第二节 社会群体与社会组织

一、社会群体

社会群体是人们通过一定的社会关系结合起来进行共同活动的集合体。

(一)社会群体的特征

1.有明确的成员关系 特定社会群体中的个体认同自己为该群体的成员,群体成员通过互动而相互认同,并且期望本群体成员做出某种行为。

2.有持续的相互交往 群体成员之间的关系不是临时性的,他们能够保持比较长久的交往。

3.有一致的群体意识和规范 在群体面临外部的压力或者内部少数成员的反叛时,群体意识和群体规范更为清晰,其作用也更为明显。

4.有一定的分工协作 尽管在不同的群体中内部分工协作的程度不尽相同,但群体内部的分工协作还是普遍存在的。

5. 有一致行动的能力 在群体意识和群体规范的作用下,社会群体随时可以产生共同一致的行动。这是社会群体与无组织群众集合体的根本区别,也是社会群体最重要的表征。

(二)社会群体的类型

1. 依据群体成员间关系的亲密程度 可划分为初级群体与次级群体。初级群体,指由于成员之间相互熟悉、了解而以感情为基础结成亲密关系的社会群体。次级群体,指群体成员为了某种特定的目标集合在一起,通过明确的规章制度结成正规关系的社会群体,如军营、学校。

2. 依据群体的正规化程度及其成员间的互动方式 可划分为正式群体与非正式群体。正式群体的正规化程度高,其成员间的互动采取制度化、规范化的方式,成员的权利、义务及彼此间的关系都有明确的,常常是书面形式的规定;非正式群体的正规化程度低,其成员间的互动采取随意的、常规的方式,成员的权利、义务及彼此间的关系并没有明确的成文的规定。

3. 依据成员对群体的心理归属 可划分为内群体与外群体。内群体是指群体成员在心理上自觉认同并归属于群体;外群体泛指内群体成员之外的其他任何"别人"的结合。内群体与外群体常常互相隔离,乃至处于对立的地位。当彼此有严重的利害冲突时,比较容易导致抵制、争斗、侵略等行为。

4. 依据成员的身份归属 可划分为所属群体与参照群体。所属群体指的是成员身份的归属群体,它规定了成员的身份及其日常活动;参照群体并非某些成员身份所属的群体,但被某些成员用作其所属群体的参照对象。

5. 依据群体内人际关系发生的缘由及性质 可划分为血缘群体、地缘群体、业缘群体和趣缘群体。

(三)初级社会群体

1. 初级社会群体的概念和特征

(1)初级社会群体的概念:1909 年库利(Cooley)在《社会组织》一书中正式提出"初级群体"的概念。库利认为初级群体是亲密的、面对面接触和合作的群体。初级群体在形成个人的社会性和个人思想上起着非常重要的作用。初级群体包括家庭、儿童伙伴群等。

(2)初级社会群体的特征:①成员人数有限,初级群体一般是指 2~30 人的小群体;②成员互动频密,短暂的接触很难形成初级关系;③成员角色多元,在初级群体中成员间并没有明确、严格的分工;④成员交往重情;⑤成员难以替代;⑥群体高度整合;⑦群体控制依靠非正式手段。

2. 初级社会群体形成的条件 ①活动空间接近;②接触时间较长;③相互交往自由;④角色地位相近;⑤群体成员的稳定性;⑥某些人突出的个性特征。

3. 初级社会群体的功能 初级社会群体的功能是多方面的,大致可将其区分为正向功能与负向功能两种类型。

(1)初级社会群体的正向功能。主要体现:①承担着社会化的任务;②满足人们的情感需要;③有助于维护社会秩序。

(2)初级社会群体的负向功能。在特定条件下,初级群体由于其自身的封闭性和排他性而在社会生活中发生负面影响,即产生负向功能。①从微观心理角度看:初级群体可能压抑个性的形成和个人积极性的发挥,限制个人的社会发展。②从宏观结构角度看:正规组织中初级群体的存在,有可能干扰正式组织关系,妨碍组织效率的提高和组织目标的实现。总之,初级群体在社会生活中的作用既有其积极的一面,又有其消极的一面。初级群体过度发达或过度萎缩都不利于社会的良性运行。

二、社会组织

广义的社会组织概念,即泛指一切人类共同活动的群体,包括家庭、家族、村社等初级群体;狭义的社会组织概念,即相对于初级群体的次级组织形式,也可称为正式社会组织。社会组织指人们为了实现某种共同目标,彼此协调与联合起来所形成的社会团体。

(一)社会组织构成

社会组织构成要素一般包括 4 个方面,即规范、地位、角色和权威,它们之间的相互关系和联系构成了社会组织的基本结构。

1.规范　指稳定的规则与规章制度。规范是社会互动的基础,是社会关系及其功能价值的具体表现。

2.地位　指人们在社会关系空间中所处的位置。

3.角色　指按一定社会规范表现出的特定社会地位的行为模式。人的社会角色与社会地位是不可分割的,不存在无角色的地位,也不存在无地位的角色。

4.权威　指一种合法化的权力,是维持组织运行的必要手段,它使成员在组织内感受到约束和限制。

(二)社会组织的特征

社会组织是社会发展到一定阶段的产物,它与初级社会群体是一种此消彼长的关系,并取代初级群体成为社会结构的标志。

1.现代组织的非人格化特征　与传统的人类活动不同,现代组织中人与人之间是一种普遍关系,组织规章制度的目的是限制人类行为的随意性,否定人的自主性和个性,个体行为需要符合组织的要求,其结果是把一个社会人转变为"组织人"。

2.现代组织的整体合理性与个体非合理性特征　每一组织都以功能的合理性为基础,个体无法知道组织活动的终极目标。因此,现代组织的个体活动与过去相比,很难做到行为的完全合理,个体很难控制组织的发展过程和行为后果。

3.现代组织道德与非道德性的两重性特征　现代组织既可以用于道德性的慈善目的,也可以用于非道德性的残忍目的。

第三节　人的社会化

一、社会化概述

婴儿出生后只是一个生物学意义上的人,从他降临人世到参与社会生活,需要一个漫长的生长发育的过程,这个过程包括生理发育和心理发育两个过程,通过这一过程人从一个只有自然属性的人成长为具有自然属性和社会属性的社会人。

社会化是社会对个人的文化教化和个人对社会主动选择与能动调适的统一过程。社会化的过程实质是个体反映社会现实的过程,从心理学来看,就是社会现实内化的过程。

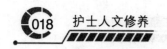

(一)社会化的内容

1. **生活技能社会化** 是人们学习并获得维持生存状态和改善生活质量的能力的过程。

2. **价值观念社会化** 是人们认知与认同社会主导价值观念的过程。

3. **政治社会化** 是个人逐渐学习和接受现有的政治制度,采用和确定政治信念、思想体系、社会制度和政治态度的过程。其目的是将个人培养和训练成为有政治意识和为特定社会发展发挥作用的社会成员。

4. **行为社会化** 是社会把社会规范内化到人们的信念、习惯、态度中,并按照社会行为规范约束自身行为的过程。

5. **角色社会化** 指按照社会规定的角色要求来塑造自己的素质和行为,使个人行为符合一定的社会期望的品质特征。

(二)社会化的意义

1. **社会化是个人在社会环境中独立生存的必要前提** 社会化是把"自然人"或"生物人"塑造成社会人的过程。每一个社会个体都必须首先通过社会化的途径接受社会文化,学习社会生活的技能,掌握社会生活方式,才能适应社会,在特定的社会环境中生存。

2. **社会化是人类文化延续和发展的前提条件** 社会成员在文化上的一致性是确保社会稳定和正常秩序的一个重要因素,是通过社会化来实现的。没有社会化,社会文化就不能世代传承和发展下去,新一代人如果不能通过社会化实现文化的传递,社会发展将会因后继无人而中断。

二、社会化的方法

(一)社会化的方式

个体社会化主要通过社会教化和个体内化来实现。

1. **社会教化** 教化是指社会通过家庭、学校、工作单位、同辈群体、大众传播媒介等途径对个人进行教导、教育,引起受教育者的感化、变化,使之具有与社会主流文化相一致的文化素质、价值观念和生活模式。社会教化可分为3个层面:传承文化;调整个体行为;延续社会文明。

2. **个体内化** 个体内化包括观察学习、角色扮演和知识积累的社会实践过程。知识的内化与积累是一个以教化和互动为前提、在社会实践中不断实现的过程。随着年龄和经验的增长,内化能力将愈来愈强。

(二)社会化的过程

1. **社会化的分期** 人的社会化是一个终生的过程,是持续一生的行为。

(1)婴幼儿期:学习走路,学习吃固体食物,学习说话等。

(2)儿童期:学习一般游戏中必要的动作技能,培养健康观念等。

(3)青年期:学习与同龄男女的交往,学习男性或女性的社会角色等。

(4)成年早期:是形成亲密感而避免孤独感的时期。选择配偶,学会与配偶共同生活等。

(5)中年期:是形成创造感而避免停滞感的时期。

(6)老年期:是产生完善感而避免失望感的时期。

2. **社会化的阶段**

(1)基本社会化阶段:这个阶段是生物人通过社会文化教化,获得人的社会性,获得社会生活资格的过程。基本社会化是人的生命早期的社会化过程,也称为一级社会化,包括幼儿期、儿童期、青年期的社会化过程。

（2）继续社会化阶段：这个阶段是人成年以后的社会化。继续社会化是基本社会化的延续、完善和发展，是具有社会成员资格的成年人，在自己的生活实践中，主动选择、学习和接受新的文化并且调适个人与社会角色关系的过程。

（3）再社会化阶段：再社会化也称为重新社会化，是使个体改变以前的知识结构、价值标准和行为模式，建立新的、符合社会要求的知识结构、价值标准和行为模式的过程。要使社会化取得良好的成效，必须注意社会化的时机性。错失社会化的时机，就有可能要通过强制性再社会化来弥补。而强制性社会化过程，对于个人往往是十分痛苦的，对于社会往往是得不偿失的。

（三）社会化的途径

家庭、学校、工作单位、同辈群体和大众传播媒介等是个人社会化的主要途径。如果某一方面缺失，个体社会化必然出现重大缺陷而无法达到正常水平。

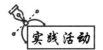

社会化训练

由一个成员开始站在一根绳子围成的圈里，四周的成员围着他顺时针转圈，并伺机拍打他，但是如果有人被他抓住就要替换他进入圈子。更改规则后被圈内人抓到的成员进入圈子成为其中一员。

1. 请思考

（1）当你处于圈内时心里有何感受？在圈外呢？

（2）当你看到成员在圈内孤立无援时，你有何感受？

（3）规则更改后，你的感受又如何？

2. 活动目标

（1）使学员体会孤立无援和团队温暖的感受。

（2）使学员感受到互相保护和呼应，一起面对"敌人"的感受。

（3）使学员体验到觉察他人的情绪和换位思考的重要性。每个人都不喜欢被孤立，因为人具有社会性，需要社会化。

第四节　社会阶层与流动

一、社会阶层

（一）概念与划分

阶层是社会分层的一个基本范畴。按照一定的社会标准，把社会成员划分为若干等级，处于同一等级的人就构成一个社会阶层。

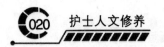

1. 阶层的类型　阶层分为两种类型:一种是阶级内的阶层,一种是阶级外的阶层。阶级内的阶层是指同一阶级内部按照经济、地位或其他标准划分的若干层次。阶级内阶层的分析是阶级分析的深化,也是贯彻阶级观点的具体化。阶级外的阶层是指阶级范围以外的社会集团的划分。

2. 社会阶层的划分的方法和标准

(1)社会阶层划分的方法:社会阶层划分有多种方法,最基本的方法有主观法、声誉法和客观法3种。①主观法:又称自我评价法,指通过听取本人意见确定其阶层的方法,实际上是社会成员自己界定自己的社会位置。具体做法是首先将社会系统划分成若干层次,并列出分层的标准,然后根据某一社会标准将自己归入某一层次。②声誉法:又称他人评价法,指根据他人的评价性意见确定一个人的社会位置。他人参照某个标准,如地位、影响、声望来确定一个人的阶层。这种方法反映了被评价人社会声望的高低,注重的是被评价人在他人眼里所处的社会层次和在社会系统中的位置。③客观法:指用可以量化的客观标准,如收入、财富的多少、学历的高低、政治权力的大小、技术水平的高低、职业地位的高低等,直接测量个体的等级位置或社会层次,对人们进行阶层划分。

(2)社会阶层划分的标准:必须获得社会成员的广泛认同,不同社会划分阶层的标准不一定相同,它取决于这个社会的文化和传统。目前,常用的阶层划分标准为收入、职业、教育水平、身份、权力、声望等。

(二)我国社会阶层的现状

我国学者依据组织资源、经济资源和文化资源的占有状况,将我国社会分为 10 个阶层,具体为:①国家与社会管理者阶层;②经理人员阶层;③私营企业主阶层;④专业技术人员阶层;⑤办事人员阶层;⑥个体工商户阶层;⑦商业服务业员工阶层;⑧产业工人阶层;⑨农业劳动者阶层;⑩城乡无业、失业、半失业者阶层。

改革开放以来,由于经济和政治的巨大变动引起社会的剧烈分化,涌现出大量新兴社会阶层。保护各阶层的合法权益,协调各阶层之间的关系成为重要的社会课题。

二、社会流动

社会流动的研究始于 19 世纪末期,它是与社会分层的研究同时进行的。在早期的社会流动研究中,美国社会学家索罗金(A. Sorokin)的研究成果是奠基性的。1927 年,索罗金著的《社会流动》一书出版,这是研究社会流动的第一本专著,他的研究奠定了社会流动在社会学中的重要地位。索罗金强调对社会流动的定量研究,他侧重研究了社会流动的数量、方向和地区分布等问题。第二次世界大战以后,社会变迁的速度加快,社会流动率提高,这更引起许多社会学家的兴趣。在西方社会学界,尤其是在美国,社会流动已经成为社会学的一个重要研究领域。

(一)社会流动的涵义

社会流动是一个社会成员或社会群体从一个社会阶级或阶层转到另一个社会阶级或阶层,从一种社会地位向另一种社会地位,从一种职业向另一种职业转变的过程。社会流动的实质是个人在社会分层体系中的社会地位的变化。

1. 社会流动与人口变动

(1)人口的自然变动:指人口数量的增加或减少及人口的性别、年龄变化的过程,反映的是人的自然属性,社会流动反映的是人的社会属性。

(2)人口的机械变动:即人口迁移或人口流动,它是指人口在地理空间(或地域)位置上的一切移动,社会流动是社会成员在社会空间上的移动。

（3）人口的社会变动：是指人口的社会构成的变动即人口的阶级构成、民族构成、职业构成、文化构成和宗教构成等方面的变动。人口的社会变动会导致社会流动,社会流动一定会导致人口的社会变动。

2.社会流动与人才流动

（1）流动的主体不同：社会流动的主体是所有的社会成员,而人才流动的主体只是部分社会成员即能够称为人才的社会成员。

（2）流动的向度不同：社会流动的方向可能向上,可能向下,也可能是水平流动;而人才流动的方向至少是水平流动,更多的是向上流动。

（二）社会流动的类型

1.水平流动和垂直流动

（1）水平流动：也称为横向流动,是指一个人从一个社会位置上移到另一个同等或同一水平的社会位置。

（2）垂直流动：也称为纵向流动或上下流动,是指一个人从一个社会位置移到另一个高低不同的社会位置上。

2.代内流动和代际流动

（1）代内流动：是指一个人一生中社会地位的变动。通过研究代内流动,不仅可以考察一个人一生中的升降沉浮,而且能够发现整个社会流动的规律。

（2）代际流动：是指上下两代人之间在社会地位上的变动。代际流动率越低,说明该社会的等级结构封闭性越强;代际流动率越高,说明该社会的等级结构开放性越强。

3.结构性流动和非结构性流动

（1）结构性流动：是指由于生产技术的进步及整个社会结构的变迁而引起的社会流动。

（2）非结构性流动：又称为自由流动,是指由非结构性原因所导致的个人社会地位的变化。

（三）社会流动的模型

1.开放模式　是指水平流动和垂直流动都比较频繁的社会流动模式。开放模式的典型代表是美国社会。

2.封闭模式　指仅有部分水平流动,基本上没有垂直流动的社会流动模式。如:印度的种姓等级制度,2500多年以来,种姓等级制度一直是印度人生活的基本特征。虽然这种制度在1949年已经被印度政府废除,但它仍然是影响印度社会生活的重要因素,在受现代化影响较小的农村尤其如此。南非的种族隔离制度一直延续到20世纪90年代初。在种族隔离制度下,不同肤色的公民被划分为4个等级:白人、混血人、黄种人和黑人。白人位于最高层,享有最多的社会特权;而黑人则处于最下层。种族之间实行隔离,每一种族都有自己的住宅区域、医院、中小学、大学和其他设施。

（四）引起社会流动的因素

引起社会流动的因素大体可以归纳为自然、人口、社会和个人4个方面。

1.自然因素　自然环境的变化是引起社会流动的重要原因之一,由此引起的社会流动大多是空间上的流动。

2.人口因素　如果人口的密度超过自然资源的承载力,就会引起人口的向外流动。

3.社会因素　社会流动最主要的原因在于社会,具体有以下几点:①社会价值观,社会价值观是影响社会流动的内在因素;②社会改革和社会革命;③战争、民族压迫;④社会制度;⑤生产力水平与教育水平。

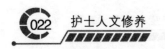

4. 个人因素　引起社会流动的个人因素包括两类：一类是先赋条件，如种族、性别、家庭出身、容貌、年龄等；另一类是自致条件，即后天获得的条件，如受教育的水平、技术、能力、财富、婚姻等。

(五)社会流动的途径

社会流动的途径是多种多样的，人们最关心的还是向上流动，这里主要介绍向上流动的基本途径。

1. 职业改变　许多社会学家都认为，在现代社会，职业是社会分层的重要标准，因为财富、权力和声望都直接与职业相关。因此，选择一个好的职业能够改变或提高个人的社会地位。

2. 权力控制　一般认为，权力的取得与增加，会扩大个人操纵环境的能力，因此能够提高其社会地位。

3. 宗教信仰　在一些地方，一个人要提高自己的社会地位，首先必须是一个宗教徒，否则就谈不上社会地位的改变和提高。

4. 经济成就　财富是社会分层的重要标准，经济成就直接体现为财富的多少，成就越大，财富越多，向上流动的可能性越大，机会越多。

5. 婚姻状况　婚姻本身可能是向上流动或向下流动的一个重要根源，主要依赖于配偶的社会地位，可以较快地改变或提高一个人的社会地位。

6. 教育程度　在现代社会里，受教育的程度越来越成为决定个人社会地位高低的重要因素。

除上述途径外，年龄、性格、相貌、体格等也都是社会流动的途径，因而社会流动的途径不是单一的，也不是孤立推动社会流动的，而是多种途径综合作用的结果。

第五节　社会工作

一、社会工作概述

社会工作指的是非盈利的、服务于他人和社会的专业化、职业化的活动。其是以利他主义为指导，以物质、精神和服务等方式对那些因外部、自身和结构性原因不能依靠自己的力量进入正常社会生活的个人与群体提供帮助，使他们恢复社会生活能力，改善社会互动关系，提高社会生活质量，从而促进社会的良性运行和协调。社会工作的功能和价值如下。

(一)社会工作的功能

1. 恢复功能　天灾、人祸和人的自身原因造成了社会上有一部分人不能正常地参与社会生活，进而影响他们自身的发展。恢复这部分人参与社会生活的能力是社会工作应当承担的主要任务。

2. 协调功能　社会工作者要反复提醒政府和社会各界注意到未受到损害和受到损害的人们在工作和生活上的差异，通过国家立法和社会服务来保证受损害人的利益得到一定的照顾和补偿。

3. 稳定功能　社会不稳定的主要因素是社会各阶层各群体的利益分配不平均，在现代激烈竞争的社会中，受到某种利益损害的人往往处于劣势，如果社会不给予他们一定的照顾和帮助，长此以往会严重损害他们对社会的信心，甚至会产生某种反社会行为。社会工作把工作重点放在这部分人身上，借助社会的力量，帮助他们提高社会生活能力，使他们与整个社会融合在一起，有利于社会的稳定。

（二）社会工作的价值

1. 人的价值　现代社会工作高度重视人的价值，认为人的生存权、发展权和人的尊严及人人平等都是人类社会的基本准则，社会工作就是把人的价值放到具有一定高度的位置，努力去帮助那些受到损害的人恢复本应属于他们的权利和尊严。

2. 社会的价值　社会应是一个和谐的有机体，当社会中有一部分人的权利没有得到应有的体现，政府和社会团体应主动给予帮助，使得社会更加趋于完善，以达到繁荣、和谐、发展的社会发展总目标。

二、护士与社会工作

（一）护士与社会工作的关系

20 世纪 70 年代以来，医学模式由生物医学模式向生物–心理–社会医学模式转变。这种转变带动了护理模式的转变，要求护士在为患者提供护理服务时将服务对象看成一个具有生理及社会心理需求的整体。护理的服务对象为所有年龄段的健康人及患者，服务场所从医院扩展到了社会中的社区、家庭及各种机构，为那些需要有关健康方面帮助的个人和群体提供服务，护理社会工作就此开展起来。

（二）护理社会工作的对象

护理社会工作的主要对象包括有生理残疾、精神心理障碍、社会适应不良的个体和群体等三方面的人员，护理社会工作将其作为服务对象为其提供有关健康方面的服务。

（三）护理社会工作的内容

1. 医院内的社会工作　①调节患者心理，配合医院治疗；②提供患者信息，协助医生诊治；③改善医患关系，减少医疗纠纷；④提升医院形象，协调公共关系。

2. 患者家庭的社会工作　①帮助患者申请公共援助；②为绝症患者提供临终关怀；③为丧亲者提供心理辅导。

3. 公共卫生领域的社会工作　主要包括宣传预防疾病和保持健康生活方式的知识，开展社区心理卫生辅导，促进社区医疗卫生设施建设，参与各种卫生行政法规的制订和修改，参与各项公共卫生教育训练计划的制订和实施，调查及评估社区居民的需要和卫生服务的功效，推行各项社区卫生保健工作、参与灾害救援工作等。

（四）护理社会工作的方法

护理社会工作是社会工作的表现形式之一。在长期的实践和总结中发现，护理社会工作方法的主要有 3 种：社会个案工作、社会团体工作和社区社会工作。

1. 社会个案工作　是指社会工作者以个人或家庭为工作对象，运用现代社会科学和人文科学的基本知识，在与工作对象沟通的过程中，了解其在社会生活中遇到的问题，帮助其发掘自身解决问题的潜能，调适个人与他人、个人与环境的关系，增强个人适应社会生活的能力。社会个案工作是社会工作最基本的方法。

2. 社会团体工作　它以社会各种群体为研究对象，注重人类的群体特质，探讨在群体中人们的互动模式及相互关系，引导个人与群体的协调，消除群体内个人之间的各种障碍，提高群体活动的质量，增强群体的吸引力和凝聚力。社会团体工作的功能包括 4 个方面：①促进个体转变；②社会控

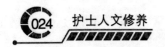

制;③用集体的力量解决问题;④再社会化。

3. 社区社会工作 是指社会工作者以社区为工作对象,建立社区协调服务机构,调查研究社区中存在的问题,组织社区成员参与社区建设,培育社区成员的社区归属感,改善社区成员的生活质量。社区社会工作过程如下。

(1)建立关系阶段:也可以称为进入社区阶段。这一阶段最主要的工作是让社区居民了解社区工作者,社区工作者则寻求未来工作的支持者。

(2)收集资料阶段:搜集资料的内容一般包括4个方面,即社区的基本资源、社区内的资源、社区内的问题和社区评估。搜集资料的方法可采取社会调查常用的方法。

(3)制订计划阶段:制订计划包括两种,一是整体规划,即对社区工作的现在与将来进行规划。二是具体规划,即对社区中亟待解决的问题制定出工作方案。

(4)社区行动阶段:社区行动在这里特指社区工作者激发社区居民行动起来,将制订的计划付诸实施的过程。具体方法包括会议、教育与宣传、人事、财务、协调和成效评估。

◢ 本章小结 ◣

本章阐述了社会、组织、阶层、社会化、护士社会工作的概念及其内涵,分析社会因素对健康及护理工作的影响,探讨护士学习社会学相关理论的意义及护士社会工作的有效方法。通过社会学关于社会的相关概念,学生能够理解社会化的实质;通过学习社会学相关理论,学生能够确立新医学模式背景下的大健康观。

思考题

1. 简述初级群体是如何形成的。
2. 简述社会化的内容有哪些。
3. 阶层的划分方法有几种? 最基本的方法是哪几种?
4. 合理的社会流动有哪几个功能?
5. 简要论述社会化的过程与途径。
6. 试述护士参与社会工作有几种方法及应从哪些方面开展社会工作。

知识拓展

1.《医学社会学读本——全球健康国际卫生攻略》是2010年11月北京大学医学出版社出版发行的图书,作者为王红漫。本书运用图、表、文并茂的形式介绍了历史上曾经夺走地球上数十亿人生命、影响人类文明变迁、民族兴衰、战争胜败、政体变革、科技发展和产业转型的疾病。对相关疾病做了梳理性归纳、提炼、总结,给学生、读者提供了一个回顾和环视人类健康与疾病不断发展变化的窗口,以期使学生、读者重新认识应该知、有所知而又不甚知的,咫尺天涯的重大疾病,使其受到启迪并引发思考,以建立健康与社会发展理论与实践的全球观、发展观、整体观、辩证观。

2.《经济与社会》是2010年1月上海人民出版社出版发行的图书,作者为马克斯·韦伯。韦伯在书中全面而系统地表述了他的社会学观点和对现代文明本质的见解。首先对社会学的定义、对象、方法及一些基本范畴和概念做了详细阐释,统称为社会学的基础。然后分别又互有交叉地阐发了他的经济社会学、法律社会学、政治社会学和宗教社会学思想。

3.《社会学与生活》(第十一版)是2011年世界图书出版公司发行的图书,作者为谢弗(著)、赵旭东(译)。《社会学与生活》简洁清晰地定义与分析了社会学的基本概念和研究方法,注重功能理论、冲突理论和互动理论的平衡阐释,强调社会学家检验与质疑人们日常生活行为的独特方法,教导读者如何运用社会学的想象力来探讨自己生活情境中的社会议题。深度阅读《社会学与生活》将有助于我们对社会学有更深层次的思考和探究。

(罗艳艳)

第三章　文化学基础

███ 本章导学 ███

【重点难点】

本章重点是解释文化的有关概念,理解多元文化对护理的影响;难点是确立正确的护理价值观和态度,护理文化的构建。

【学习目标】

1.阐述文化、文化学、多元文化、护理文化的内涵。

2.分析多元文化影响下护理全球化问题,探索东西方文化差异对护理提出的挑战。

3.解读东西方文化背景下的健康观、死亡观。

4.简述如何确立正确的护理价值观和态度,以及护理文化的构建。

引例

公元前202年,西楚霸王与汉王刘邦在垓下(今安徽省灵璧县东南)展开最后的大决战,刘邦用韩信为大将,以三十万汉军的绝对优势把十万楚军紧紧包围在垓下楚营内。夜间,刘邦的谋士张良令会楚地方言的汉兵唱楚歌,用箫吹楚曲,以此动摇楚军军心。项羽听到楚歌声以为西楚已失,被困的楚军则思乡心切,斗志瓦解,纷纷逃散。一代霸王,十万楚军,顷刻在四面楚歌中瓦解。真是"不战而屈人之兵,善之善也!"靠的是什么? 靠楚歌中隐含的楚文化对军心的动摇——这就是文化的力量。

第一节　文化学概述

一、文化

伴随全球化进程的不断加快,文化越来越成为一个国家核心竞争力的重要表现。文化是一个国家的立国之本,有自己文化的国家才会屹立于世界之林。

文化的英文(culture)一词来源于拉丁文cultura,意为耕作、种植、培育等。《通用词典》中,即把文化定义为"人类为使土地肥沃、种植树木和栽培植物所采取的耕耘和改良措施"。中世纪晚期的欧洲，文化逐渐指道德完美和心智或艺术成就。18世纪，法国启蒙思想家伏尔泰等提出，文化是一个不断向前发展的、使人得到完善的社会生活的物质要素和精神要素的统一。1871年，英国著名人类学家爱德华·伯内特·泰勒将文化定义为包括知识、信仰、艺术、道德、法律、习俗及包括作为社会成员的个人而获得的其他任何能力、习惯在内的一种综合体。此后，对于文化的内涵主要从精神文化方面去认识，偏重于把文化看成是人类精神现象——宗教、信仰、思维、心理、语言、艺术等的反映。

在中国，"文化"是中古汉语已有的词汇。"文"的本义指各色交错的纹理。《说文解字》称"文，错画也，象交叉"就指此义。在此基础上，"文"又引申为文物典籍、礼乐制度、彩画、装饰、人为修养等义。"化"为改易、生成、造化，指事物形态或性质的改变，同时又引申为教行迁善之义。"文"与"化"并联使用，较早见之于《周易》："观乎天文，以察时变；观乎人文，以化成天下。"在这里，"人文"与"化成天下"紧密联系，"以文教化"的思想已十分明确。西汉刘向将"文"与"化"二字联为一词，在《说苑·指武》中写道："圣人之治天下也，先文德而后武力。凡武之兴，为不服也。文化不改，然后加诛。"这里的"文化"，或与天造地设的自然对举，或与无教化的"质朴""野蛮"对举。因此，在汉语系统中，"文化"的本义就是"以文教化"，它表示对人性情的陶冶，品德的教养，本属精神领域之范畴。随着时间的流变和空间的差异，"文化"逐渐成为一个内涵丰富、外延宽广的多维概念，成为众多学科探究、阐发、争鸣的对象。

《辞海》对文化所下的定义是"从广义来说，指人类社历史实践过程中所创造的物质财富和精神财富的总和。从狭义来说，指社会的意识形态及与之相适应的制度和组织机构"。由此可见，狭义的文化属于精神文化的范畴，是物质生活之外的精神现象和精神生活，主要包括社会的思想道德、科技、教育、艺术、文学、宗教、传统、习俗等。

（一）文化的结构

文化的结构，指的是把文化要素组合起来的方式，有层次结构与空间结构两种。

1. 文化的层次结构　我们可以把文化分为物质文化、行为文化、制度文化、精神文化这四大部分。文化这个大系统，就是由这4个子系统组成的。这4个子系统之间相互影响，既有相对独立性，又有相互制约性，有一定层次，构成一个有机整体。

（1）表层的物质文化：也称为文化物质，居文化结构的表层，故又称显性文化，是以满足人类物质需要为主的部分文化产物，包括饮食文化、服饰文化、居住文化、交通文化、劳动工具文化等。相对于制度文化、精神文化而言，物质文化是物质性突出的文化，其本质在于物质性；相对于自然物质而言，物质文化是人工创造的物质产品，其本质在于人工创造，是自然物质的人化，是自然性与人工创造的结合。

（2）浅层的行为文化：是人们在认识改造自然、社会和自身的文化活动中产生的主体行为方式和关于行为方式的思想、观念，或以主观观念的形式承载于个人、社会主体，或承载于个人、社会主体行为本身，或承载于物质形态中。行为文化属实践文化、现象文化。它是在意识与行为的统一活动中生成的文化，是以动态形式作为存在方式的活动文化。在医疗实践中，它包括服务态度、服务技术、服务风尚、医院宣传、群体活动中产生的文化现象，是医院员工精神风貌的动态体现，也是医院价值观的折射。

（3）中层的制度文化：又称方式文化。制度是人类处理个体与他人、个体与群体关系的文化教育产物，制度文化的特点是以技术"软件"（技术规范、岗位责任）、精神"软件"（管理制度、行为准则）而存在。制度文化是管理文化的一种有形载体，它更多地强调外在监督与控制，是行业倡导的文化底线,即要求从业人员必须做到的,往往以各种规章、条例、标准、纪律、准则等形式表现出来。制度文化对人的调节方式主要是外在的、硬性的调节。行业所倡导的管理文化,需要被全体从业人员普遍认同,变成从业人员的自觉行为,这一认同过程需要经过较长的时间,而把这种管理文化纳入制度,则会加速这一认同过程。

(4)深层的精神文化:是意识因素占主导地位的文化,通常称为社会意识,主要包括社会心理和社会意识形态。社会心理包括的主要内容有朴素的社会信念、流行的社会价值观念、社会风俗、社会情趣等,如:什么可以接受? 什么不可以接受? 什么好? 什么不好? 好坏之间,各个社会的价值观念、行为选择标准不一样。社会意识形态如科学、艺术、哲学、宗教、道德、政治、法律、思想等,是理论形态上的意识文化。精神文化对人的调节主要是内在的文化自律与软性的文化引导。精神文化构成文化深层内化形态结构,往往表现为极稳定的状态。

2. 文化的空间结构

(1)文化区:最小单位的空间分布,如医院内的不同科室。

(2)文化区域:多个文化区组成,如不同医院文化的公立、私立医院。

(3)文化圈:不同文化模式之间存在的空间区域,如中国护理文化、美国护理文化。

(4)边际文化:两种及以上的文化区域的边际处产生的混合文化,展示了两种文化的冲击和融合,如香港文化、中国的乐器和西洋乐器的融合形成的现代音乐。

(二)文化的功能

文化是诸多要素构成的复合体,这些要素相互联系、相互作用,产生了文化功能。文化对社会发展起着促进和推动作用。在一定意义上,文化是除社会物质生产之外的人类社会最重要的推动力。

1. 化人功能 文化最大的功能在于对人的改造。一个刚出生的婴儿,并不是完整意义上的人。正是有了人类文化,大多数人会降生在一个早已准备好的文化环境中。在家庭、学校这些社会生活的单元里,经受着人生最初的文化熏陶,获得人生最起码的文化素质。人在社会这个人类文化的汪洋大海中,不断接受新的文化滋养,增长才干,规范行为,形成复杂的社会关系,并在社会文化的大舞台上去进行文化创造,真正实现人的文化价值和社会化。

2. 凝聚功能 文化的群体性、开放性、自由性等特点,决定了文化必然具有交往的功能。人们生产文化产品的目的是参与社会交往,成为社会性产品。人们通过交往,相互沟通,加快了文化创造的速度。同种、同文之间的文化交往具有很强的凝聚功能,如中华文化植根于所有华人的血液中,中华儿女无论走到哪里,都不会忘记自己是炎黄子孙、龙的传人。

3. 改造功能 物质世界在未出现文化事物之前只有自然物质,是纯粹的自然世界,它们依照自然界的客观规律自发的变化和发展。由于人类文化的产生和发展,自然界由"自在世界"向"为我世界"转变,不断地由自然物质向文化事物跃迁,变成人类文化世界的组成部分。如旅游业的蓬勃兴起,充分体现了文化改造自然景观的价值。

4. 社会动力功能 社会是文化之母,文化通过社会获得、贮存、生产和传播,同时促进着社会的物质文明、制度文明及精神文明。文化的发展尤其是技术文化的发展,形成了社会与自然之间的文化作用关系。可见,社会从本质上说是实践的和文化的,文明是文化发展到一定阶段的产物,文化中的积极成果不断发展,使人类社会由野蛮走向文明。

5. 经济功能 一张白纸,书法家能挥毫泼墨,使之成为一幅龙飞凤舞的书法极品;画家能点缀江山,使之成为多姿多彩的美术佳作;文学家能在上面嬉笑怒骂;史学家能在上面评点千秋;诗人能在上面题诗撰联,流芳百世;曲作家能在上面吟咏谱曲,绝唱千古等。文化征服和改造了这张纸,进行了物质资料的生产,创造出了极富价值的产品。文化作为生产力渗透到每一产品的生产过程中,创造出不等的高附加值。任何产品都离不开文化的包装。

6.科技功能　文化是科技的基础。科技具有两重性,即自然属性和社会属性,自觉或不自觉地受到包括文化在内的社会属性的制约。科技的两重性如果得到先进文化的武装,它便造福社会和人类;反之,则会祸害社会和人类。

7.社会稳定功能　文化具有保持社会和谐稳定的功能。社会作为人的整体性存在,需要一种整合纽带,平衡各种利益关系、规范各种行为、调节各种矛盾、统一各种思想等,这种纽带就是社会文化。文化是整个社会的认同感和归属感产生的思想基础,直接作用于广大民众的社会心理。文化以润物细无声的巨大力量,在潜移默化中改变着社会心理,而成为社会发展的"杠杆"和推动力。

(三)文化的特征

1.文化是人类社会共同生活过程中衍生出来或创造出来的　凡人类有意无意地创造出来的东西都是文化。自然存在物及其运动不是文化,如山川河流、日月星辰本身都不是文化,但人类据此而创造出来的历法、文学、艺术及其他物品却是文化。人可以点头和摇头,这种生理功能本身不是文化,但赋予点头和摇头以一定的含义,使其成为一种沟通符号,这时点头和摇头就成为文化。

2.文化不是天生的,而是后天学来的　人的观念、知识、技能、习惯、情操等都是后天学来的,是社会化的产物。凡文化都是通过学习得到的,不需要学习的先天遗传本能不是文化。例如人分男女,这本身不是文化,而如何做男人和女人,如何扮演好性别角色,这需要后天学习才能知道。所以做男人和做女人的规矩、模式就是文化。

3.文化是一个群体或社会全体成员共同享有的　个别人的特殊习惯和行为模式,不被社会承认的不能成为这个社会的文化。一个社会的人在共同生活中创造出来并共同遵守和使用的才成为这个社会的文化,如语言、风俗习惯、规范、制度、社会价值观念等。

4.文化是一份社会遗产,是一个连续不断的动态过程　任何社会的文化,都是同这个社会一样长久的,是长期积累而成的,并且还在不断地积累下去,是一个无尽无休的过程。这个过程的任何一个阶段、任何一个时期的文化都是从前一个阶段或时期继承下来并增加了新的内容。继承的并不是以往文化的全部,而是继承一部分,舍弃一部分,再增加一部分,就成为一定时期的文化。因此文化是一个不断继承和更新的过程,不能用孤立和静止的观点去看待文化。因循守旧、故步自封是不对的,完全否定传统文化也是不对的,并且是不可能的。

5.文化的多样性　文化都是具体的、特殊的,因此无论从纵向历史角度看,还是从横向空间角度看,世界各个时期、各个地域和民族的文化都是不同的而且差异很大。中国古代妇女以缠足为美,所以用一个美好的词汇"金莲"来称呼它,现在"金莲"已成为历史的陈迹。这就是中国古代文化与现代文化的不同点之一。人类学家和社会学家记载了大量世界各地的特殊文化,充分说明了文化的多样性。

(四)文化的作用

1.文化的社会作用　文化作为一种精神力量,能够在人们认识世界、改造世界的过程中转化为物质力量,对社会发展产生深刻的影响。这种影响,不仅表现在个人的成长历程中,而且表现在民族和国家的历史中。先进的、健康的文化对社会的发展产生巨大的促进作用;反动的、腐朽没落的文化则对社会的发展起着重大的阻碍作用。

2.文化在综合国力中的作用　当今世界,各国之间综合国力竞争日趋激烈。文化在综合国力竞争中的地位和作用越来越突出。文化的力量,深深熔铸在民族的生命力、创造力和凝聚力之

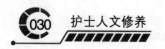

中,成为综合国力的重要标志。习近平总书记指出,坚定文化自信,是事关国运兴衰、事关文化安全、事关民族精神独立性的大问题。

3.文化对人的作用

(1)优秀文化能丰富人的精神世界:人创造了文化,文化也在塑造着人。优秀文化能够丰富人的精神世界。积极参加健康有益的文化活动,不断丰富自身的精神世界,是培养健全人格的重要途径。

(2)优秀文化能增强人的精神力量:优秀的文化作品,总能以其特有的感染力和感召力,使人深受震撼、力量倍增,成为照亮人们心灵的火炬、引领人们前进的旗帜。而由此产生的精神力量,往往历久不衰,激励人们不断创造美好幸福的生活。

二、文化学

随着文化的发展,人类对文化的研究逐渐展开。人类对文化的最初探讨集中在哲学、文学、历史学这些古老的人文科学学科,它们从不同的层面对文化进行了研究。从 19 世纪下半叶起,社会学、民族学、文化人类学等社会科学学科蓬勃兴起,更深入更全面地推进了对文化的研究。文化学作为一门新兴学科,发展的历史虽不长,但已在文化研究中取得了许多重要的理论成果。

"文化科学"一词在 1838 年由德国学者列维·皮格亨第一次提出,其主张全面系统地研究文化,建立专门的学科。1909 年,德国化学家、诺贝尔奖获得者威廉·奥斯特瓦尔德正式提出文化学的概念:"把人类种系与全部其他动物物种区别开来的这些独特的人种特性,都被包括在文化一词之中。因此,对这门关于人类特殊活动的科学可能最适于称作文化学。"

文化学是文化人类学进一步发展演化的产物。文化人类学是通过人所创造的文化去研究人类本身;文化学是通过人类本身来探讨文化的起源、演变、传播、结构、功能、本质、文化的共性与个性、特殊规律与一般规律等问题。文化学研究的内容如下。

1.对文化学学科本身的研究　包括文化学的基本理论及文化学的方法。

2.对文化形态的研究　如从内容而言,文化形态有物质文化、精神文化、行为文化、制度文化。

3.对文化史的研究　即纵向的研究。其内容涵括世界文化史、民族文化史、哲学思想史、学术史、宗教史、文学史等。

4.对交叉文化的研究　把文化学与其他学科交叉而形成的新学科,如文化心理学、文化人类学、文化社会学等。文化学是研究人类文化现象的发生、发展及变化规律的科学。

三、文化修养

修养是做人的根本。一个人若想有所作为,就一定要从自身做起,努力提高道德品行水准,按照社会生活的行为规则高标准约束自己,才能为今后的人生道路、工作事业打下坚实的基础。古人云:"修身、齐家、治国、平天下。"足可以见修养对个体的重要性。

(一)文化修养的含义和根基

1.文化修养的含义　"文化",是人文文化与科技文化各学科的总和。所谓"修",乃吸取、学习,为的是打下知识体系的基础。所谓"养",是在"修"得的知识基础之上的提炼、批判、反思乃至升华。文化修养是指崇尚科学、反对迷信和伪科学,对人文文化、科技文化中的部分学科有了解、研究、分析、掌握的技能,可以独立思考、剖析、总结并得出自己的世界观、价值观的一种素养。

2.人文修养的根基　人文修养的根基是文化。文化的沉淀影响人的素质,伟大的古希腊文化、古罗马文化造就了以希波克拉底为代表的西方医学文明;不朽的黄河文化造就了祖国医学的灵魂。

(二)文化能力与文化照护能力

1.文化能力　也称文化理解力。指的是个体在与他人沟通的过程中,把自己的专业知识与他人所在的特定的文化圈方面的信息结合起来,在认识到自己可能存在偏见的前提下,用一种比较批判的、开阔的眼光去看,去理解他人的文化。简单地说,就是对他人的语言、行为、情绪、心理、态度等背后存在的异质文化根源具有的敏感程度和洞察能力。

2.文化照护能力　主要是指在医疗实践中,健康照护者重视自身以外的文化习俗,采取有效的行为、态度、策略,满足患者的文化需求,学习借鉴及尊重其他文化习俗,为服务对象提供与其文化背景相符的照护服务。文化照护能力与患者的健康需求存在着相关性,培养护理人才文化照护能力能更好地理解患者的健康需求和行为,进而有效地与患者沟通。

随着全球流动人口规模及比例的不断扩大,诸多国家和地区形成了多元文化格局,跨文化就医蔚然成风。由于患者文化背景、风俗习惯等差异,在提供照护服务时难免会有跨文化经历。文化背景不仅影响着医护人员、患者的健康行为及信念,还影响健康照护的直接结果,护理人员应着眼于思考和研究来自不同国家及民族患者的文化背景,挖掘其所属文化的外显和内隐特征,把患者看成是具有生理、心理、社会和精神文化等各种需要的整体人,实施系统、全方位的护理,解决患者的护理问题,满足患者的健康需要,帮助患者最大限度地达到生理、心理、社会的适应能力及心理平衡。

(三)护士的文化修养

1.护士文化修养的作用　有利于护士适应护理事业发展的需要;有利于护士在工作过程中理解服务对象的观点及行为;有利于护士选择恰当的方式向服务对象传递自己的观点,从而完成与服务对象的有效交流。

2.我国护士文化修养的来源

(1)传承优秀的中国传统文化:在我国五千年的历史发展中,我们的祖先创造了灿烂而独特的中华文明。老子、孔子、墨子、孟子、庄子等中国诸子百家学说上究天文、下穷地理,广泛探讨人与人、人与社会、人与自然关系的真谛,提出了博大精深的思想体系,包含了许多正确反映人与人、人与社会、人与自然和谐生存发展规律的真理性认识,形成了以爱国主义为核心的民族精神和以儒家思想为主体的传统文化。这一民族精神与传统文化熏陶和培育了一代代志士仁人和英雄才俊,使中华民族的精神血脉得以延续,中华民族的团结统一得以维系,是文化修养的重要来源。

(2)弘扬新时期的先进文化:先进文化对弘扬民族精神,形成民族凝聚力,有着极大的激励和促进作用。要实现社会主义现代化,同样离不开先进文化的凝聚和激励作用。先进文化可以使全社会形成共同的理想和精神支柱,激励人们团结一致,克服困难,为中国经济发展和社会全面进步提供精神动力,争取各项事业取得更大胜利。

(3)学习有价值的西方文化:西方文化中有一部分如竞争、平等、效益、开放等观念,这些文化精华对于推进中国的小康社会建设和提升个人文化修养是相当有益的。

第二节　多元文化

一、多元文化的含义

多元文化是指在一个社会、国家或民族中所存在的多种文化的总称,是人类群体之间价值规范、思想观念乃至行为方式上的差异。在人类社会越来越复杂化,信息流通越来越发达的情况下,文化的更新转型也日益加快,各种文化的发展均面临着不同的机遇和挑战,新的文化也将层出不穷。在现代复杂的社会结构下,我们必然需要各种不同的文化服务于社会的发展,这些文化服务于社会的发展,就造就了文化的多元化,也就是复杂社会背景下的多元文化。多种文化形态之间不断地交融与杂糅、冲突与流变,既是客观存在的历史必然,是文化繁荣的重要表征,也是文化生命力的来源。

"多元文化"这一术语出现之前美国"熔炉论"盛行一时。该理论认为美国是欧洲各民族文明"熔化"和再生的大熔炉,美国的"环境"可以将来自不同国家的人锻造成具有"同样品质和理想的人"。"熔炉论"要求来自东南欧国家的各民族(族裔)和文化群体放弃其民族(文化)特性,全面融入美利坚民族。面对这一现象,20世纪20年代犹太裔美国学者霍勒斯·卡伦(Horace Kallen)针锋相对地提出了"多元文化论"。他认为族群身份具有基因继承性和不可更改性,要想实现各族群人民和谐相处,就必须尊重差异、保持各族群的文化。

20世纪50年代前后,随着现代化理论的产生,"多元文化"指代两种文化现象:一是殖民地和后殖民地社会的文化;二是不同民族的文化。20世纪60年代后,在后现代理论的推动下,多元文化含义开始扩大化。不但殖民地国家存在着统治文化与被统治文化的分野,世界上其他国家同样也存在着这种文化差异。可以说,几乎任何一个国家都存在着多元文化,并且价值体系、思想观念上的差异也不只是在民族间才存在,在各社会阶层、地域之间、年龄之间、性别之间、群体之间和宗教之间等同样存在。在此以后,"多元文化"的含义开始由仅关注宏观层面——种族、民族差异,逐渐进展到涵盖微观层面——价值规范等的差异,开始越来越多地与"文化"自身的含义相对应。

二、文化与个人

(一)个人对文化发展的影响

人是文化的创造者,文化是人类在几千年的历史实践中衍生发展出来的。个人作为社会中渺小的一分子,对社会、文化的发展也起着一定的作用。正是几千年来无数的个人力量才形成了如今灿烂的中华文化。不要忘记和忽略我们作为一个独立个体的力量。其实,社会改造我们,同时我们也在改造社会。我们也可以成为优秀文化的创造者。

(二)文化对个人发展的作用

1. 文化影响人们的交往行为和交往方式　文化会影响人们的实践活动、认识活动和思维方式。

2. 文化对人的影响具有潜移默化、深远持久的特点　文化对人的影响一般不是有形的、强制的。一个人的世界观、人生观、价值观是在长期的生活和学习过程中形成的,是人们文化素养的核心和标志,是各种文化因素交互影响的结果。世界观、人生观、价值观一经形成,就具有确定的方向性,对人的综合素质和终身发展具有深远持久的影响。

3.**文化塑造人**　一个社会成员的素质是由这个社会的文化塑造的,这是显见的事实。没有文化意蕴的人只是生物,不是社会的人。就这个意义上也可以说文化素质是人的第二生命。

(三)对待不同文化应持的态度

1.**要继承祖国历史文化的优秀传统**　对待历史文化传统,要科学、严谨、审慎地鉴别和区分中国传统文化精髓与糟粕。既不能机械复古,盲目照搬,也不能全盘否定,完全抛弃,而是根据时代需求,进行合理的吸收、改造、创新和发展。从传统的文化意识中凝练出现代精神。

(1)由传统的"忧患意识"到现代爱国主义精神:中华民族是个重理智的民族,在经历无数兴亡盛衰、深重苦难之后,培养出了一种可贵的忧患意识。如儒家最早的经典《易经》里说:"君子安而不忘危,存而不忘亡,治而不忘乱,是以身安而国家可保也。"这是我们的先民对天道自然和人生社会长期观察和深沉思索得出的结论,是一种深沉的戒惧心情,也是一种坚毅的人生态度。从这种忧患意识出发,到"忧国""忧民""忧天下",再到"天下兴亡,匹夫有责",形成了中华民族的爱国主义传统。

(2)由"穷变通久"的思想到现代改革自强的精神:中国传统文化中有一种深刻的"发展、变化"的观念,这就是始于《易经》时代的"穷则变,变则通,通则久"的思想。中国人把其视为宇宙、自然、社会、人生的法则,认定事物的变化和生灭是普遍的、绝对的,天地万物,概莫能外。我们的先民认为人是自然的一部分。人应该效法"天道",要不断变化向上,奋斗不懈。《易经》里说:"天行健,君子以自强不息。"这样,刚健自强就成了高尚人格的核心,它鼓励人们去追求高远的目标,为崇高的理想去献身。这种信念和追求,造就中国历史上无数大有作为的英雄人物,鲁迅称他们为"中国的脊梁"。

2.**要博采世界各国文化之长**　人类社会是一个统一体,没有哪一个民族的文化可以孤立存在。人类文明的全球性渗透是人类社会的经济、政治和精神生活日益国际化的必然结果。吸收和借鉴其他民族的优秀文化是人类文化发展的规律,是任何一个民族文化繁荣发展的必然要求。我们要反对盲目排外和全盘西化这两种错误倾向,以开阔的视野、健康的心态和"融汇百川""兼容万物"的博大胸怀,借鉴吸收世界各国各民族优秀的思想文化成果。

三、多元文化与护理实践

当今社会,护士将面临多样化人口的健康保健需求。其一,我国是一个多民族国家,不同民族在发展过程中形成各具特色的文化体系。科学技术的进步使人们的空间距离缩短,各民族的交流得以增进。护理人员有更多机会接触到不同民族的患者,若对他们的宗教风俗、饮食禁忌、交流方式等不了解,会在护理中冒犯到他们。其二,随着我国加入WTO,外资医院和医疗单位陆续出现,护理人员会面对不同文化背景的患者。若对不同文化风俗、管理模式、服务理念、价值观念等认识不足,就会在护理过程中产生矛盾,甚至引发冲突。

(一)多元文化对护理的影响

1998年,北美护理诊断协会(NANDA)确定的临床护理诊断有148项,其中近30%的护理诊断与文化有关,如社交障碍、角色紊乱、自我形象紊乱、知识缺乏等问题。由此可见,在临床护理工作中,由于文化差异和文化冲击而产生的问题很多,主要表现在语言、饮食习惯、宗教信仰、个人隐私等方面。这些问题都是由于医务工作者对患者的文化背景不了解产生文化冲突甚至导致文化休

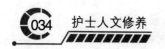

克,进而影响患者的健康和康复。同时,研究发现,患者的文化背景可影响疾病的发生、影响其对疾病的反应、影响其看病就医的方式、影响其对生死观的认识等,了解患者的文化背景有助于更好地为患者提供护理服务,促进其康复。

1. 文化影响个人求医的态度　文化影响个人的行为、价值、习惯、健康与疾病的概念和求医的态度。一般来说,东南亚和中国人信仰中医,用中药、针灸治疗疾病。印第安人、吉卜赛人则喜欢用他们自己部落的草药治疗疾病。西藏民族人患病时,喜欢到喇嘛庙求喇嘛、活佛治病。日本人信奉中医阴阳五行学说,认为疾病由于冷、热、阴、阳失调而致,采取"祛邪固本",阴阳平衡原则治疗疾病。而生长在美国阿拉接契地区的人以"宿命论"来对待健康问题,一般情况下生病是不去求医的。

在护理实践中,护士要善于和不同文化模式下的服务对象进行沟通,了解他们对健康的观念、求医方法、生活习惯及传统的治疗疾病方法,发现护理服务的异同性,以为其提供满意的护理服务。

2. 不同的文化模式熏陶下,患者对疼痛的反应不同　由于个体的行为习惯与人的思维模式、文化模式有关,会在行为中有所表现。不同的文化模式下熏陶的患者,其对待疼痛的反应也不同。例如:有些英国人认为疼痛时大喊大叫是价值观念系统里所不允许的,所以他们往往采用忍受的态度,保持安静,不会轻易为了解除疼痛而去求医;而某些意大利人,则认为疼痛影响他的康宁和正常的生理功能,有必要寻求医疗帮助解除疼痛。

在护理实践中,护士在观察疼痛时要注意个体文化差异,通过患者的语言沟通和非语言沟通的表达,判断患者对待疼痛的态度,真正了解患者疼痛的程度和病情变化。

3. 文化价值的冲突　文化价值的冲突在当今社会是较普遍的现象,这种冲突可以产生压力,不能适应时就可能导致健康问题。文化价值冲突可以出现在不同民族文化的人之间,也可以出现在同一民族中不同年龄个体之间,因为文化素养不同,其对事物的看法不一,理解存在差异及采取的行动也不同。通常所说的"代沟"就是文化价值冲突的体现。

在护理实践中,护理工作的对象是具有不同文化素质的人。为了更好地进行个体化的护理,避免由于护患之间文化、行为模式差异影响护理效果,在评估患者时要讲究沟通策略,理解他们对健康、疾病的文化信仰和价值概念。

(二)跨文化护理理论

跨文化护理也称多元文化护理和泛文化护理,是美国护理学家玛德莱娜·莱宁格(Madeleine Leininger,1925—2012)女士在20世纪60年代首先提出的。该理论以人类文化与照顾为核心,着重探讨影响人类照顾的文化因素及各种文化的照顾差异与共性。多元文化护理在对世界上不同文化的民族进行探讨并分析,重点研究其不同传统照料方式、对健康与疾病的认识、人民的信念和价值观,并运用这些知识为不同民族的人民进行共性和各异的护理。其内涵是将多种文化渗透到护理实践中,为服务对象提供全程、个体化、高水平的整体护理。我国社会经济的发展,对外开放,频繁的国际交流等,促使我国形成了独特的多元护理文化。

第三节 东西方文化与护理

一、东方文化与护理

(一)东方文化与中国文化

东方原本只是一个相对的地理概念,在历史上处于不同地理位置的国家,其所指称的东方是不同的。近代以来,欧美逐渐形成了一个约定俗成的共识,即把欧洲以东的地区(其中主要是亚洲)称为东方,如中国、日本、朝鲜、印度及东南亚、阿拉伯等国家和地区。到了现代,东方的概念中又加进了政治和经济方面的含义。如称资本主义社会、经济发达国家为西方世界,称社会主义社会、经济不发达国家为东方世界等。我们理解的东方,更多地从文化的层面上去理解。这里所说的东方文化主要是指亚洲地区,包括部分非洲地区的历史传统文化,其渊源是中国文化、古埃及文化、古巴比伦文化和古印度文化。中华文化是东方文化中最具代表性的思想和哲学体系,中国文化自汉朝开始形成了以儒学为主,释、道相辅的相对稳定的意识形态,对我国及亚洲乃至世界其他地区的文化发展产生了深远的影响,在世界文化史上具有崇高和不可替代的地位。

(二)中国文化的特征与核心价值观

1. 中国文化的特征

(1)延续性:中国文化从肇始阶段就由于特殊的地理环境而基本独立发展。经过漫长的历史年代不断自我完善,于坎坷跌宕中创新发展,虽多有曲折和磨难,却从未中断。中国文化成为古代东方文化的典范,在很大程度上影响了世界文明的进程。在世界文明古国中,诸文明民族创造的文化大都经历过较大的起伏。曾经辉煌一时的古埃及文化、古巴比伦文化于两千年前遭毁灭性打击而趋于黯淡;曾雄踞南亚印度河流域的哈拉巴文化被亚利安人摧毁;美轮美奂的希腊文化、罗马文化也曾因外族入侵而毁灭殆尽;绚丽多姿的玛雅文化也掩埋于中美洲的丛林中。唯独中国文明是个例外,它始终未曾中断,是世界上"连续性文化"的典范。

(2)统一性:中国文化是逐渐形成和发展起来的,以中华文化为中心、囊括各民族绚烂多彩文化的统一体。中国文化所产生的农业—宗法社会具有坚韧的凝聚力量。其伦理型范式具有强大的习惯势力并能坚守自身传统和体系,具有很大的凝聚力,使中国文化不断调节发展轨迹,顺应时势变迁,在中国历史发展的任何阶段都不曾被分裂和瓦解过。

(3)开放性:中国古代文化虽然长时期领先于周边各国,但它并没有自我封闭,而是不断吸纳国内各民族和其他民族、国家的文化精华,在博采众长中走向雄伟辉煌,具有旺盛的生命力。

(4)多样性:中华民族栖息繁衍的东亚大陆,幅员辽阔,腹里纵深,有广阔的回旋余地、适宜的气候和丰富的自然资源。但中国的西北阻隔于纵横数千公里的荒漠和延绵起伏的山地与雪峰。其北部、东北部是广漠无垠的蒙古大草原和西伯利亚原始森林与北极冰原;其西南耸立着被称之为"世界屋脊"的青藏高原,冰川林立;其东部是浩瀚的太平洋,从东北到东南,海岸线一万多千米。中国文化是在这种特殊的地理条件下,半封闭的环境里,主要由以汉族为主的国内各民族共同创造。在农耕民族与游牧民族的长期交往中,通过迁徙、和亲、互市等方式,互摄互补,彼此交融。

(5)包容性:中国文化中的精髓,如汉字、儒学经典、典章制度、礼法制度,以及农业手工业技艺等都曾久远地影响周边,东亚与东南亚许多国家都被纳入"汉字文化圈"或"汉文化圈"的范畴(又称儒学文化圈),这种文化上的"高势位"并不影响对外来优秀文化的吸收。来自南亚的佛教自汉代传入中国后影响日广,魏晋隋唐以降,日渐中国化,与儒学和易学相交融的中国化的佛教宗派如华严宗、天台宗、禅宗更受中国士人的欢迎。到了宋代,儒佛道互摄互融,创建了完全中国化的新佛学、新儒学——宋明理学。这种对外来文化吸收和改造能力的强盛,是其生命力旺盛的生动体现。

(6)群体本位:在中国,"忠""孝"是相通的,对个人而言,在家应为孝子,出外则尽忠。在国家危急,忠孝不能两全时,则以忠为重;对国家而言,则"求忠臣于孝子之门"。每当国家民族危急之际,总有一批仁人志士慷慨赴国难,不惜"舍生取义",马革裹尸。历史上,"精忠报国"的岳飞,"留取丹心照汗青"的文天祥,"闻鸡起舞"的祖狄,"不辱君命持节牧羊"的苏武等就是其中的典范。他们都曾从传统思想中吸取积极的思想营养,先国后家,先人后己。他们是民族的脊梁,彪炳千秋的民族英雄。

(7)中庸之道:中国文化的精髓是儒家的思想,中庸之道是儒家倡导的重要主张之一。中庸之道实际上是以平和稳定为旨趣的农人和农业自然经济的产物。中庸尚调和,主平衡,反对走极端,提倡择两用中。中庸之道被认为是中国式的智慧特征,体现在政治上裁抑豪强,平均权力和田产;体现在文化上,则是在多种文化相汇时,能异中求同,求同存异;体现于风俗,则不偏不颇,同于一体。

(8)务实性:中国农业民族务实的精神、务实的性格体现在许多方面。文化上重人生、讲入世的人文传统尤为重要。中国人虽然敬宗祭祖极为隆重,宗法制度极为严密,但对鬼神则采取敬而远之的态度。孔子罕言鬼怪的思想具有代表性,相信人是万物之灵,人是世间最宝贵的东西。儒家强调现世的功名,把通过正常途径获取功名利禄、荣华富贵作为终生奋斗的目标,鄙视投机取巧和玩弄阴谋诡计的小人,体现了中国人重现实重人事的精神。

2. 中国文化的核心价值观 中国文化中,以"和"为本的宇宙观,以"和"为善的伦理观,以"和"为美的艺术观,共同构成了中国文化核心价值观的重要内容。

和谐,是中国古人在长期社会实践中逐渐意识到的人与自然、人与社会、人与人之间相互依存的一种理想状态,是万物生生不息、繁荣发展的内在依据,是中国传统文化价值观的核心。以家族血缘关系为纽带的生产组织形式,依靠协作性生产进入农耕文明,促进了中国先民和谐价值观的产生;以血缘、氏族为纽带,社会组织进一步发展,治理水患、兴修水利等社会公共工程客观上要求中国形成宗法制国家形式和"民为邦本,本固邦宁"的治国理念,和谐思想进一步深化;政治上的"大一统",经济、文化的交流互补,中华民族的形成既是各民族相互依存、长期融合的结果,也进一步丰富、发展着和谐思想。

中国传统文化中的"和谐"包括两层含义:一是天人关系,即人和自然的和谐统一,为"天人合一";二是人际关系,即人和人、人和社会关系的和谐,为"中庸"。从孔子到现在,"和谐"被认为是"稳定"的前提。在人类生活的方方面面,从政治生活、情感、理智到行为模式,人们推崇顺应自然。此外,在"和谐"的理念下,人们为迎合社会需求而改造自己,顺应社会。宇宙万物是大化流行的整体,自然不仅是人类赖以生存的根本,而且有至善至美的品格,这种有情的宇宙观促进了中华文明"天人合一"、与自然和谐相处价值观的形成。

(三)中国文化模式与健康

健康二字,分别见于殷商时代。"健"字偏重于指精神和意志的坚强,《易经》里"天行健,君子以自强不息"这句话,就是说的这个意思。"康"字初见于《尚书·洪范》,"五福:一曰寿,二曰富,三曰康宁,四曰枚好德,五曰考终命。六极:一曰凶短折,二曰疾,三曰忧,四曰贫,五曰恶,六曰弱。"可见

"康"字的意思偏重于指身体的健康无疾,非常接近于今天"健康"一词的含义。古人认为气也是健康的本质和基础。阴阳二气在人体内外不停地流动运行、人体内阴阳二气的平衡与和谐,就是健康状态的基本表现形式,也是健康长寿的基本要求。

《黄帝内经》将中国古代阴阳五行思想引入医学,解释人体的生命运动和疾病与健康,形成了具有中国特色的疾病观和健康观。《黄帝内经》中"平衡""协调""相互联系""相互依存"的思想,直到今天仍然是中国医学解释人体生命运动和疾病产生及变化的核心思想之一。中医学未见有"健康"一词的使用,但是它从疾病的反义来理解健康,所以"健康"在中医学中的内涵也是明晰的。《黄帝内经》认为,"阴阳匀平,以充其形,九候若一,命曰平人""平人者不病""形肉血色必相称也,是谓平人",平人即健康人。中医善于用阴阳、五行、正邪的对立统一来解释健康,强调人体内部脏腑之间、机体与心理,人与自然的和谐统一,"阴平阳秘,精神乃治,阴阳离决,精气乃绝。正气存内,邪不可干,邪之所凑,其气必虚"。中医学主张积极的健康观。健康不是一种静态的状态,而是作为一种动态的养生追求,主张在保持脏腑功能动态平衡变化中追求健康,维护健康,是充满辩证思维理性的健康观。中国医学辩证理性的疾病观与健康观,与西方传统原子论、还原论、机械唯物论等思想方法影响下产生的疾病观和健康观大异其趣。

2019年底新型冠状病毒肺炎疫情暴发以来,疫情起伏反复,病毒频繁变异。传染病大流行仍在肆虐,不同国家和不同种族的命运、责任、健康、生命安全紧紧联系在一起。在这次疫情防控阻击战的伟大斗争中,中国不仅以最全面、最迅速、最严格、最积极的抗疫防控措施为世界赢得了宝贵的疫情防备时间,而且中国国家主席习近平于2021年5月明确提出了"人类卫生健康共同体"的合作倡议,表达了中国携手国际社会联合抗击新冠肺炎疫情的重要主张。中国积极参与全球卫生治理,主动承担国际责任,以积极开展元首外交、提供国际援助、分享抗疫经验等实际行动为全球抗疫传递信心并注入巨大动力。这是与世界各国携手抗疫开展国际合作的重要宣示,为国际社会树立了团结协作应对全球挑战的典范。

敬畏自然、生命至上是构建"人类卫生健康共同体"的核心理念;团结一致、守望相助是构建"人类卫生健康共同体"的基本原则;统筹应对、标本兼治是构建"人类卫生健康共同体"的行动保障;佑护家园、守护未来是构建"人类卫生健康共同体"的价值目标。"人类卫生健康共同体"这一议题的提出充分体现了"大同世界、天下为公""天下和合、共为一家""达则兼济天下"等中国传统文化的精髓。

二、西方文化与护理

(一)西方民族社会心理特征

西方人的心理特征具有外倾性,包括外向、激进、张扬、夸张、激烈和痴狂等特点,主要表现为讴歌酒神精神、崇尚悲剧和冒险、追求竞争和新奇等。他们对真理和自由的追求是十分执着的。罗曼·罗兰的"不自由,毋宁死"的格言很有概括性和典型性,集中反映了西方人的刚直性格。在艺术上,西方人率直写实,重墨挥洒,推崇雕刻、油画等直观感强烈的艺术,推崇直接表现力量美和赤裸美的艺术表现手法。在诗歌传统上多以直抒胸怀和感情的祖露为主流。心理研究发现,西方人的思维方式和心理性格具有明显的男性倾向,即在对待客观事物方面,西方人善于分析,常抱对立态度,善于抽象思维,多具有阳刚、直率、外向型性格。

(二)西方文化特征与西方文化核心价值观

1.西方文化的特征 西方文化是以围绕着地中海的北非的尼罗河文明、西亚的两河流域文明、爱琴文明及南欧的古希腊、古罗马文明为基础,经过来自北方的日耳曼民族大迁徙而形成的。西方文化基本特征的形成,主要是开放的海洋性地理环境,奴隶主民主政治,以及奴隶制商品经济的充分发展。体现在思维方面,多是运用逻辑思维方式来判断和分析事物。体现在文化方面:属于科学形态的文化,注重逻辑推理、守时等。

(1)服从律令:西方人服从律令,与其科学形态的文化密切相关,更多的是受科学主理性、重法则的影响。

(2)个人本位:商业社会孕育出以个人为本的伦理习惯。其人际关系最要紧的是把握机会。商业社会因为迁徙移居的机会太多,家庭的组织不可能像农业社会三代同堂,人口茂密。家庭往往是以夫妻为中心。

(3)权利本位:西方人的权利细胞远在希腊斯多克学派时就有萌芽,到罗马大帝时期,西塞罗将其发扬光大。到了近代,英国的密尔和洛克,法国的福禄特尔、孟德斯鸠和卢梭、美国的杰弗逊等人都以提倡人权见称。

(4)唯理是从:西方的道德伦理传统是以理为核心的。亚里士多德认为,人生最终的目的是追求美满的生活。而何为美满的生活呢? 他认为是有德性的生活,只有运用与生俱来的理性才能得到。

(5)开放吸收性:这个特点突出表现为宽容、更新和增宏自己等几个方面。西方人有一句格言:"假如你能从最坏的东西中学到最好的东西,那世界将更美好。"这是西方人普遍的一种文化心理。

(6)激进性:所谓"骑士精神",就是孤注一掷的冒险精神。启蒙运动以后,在德国出现的"狂飙突进"运动,所显示出的个体激进性,使欧洲文化的发展呈现出焕然一新的面貌。法国资产阶级大革命的尖锐思想、巴黎公社起义的枪声,都反映了西方人有着奋激和猛进的文化心理。他们无论是大刀阔斧地摧毁,还是大张旗鼓地建设,都有着足够的勇气和魄力。

2. 西方文化的核心价值观　是由正义、自由、平等、民主、法治为代表的几个价值范畴所构成的,由此又衍生出政治正义、政治平等、社会公正、制度合法、自由与法制、公平与效率、权利与权力、政治主体与客体等具有深刻价值内涵和哲学世界观意义的问题,构成了西方意识形态和政治文明的主要内容。

(1)正义:以公共利益为依归的善,是社会制度的首要价值。在西方政治哲学思想中,正义被看作是评价社会制度的一种道德标准,是社会制度的首要价值。霍布斯认为,正义的性质在于"遵守有效的信约"。休谟也指出,正义的唯一源泉是公共福利,功利主义的思想家同样断定正义是关于人类基本福利的道德规则。新自由主义思想家罗尔斯把正义看作分配制度的标准。

马克思主义反对抽象地谈论正义和人性,认为正义作为一种价值观念,在不同的历史时期,对不同的阶级有不同的内容。马克思主义所理解的正义必须符合人类历史发展的规律。所以,马克思主义的正义是人类社会的崇高境界,"真正的自由和真正的平等只有在共产主义制度下才可能实现,而这样的制度是正义所要求的"。

(2)自由:是西方政治秩序守护的终极价值目标。在西方政治生活实践中,自由的实质表现为英国政治哲学家伯林所区分的两种自由观,消极自由与积极自由。积极自由强调把重点放在人的行为能力和获取资源的能力上,因此派生的是人的各项主动权利和做某种行为的资格。权利行使和能力的培养构成了判断人的自由实现程度的标尺。而消极自由则着眼于免受外在强制和干涉,重点是人在社会活动的自在空间,强调社会为人的发展提供潜在机会,公共力量不能对人的发展做强制性安排。

(3)平等:平等是指人作为公民具有同等的政治地位和政治权利,是最基本的社会价值和社会关系的体现。每一个人在参政议政、选举与被选举、修订法律的表决等方面都同其他人一样拥有一席之地。平等的另一个重要表现是法律面前人人平等,法律作为人行为的基本准则平等地限制着每一个人的活动。不管人们在天资、才能及经济方面的差异,用法律作为唯一的准绳平等地对待一切人。此外,市场体制的平等秩序必然要求以法治作为其背景支撑,而立足于公民权利的平等的真正获得也需要以市场经济的充分扩展为基础。因此,公民身份的出现和普遍化,平等、自由和公民权利获得宪法保障,都是市场经济发展的必然结果,也是市场体制的平等秩序得以实现的前提。而基于公民权利的政治平等,不再诉诸全能政府的资源配给,则是谋求以宪政的方式以权利约束权力,通过民主治理在政治社会层面得以实现。所以,平等也是使民主政治得以成为可能的必要条件。

(4)民主:主权在民的基本规则。民主的基本要义就是保障人权和人的自由,以人的权利为出发点和归宿,以人为目的。因此,它是与任何形式的专制主义、威权主义、法西斯主义格格不入的。它不能容忍以任何形式出现的无视和践踏人权、剥夺人的财产和自由的行为。民主的基本规则就是主权在民的人民主权原理,该原理意味着将所有人看作是具有"天赋人权"和同等基本地位而没有任何差别和限制的国家公民。人民主权的观念在西方古代的政治社会中就一直存在。但是,一直以来,政治思想家们都在争论是主权在君还是主权在民的问题。直至近现代西方社会,通过西方的宪政民主制度才最终确认了人民主权的理念。

(三)西方生活方式与健康

1. 饮食行为　西方饮食多以肉食、生食、冷食为主,西方人多食荤腥,以动物性原料为主。
2. 运动行为　由于社会发展和文明进步,西方人的劳动时间和劳动强度逐渐减少和降低,诱发或加重了肥胖症、心血管疾病、骨关节病等一系列疾病。
3. 吸烟行为　烟草在欧洲传播,是因为礼节和药用的需要,抽烟变成了精英文化的一部分,对人身体的损害很大。
4. 饮酒行为　研究发现酗酒与暴力犯罪、儿童虐待、交通事故等家庭和社会问题有关联。
5. 性行为　西方对性的观念及其核心思想是性解放,所谓性解放就是在性行为上完全抛弃传统道德观念约束的主张和实践,又称性自由或性革命。

三、东西方文化比较与健康

(一)东西方医学模式与健康观

根据世界医学发展历史的特征,粗略地将医学模式划分成3种:朴素的、多元的医学模式,或称为弥散的医学模式;生物医学模式;生物-心理-社会医学模式。

1. 弥散的医学模式　是指古代医学起源后,在各个民族不同的文化体系中产生的不同的医学流派并存的一种以地域板块为格局的、无序的多元状态,没有一个固定的模式,因此对健康现象的描述不尽相同。

(1)西方医学及健康观:以希波克拉底(公元前460—公元前377)为代表。其代表著作《希波克拉底全集》代表了古希腊医学最高成就,对后世影响很大。其内容包括解剖生理、摄生法、病理治疗法、内科、外科、眼科、妇产科、儿科、诊断及预后、药剂学等,其主要理论为"四元素冶学""灵气说""四体液"学说。根据当时自然哲学中流行的土、水、火、风四元素形成万物的学说来解释生命现象。四元素各有其特性,在人体上,土性组成固体,水性形成液体,火性是一种弥漫宇宙的精微。它能结合万物,统摄人体并使之具有活力,对此称之为灵气。经过呼吸而凝聚了心脏,通过脉管输送全

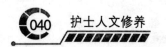

身,运行体液,调节各器官作用,支配人体功能。

"灵气说"一直影响西方医学2000多年。对于构成人体的主要成分的液体,随四元素的特性也分为4种,即血液、黏液、黄胆汁、黑胆汁。四元素与四体液的不同配合构成人体不同的气质。人的机体健康取决于四体液的平衡,平衡失调则导致疾病,治疗也首先要调整四体液之间的平衡。同时也论述了气候、风土、居住环境对人体的影响。从自发的辩证观出发,倾向于从统一和整体上去认识机体的生理过程,他说:"疾病开始于全身……身体的个别部位立刻相继出现其他疾病,腰部引起头部的疾病,头部引起肌肉和腹部的疾病,而这些部分都是相互关联的,能把一切变化传播给所有部分。"

(2)中国医学及健康观:我国和希波克拉底同时期唯一形成理论体系的就是中国传统医学,《黄帝内经》是其代表著作,代表着当时医学的最高层次。其中固然有中国相对稳定的2000多年的封建社会的文化背景支撑,更主要的是有着独特的理论体系和博大精深的丰富内涵。其重视整体观的医学模式确具其合理性,其中许多观点与现代倡导的生物-心理-社会医学模式有着惊人的相似,强调辨证论治的医疗特征是其生生不息的源泉,防重于治的健康观念至今仍深入人心。

2. 生物医学模式 孕育于文艺复兴时期,确立并逐渐成熟于20世纪中期。这种模式极大地促进了现代医学的发展,但由于它是在机械唯物论的基础上发展起来的,是机械唯物主义在医学上的表现,即用机械的原理去解释人的生理现象,注重对人机体内部结构的解剖研究,并且把人作为高度进化的单纯的生物体,忽视了人的社会性以及精神心理的重要作用,从而导致对健康概念认识得不全面。在发病机制上认为是机体局部的功能失调,结构改变,不能用全面的整体观念去认识,在治疗上则采用头痛医头、脚痛医脚的方式等。

3. 生物-心理-社会医学模式 是在生物医学高度发展的基础上,已经形成的一种崭新的医学模式。恩格尔1977年在《科学》杂志上发表的《需要新的医学模式:对生物医学的挑战》一文,对这一新医学模式作了开创性的分析和说明。要求把人不仅作为单纯的生物学意义上的自然人,而是具有特殊精神心理状态的社会人,认为人的健康不仅是足够的营养和各个系统功能状态正常运作,还应有一个良好的社会生活氛围和正常的精神心理状态。生物-心理-社会医学模式的确立是人类对疾病的发生、发展及预防、治疗、康复等在认识论上的飞跃,对疾病的认识不仅仅局限在机体内部,而是用社会生活的各个方面,诸如地理环境、文化背景、风俗习惯、社会阶层、气候特征、生活水平、饮食结构、家庭遗传等去认识、去把握,并且把这些因素与个体的精神心理状态联系起来。

(二)东西方文化死亡观的比较

在东西方文化死亡观中,都含有"有限的生与无限的死"的观点。西方人对生死的体验,更重视具体的个体生命,而中国文化更看重"有限的生"。东西方文化的死亡观之所以存在差异,追根溯源是文化和宗教信仰的差异。儒家文化把人的自然生命作为实现社会价值的载体,西方人则把死看成是解脱。

1. 中国传统的死亡观 早期,采用宗教神话的形式来阐释死亡。此时的死亡观其本质特点是对死亡的反抗,并且认为人死后会转世为其他生灵。随着科学生产力的发展,人们学会了用科学自然的观点来理解死亡。该观点认为人的生命是宝贵的,具有唯一性和不可逆性。

2. 西方文化中的死亡观 最早的西方死亡观具有否定性特征,核心内容是信仰灵魂永存,否定了死亡的普遍性、必然性和终极性。现代西方人的死亡观认为人想要摆脱死亡的普遍性,必须通过信仰上帝来实现。

第四节　护理文化

一、护理文化概述

文化是一个社会及其所特有的物质和精神财富的总和,即为适应社会环境和物质环境所共有的行为模式和价值观念。基于人们对文化及其属性、范畴、功能、价值的认识,从20世纪60年代起到20世纪80年代,最初形成了企业文化理论。自20世纪90年代以来,我国提出了精神文明和物质文明一起抓,医院文化随之形成并付诸实施。护理文化作为医院文化的重要部分,作为一种服务文化类型以及作为文化在护理领域中的具体体现,反映了社会对护理的文化索求。

(一)护理文化的含义

护理文化是在一定的社会文化基础上形成的具有护理专业自身特征的一种群体文化,是人类社会文化在护理领域的特殊表现形式,是社会文化的一部分,是护理人员在长期的护理实践中形成的共同思想信念、价值观念、传统习惯、道德规范行为准则等精神因素的总和。护理文化通过创造能够尊重人并发挥人的主观能动性的文化氛围来激励和调动员工的积极性,同时通过英雄模范人物强化其行为标准。护理文化所倡导的价值观一旦为全体员工所认同并内化为所有人的行动指南之后,这种文化本身就成为一种团结和凝聚全体成员强有力的中介力量。

(二)护理文化的内容

1. 物质文化　是护理文化的表层部分,可将抽象的护理理念以外在的形式表现出来,是护理工作的文化要素在社会外观的表露。物质文化包括医院的内在环境、护士自身形象塑造、业务技术培训等。反映了医院护理工作作风、精神面貌、人际关系、团队精神和品牌效应等。

2. 制度文化　是护理文化的中间层,主要通过护理质量把看不见的价值观念、思维方式变成看得见、摸得着、可操作的护理规章制度,并通过制度统一护士的服务理念、仪表、仪态和服务规范标准。护理制度的管理是一种硬性的管理手段,对护理人员的行为具有强制性的控制作用。

3. 精神文化　是护理文化的核心,是形成物质层和制度层的基础和原则,是护理文化建设的最高层次。即建立明确的护理理念,建立组织内共同信守的基本信念、价值标准、行为准则、生活模式及职业道德和精神风貌,推出"护理品牌"。护理文化是医院文化的重要组成部分,但并非仅局限于医院护理文化,横向还有校园护理文化和社区护理文化等方面,其中医院护理文化是主体,校园护理文化是源泉,社区护理文化是延伸。

(三)护理文化的特性

1. 普同性　所谓"普同性"即指各种文化的共有特性。人类文化是世界各国人民的共同财富,体现于历史的继承中,并相互影响、相互渗透,护理文化的普同性更甚于其他文化的影响。

2. 差异性及多样性　从世界文化的范围看,护理是国际性的行业,是为人服务的行业,具有护理多元文化的特色。护理工作的对象可能来自不同国家、不同民族,他们的文化背景、教育程度、个人经历、宗教信仰、语言、生活习俗等方面存在差异性,所以注定了护理文化具有差异性及多样性。

3. 与医院文化相对一致性　在医院,护理文化是医院文化的子文化,应与医院文化相一致,表

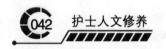

达和体现医院文化,医院文化也会通过护理加以表达,因此它又具有与医院文化的相对一致性。

4. 时代性 一定时期的护理文化,应该是这一时期护理职业或护理人员文化观念、服务理念、价值观念、护理水平和整体素质的集中体现,同时也是这一时期护理经验的科学总结和护理工作的行动指南,因此护理文化具有时代性。

(四)护理文化的功能

护理文化的功能不仅体现在其外在的文化形象上,更重要的是对全体护理人员具有内在的导向、凝聚、激励、亲和及制约等作用。它有利于激励和调动护理员工的积极性,形成凝聚力,促进护理事业的健康发展。

1. 整体的导向作用 护理文化具有把广大护理人员思想和意识统一起来的功能。一个医院的护理一旦具有一种文化之后,它能把全体护理人员的时代感、使命感、责任感充分调动起来,形成具有共同价值观的护理理念,是稳定护理队伍、发展护理事业的灵魂和精神支柱,使无形的护理文化内涵转化到有形的护理工作中去,给整个医院的护理事业带来导向性的作用。

2. 整合一体的凝聚作用 护理文化可使员工产生认同感、使命感、自豪感和归属感,对医院产生一种向心力并能够造就一支思想统一、纪律严明和战斗力强的护理专业队伍。同时可提高全体护士的团队精神,形成利益共同体与命运共同体,推动医院护理水平迈上新台阶。

3. 激励作用 护理文化建设肯定了人的主观能动性,以文化引导为手段,激发护士的自觉行为。激励越大,所开发出来的精神力量就越大,有了这种自觉性,就能迸发出无穷的创造力,在一定程度上调动护士工作的积极性,充分发挥护士潜能。

4. 培植良好人际关系的作用 情感是人与人之间、人与社会之间相互认同、互相亲近的心理反应。良好的人际关系是医院护理人员之间不可缺少的条件。事实上,将良好的人际关系投入理解人、关心人、尊重人等方面,具有不可替代的优势,它营造了和谐的气氛,并能从多方面开发人的潜能。

5. 引导和约束行为的作用 护理文化所凝聚的价值标准、管理原则、时代精神、优良传统、共同理想,具有理顺人心、引导行为的规范作用和约束作用。就某种意义而言,护理文化的作用比某些硬性制度还行之有效,护理文化这种柔性作用是医院护理管理不断优化所必需的重要因素。

二、新时期的护理文化

(一)建立"以人为本"的护理服务文化

1. 解读护理服务文化 护理服务文化指在预防、医疗、康复、保健活动过程中,护理人员以实物和非实物形式满足服务对象需要的一系列行为。它是一种为满足他人需求进行的劳动活动,是一种人与人之间相互影响、相互作用的互动行为,实质上是一种文化的交流和沟通。

每个护士都是服务文化的创造者、传播者。服务活动主体的文化底蕴决定着服务文化的品位,护理服务对象多元化、个性化的文化需求,决定着护理服务本身的文化供应。护理服务文化是医院护理这一特殊的社会群体在一定历史条件下和社会环境中,在为人类提供护理、保健服务的实践中所创造的全部物态服务文化和意态服务文化的总和。

护理服务文化的建设宗旨是以患者为中心,这是医院生存的根本,是对现代护理管理者向经营、战略管理模式转变的客观要求。要做到用文化感召人、感情吸引人、事业凝聚人、机制留住人,形成"医院管理以人为本—护理管理者以护士为本—护士以患者中心—患者依赖医院"的"医院经营循环链"。

2. **彰显时代精神的护理服务文化**　随着"大卫生、大健康"观念的提出,护理服务要从"以治病为中心"向"以人民健康为中心"转变。关注生命全周期、健康全过程,并以"大健康"理念引领全民健康为契机,贴近百姓需求,全力实施"大护理"战略,不断丰富护理内涵,拓展服务领域,创新服务模式,积极应对人口老龄化等新挑战。用有温度、专业的护理服务精准对接人民群众多样化、差异化的健康需求,努力为人民群众提供优质、高效的健康护理服务。

(1)提供人性化护理服务:强调从服务对象的特点出发,从服务对象的角度出发,从人的本性出发开展护理服务。其实质为从人道主义角度,给就医者营造一个温馨的就医视觉环境和听觉环境、宽松随意的就医消费环境。如勿竭力推荐某药品或项目,勿对涉及隐私的问题穷追猛问,适当减少对轻症患者的查房,进入病室不忘先敲门,获许后方可进入等。为患者提供精湛的护理技术服务的同时,为患者传播及普及医学保健知识,致力于培养和提高人们的"健商"。重视医疗服务过程中患者的参与权和知情权,通过公示医疗服务价格、公开医疗服务过程等途径,使服务对象亲身感受医疗护理活动的真实性,增添对服务的信赖和认可。

(2)提供个性化护理服务:护理人员应注意从细微处来关心和贴近就医者,精确地了解和提供每个服务对象希望得到的个性化服务。它重视患者的个体差异,致力于满足不同患者的多元文化需求,使护理服务关系进入更深的层次。

(3)提供便捷化护理服务:现代信息技术和管理手段的应用,使医院的便捷服务成为可能,如通过计算机联网,减少挂号、交费、取药的等待时间。在门诊建立"一站式"服务,将导医服务、健康指导、用药咨询、检查报告单发放、免费提供推车、供应开水、卖饭菜等多项功能合并,为患者提供极大的方便。

(4)提供延伸护理服务:延伸服务不仅是指医疗服务产品的售后服务,还在于延伸和扩大医疗护理服务的传统范畴,使护理服务具有更强的穿透力和更持续的影响力。我国已进入人口老龄化快速发展期。老龄化社会失能、高龄、空巢老人的增多,使得很多带病生存的老年人对上门护理服务需求激增,高效、全方位、全周期的护理服务迫在眉睫。为精准对接群众多样化的健康需求,切实维护广大人民健康权益和生命安全,国家、省、市卫健委先后发文鼓励各地市开展"互联网+护理服务"试点工作。"互联网+护理服务"的开展突破了以往医疗服务空间的限制,组织护士上门为患者提供护理服务,延伸了护理服务的半径,充分体现了"以患者为中心"的服务理念,增强了患者就医的便利性,既解放了家属的时间、精力,减缓压力,又减少了患者的舟车劳顿,省时省力;也有利于护士的职业认同和价值感,让医院和护理工作者切实体会到了延续护理的价值。

(二)建立"生命至尊"的护理安全文化

1. **解读护理安全文化**　安全文化是单位和个人中的各种素质和态度的总和。安全文化是指一个组织的安全管理方式及专业程度,组织中个人或群体的价值观、态度、感知、能力和行为方式。护理安全文化定义为,一个组织具有风险意识、安全第一的工作理念,把差错作为组织改进的机遇,建立差错报告系统及有效的改进机制;认为如果一个组织缺失护理安全文化,那么大部分患者的安全将得不到保障。

护理安全是优质护理服务的基础,近年来国内外对患者安全管理有较多的研究,文化作为组织内一种最稳固的力量,对保障患者安全发挥的作用是持久的、自觉的,安全文化的建设也越来越受到管理者的重视。护理安全文化的构成要素包括以下几个方面。

(1)管理者重视,并采取积极的行动:这是护理安全文化的基本要素,护理安全文化的首要部分是管理层对患者安全的重视,意识到患者安全的重要性,视安全为第一优化,包括对安全的公开交流、开展安全教育、培养安全责任。

(2)及时报告错误,改进系统而不是惩罚个人:错误报告及公开是患者安全文化的主要要素。安全文化状况主要包括对错误的接受、发现、报告、交流。当护士发生差错时,如果只是采取写检查报告,予以经济上的处罚,以示警戒等简单的处理方法,其后果常会导致护士为逃避责任和惩罚而不汇报或掩盖事实真相。国际医学研究指出,构建安全文化,最大的挑战就是改变惩罚文化,改变错误发生时惩罚个人,将错误作为改进系统,预防不良事件发生的机会,这样员工就会敢于暴露错误,组织者就可以从错误中学习,在错误中不断改进患者的安全。

(3)良好的团队合作及有效沟通:提升和发展团队,对团队成员进行安全文化培训,内容包括创建保持患者安全目标的行动计划及培训计划,团队合作的培训,改善沟通交流,有效聆听,信息共享,各专业间将最好的患者结局优先考虑,并延伸到与患者及家属的交流,鼓励患者及家属参与治疗护理。改善服务,对患者实施整体护理,加强基础护理,保障医疗安全,努力为人民群众提供安全、有效、满意的医疗服务。

(4)树立护理安全文化理念:识别、评估护理工作中的不安全因素,建立护理不良事件管理制度,保障患者的安全,是护士安全工作的需要,也是不断改变护理工作品质,构筑和谐社会的重要责任。

2. 护理安全文化的影响因素

(1)护理人力资源管理:护士专业技术结构和人力配置不合理、护理人力资源短缺,影响护士对制度和流程的执行度,使护士安全意识和警觉性降低,从而影响护理安全文化氛围的形成。

(2)护士安全培训:安全培训能够对护理安全文化感知的整体水平产生影响,转变护士的安全态度,进而影响护理安全文化的建设。

(3)护士沟通与团队合作:有效的沟通和团队合作能够使护士在工作中相互监督和提醒,共同预防护理差错。

(4)护理安全制度:是患者安全的保障,影响护理安全文化的制度主要是护理不良事件报告制度。非惩罚性不良事件上报制度,有利于护士及时发现、纠正不安全因素,也有利于管理人员发现自身系统和工作制度中存在的问题。如交接班制度、查对制度等,均通过严格的管理流程和护士间的分工协作,提高护士防患于未然的意识,从而促进护理安全文化的形成。

(5)医院管理和安全文化氛围:在所有安全文化的影响因素中,医院管理者的作用最为突出。管理者通过自上而下的管理途径,制定相应的目标、策略,通过逐级监督实施,能在很大程度上影响安全文化氛围的形成。良好的安全文化氛围,作为医院内部一种最稳固的力量,可使护理管理者和护士明确不安全的行为,对于护士自我防护和保障患者安全的作用是持久而自觉的。

3. 构建新时期的护理安全文化

(1)树立以患者安全为优先的管理理念:围绕患者安全优先的理念,加大宣传和培训力度,提高护理人员的责任意识,使护理人员在患者安全优先的理念支配下,自觉规范自己的行为。鼓励护士参与安全管理,设身处地查找系统和人为缺陷,在安全事件中学习规避风险和保障安全的方法,提高护士的风险防范意识。鼓励护士针对安全防范问题提出意见和建议,对于切实可行的改进建议予以表扬和奖励,并积极落实执行,满足护士自我实现的心理需求,提高她们的工作积极性。体现以"患者安全优先"的理念,注重细节管理,在易发生差错的环节和场所设置安全屏障和警示标识以营造安全的环境,如病床必须配备床栏、卫生间铺防滑垫、安装扶手等。设计使用护理时钟,让患者及家属了解各项护理操作的执行时间,促进护患之间的相互配合,提高患者的遵医行为。

(2)合理配置护理人力资源:护理人力资源配置是实现患者安全文化的保障,主要包括科室护士数量、学历和能级结构等方面。合理配置护理人力资源,减少护理人员超负荷工作量,是保障患者安全的有效措施之一。美国医学研究所建议,科室内获得学位的护士结构比应达到80%。在当前情况下,建设护理安全文化还需通过健全护士能级管理制度,将传统"新老搭配"的排班模式转变为"按能级搭配",按照科室人力现状创新护理岗位管理与绩效管理,在实现人力资源合理利用的同时,充分调动护士工作的积极性,达到提高护士工作安全系数,降低护理差错发生概率的目的。

(3)护理安全教育突出重点:教育是提高护理安全文化意识与水平的重要途径。在加强护理安全文化建设过程中,应抓住重点人物、重点时间、重点环节。重点人物包括新入职/新入科护士,各类护理辅助人员,实习护生/进修护士,责任心不强和技术较差护士,受各种因素干扰的护士。教育内容应涉及护理安全文化内涵解读、护理不良事件上报与处理方法、护理风险评估与管理、护理人员自身安全与心理调适、护患沟通技巧等,以全面提高护士安全文化素质,增强护理安全自控能力,促进护理安全文化氛围形成。

(4)倡导人文关怀打造高效团队:护理工作是一种高强度又琐碎重复的工作,工作时间一久易进入疲劳状态,注意力下降,极易引发思维定式,造成差错事故。因此鼓励和培养护士间的团队协作尤为重要,倡导护士在繁忙工作中相互提醒、相互监督,对各项工作多一次关注,对患者的病情、治疗、操作、处理结果多问一句,对薄弱环节重点提示,可有效弥补工作中的缺陷和漏洞,防范护理差错。要充分调动护士的积极性,关心爱护、重视每一位护士,设法缓解工作压力,运用木桶原理,提升团队综合实力,最大程度地发挥每个人的潜能,倡导医护沟通,增强团队合力,也反映了医院安全文化水平。关注不良事件中受到伤害的医护人员(第二受害者),改变传统的苛责文化,建立第二受害者保护和支持系统,形成浓厚的非惩罚性护理安全文化氛围。

(5)完善不良事件报告制度,更新不良事件上报理念:建立不良事件上报系统是促进患者安全的关键措施。非惩罚性上报系统的建立有助于护理人员积极呈报所发生的护理不良事件。开发护理不良事件上报系统软件,设置开放式的网络上报平台,创造方便快捷的上报条件,发生不良事件时能积极上报。明确不良事件强制报告和自愿报告的范畴,采用网络报告、书面报告的形式,报告自己或他人发生的问题,帮助和支持护理人员发现和改正错误,逐步修正和完善工作流程,促进不良事件的良性转归。加强护理团队合作,提高护士合作意识,促进护理人员互相支持、互相尊重。

(6)建立护理安全文化的测评机制:每年度对护理人员进行调查,以期了解护理安全文化现状。根据调查结果认真分析各维度评分情况,有针对性地改进管理模式,逐步完善管理体系,营造积极有效的安全氛围。

◢ 本章小结 ◣

本章重点阐述了文化、文化学、多元文化、护理文化的概念及内涵,介绍了东西方文化与护理的关系并解读了不同文化背景下的健康观、死亡观,分析多元文化影响下护理全球化问题,简述如何确立正确的护理价值观和态度,以及新时期护理文化的构建。通过学习文化的内涵及文化与护理的关系,促使护士从不同视角多层次理解服务对象,为提升护士的人文修养,为患者提供有温度的护理服务奠定基础。

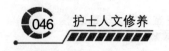
思考题

1. 如何提高护士的文化修养？

2. 简述多元文化影响下护理全球化问题。

3. 怎样针对不同文化背景的服务对象实施护理？

4. 新冠疫情中，中国与西方国家展现出完全不同的应对方式，试分析其中体现的文化差异。

5. 你认为护理文化会如何影响护理专业的发展？

6. 案例分析　患者，男，56岁，意大利人，突发意识丧失由"120"急救车送入急诊科。当时神志不清，呼吸深大，BP 90/50 mmHg，心电监护示心室颤动，在除颤、对症药物救治、气管插管、呼吸机辅助呼吸支持下行冠状动脉造影术，示左前降支起始部100%闭塞伴血栓形成，给予血栓抽吸后于病变处植入支架一枚。ICU救治4 d，病情稳定后转入我科。患者运用意大利语交流，信奉天主教，现系意大利帆船队按摩师，对自己病情较了解。饮食习惯为西餐，不接受中国食品。每日沐浴更衣，独立性强，时间观念强。无家属陪伴，要求固定护士为其护理，并以其国家礼节对待中国护士。其情绪烦躁、焦虑。请思考：

该患者的主要护理诊断是什么？如何为该患者进行护理？

知识拓展

1.《国学读本》是2013年9月由商务印书馆出版发行的图书，作者是我国著名哲学家任继愈。这也是他生前主编的最后一部著作，以弘扬中华人文精神、展示国学精华为宗旨。全书分为文学、史学、哲学，以阅读学习经典为主，加以导读、注释、评析，辅以中外名家的相关评论，配有参考书目与思考题，普及与提高并重，方便适用，对提高读者的国学素养、增强对中国传统文化的了解大有裨益。

2.《走向多元文化的全球史：郑和下西洋（1405—1433年）及中国与印度洋世界的关系》，作者是加拿大维多利亚大学历史系教授陈忠平。该书以人类航海史上的空前壮举，通过多视角的郑和研究来倡导多元文化的全球史。明代初期的郑和下西洋是中国史研究领域众所周知的重大历史事件，但无论在传统的世界史或新兴的全球史领域，这一人类航海史上的空前壮举尚未受到应有的关注。西方主流学者对郑和下西洋不仅缺乏了解，而且其使用的理论方法也难以充分解释这种非西方的历史性事件。本书的主要目的正在于突破这种学术困境，通过多视角的郑和研究来倡导多元文化的全球史。

3. 南丁格尔誓言。余谨以至诚，于上帝及会众面前宣誓：终身纯洁，忠贞职守。勿为有损之事，勿取服或故用有害之药。尽力提高护理之标准，慎守患者家务及秘密。竭诚协助医生之诊治，务谋病者之福利。谨誓！

4.《多元文化与护理》是2014年8月复旦大学出版社出版的教材，作者是叶萌，[美]尼雅玛茜（Nyamathi A.），王骏等。此书重点介绍了文化概述、多元文化、多元文化护理、多元文化教育与跨文化教育，多元文化对临床护理实践的影响和多元文化护理理论在临床的具体实践，中国、美国、英国等国家的风俗习惯和主要社会心理特征，以及中西方文化与护理的比较，使读者能够系统了解和掌握东西方不同的文化和生活习俗，更好地服务于临床护理实践。为赴海外进行学术交流或从事临床护理工作的护理人员提供理论参考。

5.《护理札记》是中国人民大学出版社 2004 年 3 月出版的图书,原作者是(英)佛罗伦斯·南丁格尔。本书为现代西方护理学奠定了坚实的基础,用笔记式的写法告诉人们该如何正确地照顾他人的健康。作者并没有装腔作势地教人们该如何去做,也没有给出生硬的规则让人们去遵从,她仅是以自己的经验给出更人性化的提示,让人们学会自己更好地去做。每一个人,或者说至少是绝大部分的人,在她的一生中都不时地有照顾他人健康的经历,不管是照顾小孩还是照料患者。换句话说,每一个人都应该学会护理。怎样才能够使人不生病或者是使人从患病中康复,这样的知识变得越来越重要,因为它与医疗知识不一样,后者完全是一种专业知识。

（王　贺）

第四章 美学基础

░░░░░░░░░ **本章导学** ░░░░░░░░░

【重点难点】

本章的重点是掌握美的形式和基本范畴、美的基本形态和护士审美修养的方式,优美、崇高、悲剧、滑稽的审美特征;理解美学的形成与发展,护士审美修养、审美评价的概念;难点是关于美的本质的观点,护士在生活和工作中发现美、运用美,培养良好的审美素养,展示护士个人及团体形象。

【学习目标】

1. 说出美的本质特征、美育的特征及美育教育的意义。
2. 阐述形式美的构成要素、组合规律,美的基本形态特征。
3. 解释学习护理审美修养、审美评价的意义。
4. 简述如何塑造护士的职业形象美及护士应具备的职业人生美。

引例

某医院甲乙两名护士同在门诊做接诊工作。甲护士工作流程:①提前着装上岗,先打扫环境卫生,准备所需物品;②告诉就诊患者当日坐诊医生的名字,分别在几号诊室;③告诉大家排队挂号,并边挂号边讲解"大家好!请您挂号后在候诊区就座,我一会儿讲就诊注意事项"。候诊间隙护士穿插讲解就诊流程和如何告知医生所患疾病及常见病预防、用药指导等,候诊区域患者按号就诊,井然有序,氛围和谐。乙护士工作流程:①②与甲护士相同;③只告诉大家排队挂号,间隙不断地维持就诊秩序,经常会有患者问:还需多长时间可以就诊?护士不停地解答,候诊氛围很焦躁。

请思考:

1. 甲护士在工作中运用了美学的哪些特征维持就诊秩序?
2. 对于乙护士,医院应该如何进行有效培训?

第一节　美学概述

美学是一门古老而又年轻的学科。古老是因为自从有了人类,就有了审美意识和审美思想。但是,美学作为一门学科仅有 200 多年的历史。美学家为"美学"创造了多个名字,最为恰当的"美学"一词源自古希腊的 philocaly(爱美之学)。古人云:爱美之心,人皆有之。每个人每天都在自觉不自觉地追求美。学习美学,用对美的追求和爱恋之情去感受美、欣赏美、收获美、创造美,使我们美的人生与美的世界融为一体,去领略生命的秀美,追求理想的壮美,打造职业的隽美,实现白衣天使人生之完美。

一、美的起源与产生

(一)美的起源

美的起源与人类息息相关,它是一个相当长的历史过程,其间经过若干过渡形式和中介环节,受到多种因素的推动,有直接因素和间接因素,决定性因素和非决定性因素。美起源于人与自然和社会的交换,即自然的人化和人的社会化。

人类最初是服从自然的阶段,对自然没有足够的认识,只能盲目地听从大自然的摆布。人类在与自然、社会的交换活动中逐步认识自然,发现自然景色会给人类带来愉悦的感觉。同时,人类为了生存,开始了有意识、有目的的活动——学会制造和使用工具。尽管工具只具有功利价值,人们却从中感受到改变自然所带来的精神愉悦,工具的制造和使用就意味着美的起源。恰如马克思所说:"我在我的生产过程中就会把我的个性和它的特点加以对象化,因此在活动过程本身中我就会欣赏这次个人的生活显现,而且在观照对象之中就会感到个人的喜悦,在对象里认识到自己的人格。"这正是"春有百花夏有月,秋有凉风冬有雪"的美妙体现。

(二)美的产生

美是人类社会历史发展的必然结果,人类通过劳动区别于动物,人类对劳动工具的发明和创造,体现了人类为生存从野蛮过渡到文明、从丑过渡到美的历史过程。关于美的产生可以从以下 3 个方面进行阐述。

1. 从石器的造型看美的产生　人类劳动是从制造工具开始的,体现了人类有意识、有目的的活动。从粗糙、有裂缝、具有实用价值的工具到光滑、均匀、美观的兼顾实用与欣赏价值的石器演变,体现了劳动创造了实用价值,也创造了美。

2. 从古代"美"字的含义看美的产生　《说文解字》中写道"美,甘也,从羊从大,羊在六畜主给膳",可见美与善同义。当时羊作为人们生活资料的重要来源,羊不仅"主给膳"可充作食物,而且羊的性格温顺,是一种惹人喜爱的动物,说明美的事物起初是和实用相结合的,凡是实用的也是美的。

3. 从彩陶造型和纹饰看美的产生　彩陶不仅实用,其造型和纹饰的变化具有很高的艺术价值,充分体现了人们在生产过程中自觉地美化产品,有意识地显现产品的审美特征,使产品的使用价值和艺术价值有机结合。

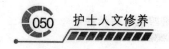

二、美的本质与特征

(一)美的本质

什么是美？关于美的本质问题，从古至今，学者们从西方到东方，对"美"的解释复杂多样。如古希腊的柏拉图认为，美是理念；俄国的车尔尼雪夫斯基认为美是生活；中国古代的道家认为，天地有大美而不言。关于美的本质问题众说纷纭、各抒己见。20世纪50年代，我国美学界出现了一次美学大讨论，主要有以下4种观点。

1. **客观论** 主要代表人物是蔡仪。他认为"客观事物的美的形象关系于客观事物本身的实质……而决不决定于观赏者的看法"，比如长短、粗细、方圆等。客观论的合理之处在于它强调了美的对象性，但忽视了美的主观性。我们知道，诸如颜色、气味之类的对象属性，对于每一个具有正常感官功能的人来说都是差不多的。然而，美却不同，即使人们的感官功能都很正常，对某一个体视为美的东西，对另一个体来说却可能是不美的，因为美更依赖于主体的存在。

2. **主观论** 主要代表人物是吕荧和高尔太。吕荧认为"美是一种观念"。高尔太认为"客观的美并不存在。美，只要人感受到它，它就存在；不被人感受到，它就不存在"。主观论的合理之处在于强调了主体的主观能动性，但忽视了审美对象的存在，把审美活动单一看成了一种内心活动。

3. **主客观统一论** 主要代表人物是朱光潜。他认为，美不在心，不存在于人的主观意识中，也不在物；也不存在于客观事物中，它在心物的关系上。必须指出，主客观统一论不是主观论与客观论的一种简单调和，而是超越主观论与客观论所形成的一种有关美的存在理论。这就是所谓的"情人眼里出西施"的道理所在。

4. **客观性与社会性的统一** 主要代表人物是李泽厚。他认为"美不是物的自然属性，而是物的社会属性。美是社会生活中不依存于人的主观意识的客观现实的存在。自然美只是这种存在的特殊形式"。其提出了"自然的人化说"，自然的人化指的是人类征服自然的历史尺度，指的是整个社会发展达到一定阶段，人和自然的关系发生了根本改变。

总之，美的主客观性是互相交织着的，很难将其分清。所以，美是主观的还是客观的并不重要，重要的是人们在日常生活中如何发现美、欣赏美、创造美和运用美，不断培养正确的审美观。

(二)美的特征

1. **客观社会性** 美是客观实在的东西，也是人类社会实践的产物，自然事物只有同人类实践和社会生活发生关系，才有所谓的美丑之分，是一种社会性的价值体验。由此可见，美是现实生活中那些包含着社会发展的本质、规律和理想而用感官可以直接感知的具体的社会形象和自然形象。比如病房的设施，既要考虑实用价值，又要考虑整体美感。

2. **具体形象性** 美是通过一定的线条、声音、颜色等被人类所感知，这也是人们喜爱美、欣赏美的重要原因。正如凡高著名的向日葵系列正是通过线条、颜色来表达美的。

3. **真挚感染性** 美能令人感动、愉悦、富有希望，美能打动人，是因为其具有真挚感染性。当人们看到或想到竹子时，有人欣赏它的绿意盎然，有人欣赏它的顽强生机，从而鼓励自己坚定内心，永不放弃，恰如郑板桥的《竹石》中描绘的那样："咬定青山不放松，立根原在破岩中；千磨万击还坚劲，任尔东西南北风。"

4. **自由开放性** 随着社会文明的进步，人类认识世界、改造世界的能力不断提高，美也在不断地被创造、被丰富。例如2015年苏州"东方之门"的建成，被戏谑为"北有央视大裤衩、南有苏州大秋裤"。但这座建筑是江苏省苏州市的地标式建筑，可见随着社会实践的变迁，人们的审美趣味、审美标准也在不断变化。这充分说明,美是自由开放的。

三、美学学科的形成与发展

从人类进化史的观点看,自猿进化为人,人类的审美实践就开始了,在这种实践中形成的审美意识成为人区别于动物的重要标志之一。而美学作为一门学科的出现则比较晚。一般认为,美学学科的产生以德国哲学家亚历山大·鲍姆嘉通(Alexander Baumgarten)于1750年出版的专著《美学》第一卷为标志。

(一)美学学科的形成

从美学学科的产生、形成来看,美学大致经历了以下3个时期的主要表现。

1. 美学的萌芽期　主要是由散见于各门学科中的美学思想集结梳理为系统的美学思想。在鲍姆嘉通出版《美学》以前,西方美学思想散见或包容在哲学、社会学、伦理学、文艺学、心理学或别的思想理论著作中。这些著作虽然都包容并阐发了丰富的美学思想,但并没有集中、系统、专门地研究审美的有关问题。中国古代美学思想也极为丰富,但是,这些美学思想也都包含在儒家、道家及其他一些思想理论著述中,同样没有关于审美问题的专门研究。总之,散见和包容于各门学科或各种著作中的美学思想,只是产生形成美学学科的思想资料而不是美学学科本身,只有将其集结、梳理,使之规范、系统,才能形成具有独立学科形态的美学。

2. 从属而又相对独立于哲学内部的美学期　美学学科首先是在哲学内部成为独立学科的。美学学科的诞生则不能不说是德国理性主义哲学家的杰出成就。美学学科的提出者鲍姆嘉通发现相对于人类心理活动,知、情、意3个方面的哲学系统有一个明显的欠缺。他认为,研究"知"即理性认识的有逻辑学,研究"意"即意志行为的有伦理学,而研究"情"即感性认识的却还是空缺。在他的论文《关于诗的哲学默想录》中明确提出应建立一门以"感性认识的完善"为研究对象的科学,这门科学便是美学。1750年,随着他的《美学》专著出版,美学作为一门独立学科在哲学内部诞生。自鲍姆嘉通以后,德国古典哲学家们,从康德到黑格尔,在建立他们的哲学体系时,几乎无一例外地将美学单列一科,作为其中相对独立的一个组成部分。这也意味着美学作为一种认识论,首先是在哲学范畴内产生的。

3. 整合、离析、独立的美学期　人类的审美实践及其成果虽然丰富多样,但艺术却集中地体现着人类特有的审美实践方式,是审美成果的典型代表。中国也有不少的"乐论""诗论""画论""文论""书论"等艺术论述,还有大量的"评点式""注疏式"的批评,美学思想均蕴含其中,与艺术研究、艺术批评相杂糅。在中西方的所有这些著作中,可以说是以艺术的研究和批评为主,而以美学的阐释为辅,美学没有任何作为学科意义上的独立性。只是在哲学以它高度的理性思维把艺术作为它的研究对象之后,美学作为"艺术哲学"才同艺术的一般研究和批评区别开来,获得了学科意义上的独立性。

由以上可以看出,美学学科的产生和形成经历了一个由零散到整合、由混杂到离析、由附庸到独立的历史过程,并且在这个过程中,除主要的三个方面外,还有其他多种因素参与其中,如科学技术和生产力的发展等。因此,美学作为一门新学科的诞生是有其自身规律的。正因为如此,它产生之后才能卓然自立并得以长足发展。

(二)美学学科的发展

美学学科的发展首先体现为研究对象由单一到多样、研究范围由狭窄到宽阔的发展趋势。美学学科在诞生之初,研究对象基本上是艺术,范围也是有关艺术美的各个方面。后来随着人们审美实践的深入,美学的研究对象和研究范围逐步扩大到艺术之外的现实生活领域。别林斯基曾肯定了现实美,他说:"现实本身就是美的"。而车尔尼雪夫斯基则直截了当地提出了"美是生活"的著名命题。美学的研究对象和范围不仅仅局限在艺术性上,而且延伸至现实领域。

20世纪以来,随着科学技术的进步和应用美学的兴起,其对象和范围已扩大到人类生活的各个方面,美学学科内容日益多样化、丰富化。德国哲学家、实验美学的创立者费希纳首先把实验的方法运用于美学,此后,西方美学界普遍采用自然科学和心理学的方法,对美学进行实验的、实证的研究。形成了与多学科相交叉的交叉学科如哲学美学、心理美学、文艺美学、社会美学、伦理美学等,促进了美学学科的不断发展,使其美学理论得以进一步的加强和深化。而且,从美学基础理论到应用学科,本身就是美学学科的发展。

四、美育

"美育"又称审美教育或美感教育。西方早在古希腊时期,在城邦保卫者的教育中就有艺术教育的内容。我国在春秋时期也十分重视"诗教"与"乐教"。但明确提出"美育"这一概念并加以系统论述的则是18世纪德国伟大的诗人、剧作家、美学家席勒,其作品《美育书简》中对美育有系统阐述。20世纪初,王国维、蔡元培等人将这一概念连同西方美育思想一并引入中国。美育是人类通向美的境界的阶梯,是一种以美学理论为基础,以艺术教育、情感教育为手段,通过美的事物的熏陶和感染,培养受教育者鉴赏美、接受美、创造美的能力,从而达到提高审美修养,形成审美态度,学会审美生存,培养完整人格,提升人生境的一种教育。

(一)美育的特点

1. 形象性 美育的形象性是由美的形象性所决定的。美是直接的感知,是对那种浮现在眼前的形象的直觉把握。美育之所以具有形象性的特点,就在于美感对象本身具有形象性,是有生命力的。例如,大自然中的高山流水,苍松翠柏;文学中的唐诗宋词;绘画中的万马奔腾、蒙娜丽莎等均以生动、多彩多姿的美的形象,唤起人们的审美情趣,从而实现审美教育的目的。

2. 情感性 席勒表示,审美是形成完美人格的动力环节,而情感体验又是审美的核心和关键。美育与智育、德育不同,美育需要欣赏者与审美对象之间产生情感共鸣,进行情感之间的交流,从而达到陶冶心灵的目的。人们在感受大自然美丽风光中陶冶情操、修身养性,从而完成和谐健全人格的建构,最终提升人生境界。如组织踏青活动,加强情感沟通,提升团队的凝聚力。

3. 愉悦性 中国有句古话"兴趣是最好的老师"。审美教育可以给人带来感官上的享受,会产生愉悦感,使身心得到放松,乐于接受外部信息和主动汲取信息。如护理教师仪表、着装及对教学课程的精心设计、教学环节情景观摩等,穿插美学成分,以提高学生的学习兴趣,使学生在寓教于乐中接受新知识。

(二)美育的意义

1. 有助于塑造完美的人格 完美的人格,即人的德、智、体、美的全面发展,在培养自由全面发展的学生的过程中,虽然德育、智育、体育和美育都不可缺少,但美育却有其他教育不能相比的优越性。只有会欣赏美、爱美的人才会热爱生活,用心感受这个世界的美好。

2. 有助于培养欣赏美和创造美的能力 欣赏美、创造美的能力的提高,关键在于人感官的发达及对形式感觉的敏锐。例如,懂得音乐的耳朵,只有在音乐欣赏中才能得到培养和形成;懂得欣赏形式美的眼睛,也只有在观看艺术作品或现实中各种美的形式过程中才能发展起来,也就是说,只有在美的欣赏中,才能培养人们感受美的感官,进而提高欣赏美和创造美的能力。

3.有助于陶冶情操、促进精神文明建设　美育主要是通过艺术形象和审美形式对大众进行情感上的感染,从而使观者的情感得到升华。2017 年 5 月 10 日,一张照片刷爆微博,在北京某地铁口,一位萌娃自觉站在排队候车的军人后面,被广大网友称为"榜样的力量"。这张照片带来的震撼远比口头上所讲的智育和德育更具有说服力。

第二节　美的形式和范畴

对于任何一个具体的美的事物来说,美的形式和美的内容都是处于相互依存、不可分割的一体化的关联之中。美的形式不但不能脱离美的具体内容,而且受具体内容的严格制约。

一、形式美的实质

形式美指构成事物的物质材料的自然属性(色彩、形状、线条、声音等)及其组合规律(对称、比例、节奏等)所呈现出来的审美特性,它是一种具有相对独立性的审美对象。形式美的构成因素一般划分为两大部分:一部分是构成形式美的物质材料;一部分是构成形式美的物质材料之间的组合规律,或称构成规律、形式美法则。

(一)形式美的产生

形式美不是自然形成的,由美的形式演变为一种规范化的形式,是人类在漫长的劳动过程中,经过长期的实践积淀,逐渐形成的某种心理、观念、情绪等,是对自然的秩序、规则的掌握和应用,从而实现了与外界的合规律性与合目的性的统一,因而产生了最早的形式美和审美感受。如红色表示热情,直线表示刚直等。

(二)形式美的特性

1.民族性　不同国家、不同民族的生活环境、文化传统、心理因素等影响着其对形式美的选择。如元杂剧《西厢记》中的崔莺莺和英国莎士比亚戏剧《罗密欧与朱丽叶》中的朱丽叶,个性明显不同。同是追求婚姻自由的贵族女子,但她们在向自己的意中人表达爱情时,采用的方式却完全不同。朱丽叶大胆真挚,而莺莺却是委婉含蓄。

2.时代性　形式美的表现并不是一成不变的,它总是随着时代的变化而更新。如在音乐类上,从古典交响乐的一统天下,到爵士乐的风靡,再到个性鲜明的现代流行音乐的盛行,不难发现时代的烙印。再比如"燕瘦环肥""三寸金莲"等都说明美具有时代性。

二、形式美的构成要素

审美活动是人的一种高级情感认识活动,美是在视觉和听觉共同作用下产生的审美体验。因此,在客观世界中,与光和声相联系的因素(如点、线、面、体、色彩、声音)便在特定条件下具有审美意义,成为形式美的构成要素。

(一)形体

1.点　点是形式美的最基本要素。点是画面中面积最小的图形。点连续排列构成线,点的密集积聚构成面。点在空间中起着标明位置的作用,不同位置及形态及聚散变化都会引起人的不同

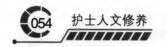

视觉感受。"万绿丛中一点红",红就显得特别鲜艳。

点在空间的中心位置时,可产生扩张、集中感。较多数目、大小不等的点作渐变的排列可产生立体感和视错感;大小不同的点有秩序地排列可产生节奏韵律感。

2. 线　线是点移动的轨迹。线条有曲直、正斜、粗细、长短等多种形态,能唤起人不同的情绪。直线一般表示静态,具有简单明快、刚劲的特征,包括水平线、垂直线、斜线和折线等。例如,水平线平静安定,垂直线有挺拔、倔强之感。曲线一般表示动态,具有柔和、轻快、活泼、多样的特征。如曲线柔和圆润,抛物线有舒展、流动之感,不规则曲线充满了自由、奔放、杂乱等意味。

3. 面　线的移动行迹构成了面。面即平面形,可分为圆形、方形和三角形三大类。圆形或其类似形给人的感觉是柔软、圆润、温和、充实,富有弹性。方形或其类似形给人的感觉是方正、刚直、平实、安定、富有力度。

4. 体　体是点、线、面的有机结合,体由面移动、旋转而成。体的形态多样,可分为球体、方体和锥体,球形给人以柔和完美之感;方形则给人以刚直、方正之感。

(二)色彩

我们处在一个斑驳错综的色彩世界里。在光的照射下,各种物体吸收和反射光量的不同,展现了多姿的色彩。人类的视觉系统能够分辨的颜色有200万~800万种。

1. 色彩三元素　色彩的三元素指的是色相、明度和纯度。

(1)色相:指色彩的相貌,是色彩间互相区别的最基本的特征。例如青、赤、黄等都是不同的色相。色相取决于波长,波长不同,色相就不同。在可见光中,波长越长的色光,越容易被人们感知。在色谱"赤、橙、黄、绿、青、蓝、紫"中波长由长逐渐变短,波长最短的是紫色,波长最长的是赤色(红色),所以具有警示作用的标识,都被设计成醒目的大红色。如十字路口停车指示灯、刹车尾灯。

(2)明度:表示色彩的明暗程度或亮度。只要有色彩,就一定有明度,明度是有彩色和无彩色唯一共有的属性。色彩的明度具有如下两层含义:一是不同的色相具有不同的明度,如光谱中,黄色的明度最高,而紫色明度最低;二是同一色相也可具有不同明度,这意味着,明度高,就是往这一色相中加白,反之则加黑。

(3)纯度:色彩的饱和程度。红、黄、蓝三原色是纯度最高的色彩。调和次数及种类越多的颜色纯度越低。未经调和的颜色纯度最高(如光谱中的纯色),无彩色是纯度最低的色,因它不具有色彩倾向;同时,在未经调和的纯色中,不同色相的饱和度原本也不一致,如:纯红就比纯紫色更加饱和。

2. 色彩的感觉　人类在长期的生活实践中,不断接触不同色彩的物体,并且往往需要借助色彩去识别物体、制造用品、传递信息、交流感情,从而逐渐使色彩具有了一定的生活意义和情感意味。

(1)色彩的冷暖感:色彩本身是无温度差别的,眼睛对于色彩冷暖的判断主要依赖人们的生活经验对色彩的印象和心理联想。红、橙、黄让人联想到炉火、太阳、热血,因而是暖感的;而青、蓝、白则会让人联想到海洋、冰水,具有一定的寒冷感。其中橙色被认为是色相环中的最暖色,而蓝色则是色相环中的最冷色。

(2)色彩的轻重感:主要与色彩的明度有关,浅色调具有轻盈柔软之感,重色调则具有压力重量感,如黑、红、棕给人以重的感觉,白、绿、紫给人以轻的感觉。因此,要想让色调变轻,可以通过加白来提高明度,反之,加黑则降低明度。

(3)色彩的进退、缩张感:浅色背景上的深色有收缩和后退之势,深色背景上的浅色有扩张和前进之势。法国国旗由蓝、白、红3种颜色组成,最初3种颜色的宽窄是相同的,可总让人感觉蓝宽、红窄,经过后来的调整,蓝、白、红之比为30:33:37,目视就匀称了。

(4)色彩的动静感:红、橙给人以动荡的感觉,称为动色。青、紫给人以静止的感觉,称为静色。

现代医院建筑装饰的一个显著变化是不再全是白色,而是根据各病种、各科室的不同,采用不同的颜色。如手术室采用绿色,妇产科以紫色调为主,儿科病区采用大地、海洋、森林等自然色彩格调。

(三)声音

自然界存在着各种各样的声音:鸟鸣虫吟,虎啸马嘶。人类社会也离不开声音,喜、怒、哀、惧都可以借助声音表达出来。

声音可以分为乐音和噪声两种。乐音是发声体有规律地振动所产生的复合音。良好的乐音组合显得纯正清晰,和谐有序,悦耳动听。音乐使用的主要是乐音。倾听音乐可以缓解紧张、减轻疲劳,获得生理和心理上的轻松感。噪声是发声体无规律的振动所产生的复合音。持续的噪声会让人感觉嘈杂混乱,烦躁不安,甚至造成噪声污染。如长时间暴露在噪声中会使人精神紧张、血压升高、心率增快、头昏、头痛,甚至突发耳聋。在护理工作中应尽量减少噪声的产生,做到"四轻",即走路轻、说话轻、操作轻、关门轻,为患者提供安静的休养环境。

三、形式美的组合规律

(一)整齐与参差

整齐是指各种形式材料按照大致相同的方式排列而形成的单纯及反复,是最简单的形式美。特点是一致、重复和连续,不包含差异和对立。整齐能给人以单纯、明朗的印象和整齐划一的秩序感,甚至一种磅礴的气势。大体上可以分为静态整齐和动态整齐两种类型。如文件柜中大小、标识统一的资料盒,国庆阅兵仪式中整齐的队形。

参差是指各种形式材料的组合错综复杂。参差追求的是多样的协调,而不是简单的重复。如《蜀道难》的诗句有着奇妙的参差美,全诗49句,3到11字不等,如果把每句话视为一座山峰,把《蜀道难》竖排来看,就是连绵而高峻的蜀山。

(二)对称与均衡

对称指形式各要素在上下、前后、左右的相同或均等。对称能给人以稳定、有序、庄重、静谧之感,还可以突出中心。对称在生活中随处可见,如人的五官、鸟的羽翼、建筑结构等。均衡指对应双方等量不等行,即双方形式上虽不一定对称,但在视觉上是平等的。古希腊的雕塑家波利克利特在《法规》一文中提到,人最优美的站立姿势应为把身体的重心落在一条腿上,让另一条腿放松,这样整个身体就自然而然地形成了"S"形。青铜雕塑《马踏飞燕》更是均衡的杰出范例。

(三)比例与匀称

比例是"关系的规律",指事物的形式因素在局部与局部、局部与整体之间恰当的数量关系。比例问题早已被人们重视,我国古代人物画有所谓"立七坐五跪四蹲三""三庭五眼"之说,木工关于"周三径一,方五斜七"的口诀。西方还有著名的"黄金分割率"。

(四)调和与对比

调和是在事物的整体结构中,差异不大的因素相互联系、趋向一致的状态。调和能给人以柔和、平缓、宁静、优雅、协调之感。调和中也有变化,但不是突变而是渐变。在色环上处于相邻的位置,并列起来就形成调和,如色彩中的红与橙、橙与黄等;在色环上位置越远,反差越强烈越会形成对比,产生鲜明、醒目、振奋的感受,如北京故宫的建筑物,以红、黄、蓝为主色,紫、绿为补色,形成了强烈的对比。

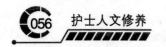

（五）节奏与韵律

节奏是指事物运动过程中力的强弱变化有规律的组合并有序地连续出现。音乐最重视节奏,音乐节奏最简单最基本的表达方式是节拍,像人们熟悉的2/4拍、3/4拍等,都能以其不同的时值和强弱组合构成不同的节奏。中国的佛塔、塔身和塔檐一层层不断上升,然后逐渐收缩,节奏感相当鲜明。韵律是节奏的变幻和丰富,在节奏的基础上赋予一定的情趣、神韵等感情色彩就形成了韵律。

（六）多样与统一

多样与统一是形式美规律的最高形态。多样是指整体各部分在形式上的差异性与对立性,体现构成部分的个性特点。统一是指整体各部分在形式上的某些相同性或联系,体现构成部分之间的共性。只有多样而无统一,就会使人感到支离破碎,杂乱无章;只有统一而无多样,就会使人感到单调呆板,枯燥无味。只有两方面有机结合,才会使人感到既丰富又单纯,既活泼又稳重。如合唱就要求单一声部音的高度统一,各声部之间旋律变换,在指挥的统一调度下,使演唱达到气势磅礴、浑然一体的境界。

四、美的范畴

美的范畴是美的本质的具体展开和不同形态的表现,是人们对于美的现象、形态的认识和把握,主要包括优美、崇高、悲剧和喜剧。

（一）优美

优美是美的一种常见形态,是人类在实践活动中最先发现的客观事物的审美属性。优美具有小巧、柔和、协调、均衡的静态美。《米诺的阿夫洛底忒(维纳斯)》神像以及少女雕像柔美的曲线,目光温柔娴雅。这些被后人称为优美的象征。在我国诗词艺术中这种优美的表现更是不胜枚举,"采菊东篱下,悠然见南山""明月松间照,清泉石上流"等。

优美的特征:①一般小而轻巧,具有玲珑、秀雅之美。②外观形式与真、善、美的内容相互协调,具有和谐美。③处于相对静止、单纯的状态,体现出静态的优美。④符合对称与均衡、比例与匀称、节奏与韵律等形式美法则,具有一种柔畅之美。

（二）崇高

首次出现于古罗马朗吉弩斯的《论崇高》一文中。他认为崇高是"伟大心灵的回声"。其通过庄严的主题,提升人们灵魂的高度,能"产生一种激昂慷慨的喜悦,充满了快乐与自豪"。崇高真正成为独立的审美范畴是由英国著名政治家博克完成的。在中国的古典美学中,先人所倡导的"大"或"大美"等"阳刚美"与西方美学中的崇高是相近的。如樊建川辞去市长职务"捡破烂",建成建川博物馆上交国家的崇高壮举,让人钦佩。

崇高的美学特征:①一般大而强,气势磅礴,具有雄伟、博大之美。②体现主体与客体之间的尖锐对立或严重冲突,具有阳刚之美。③处于疾速的、奔腾的状态,体现出动态的崇高美。④有意突破或违背对称、均衡、节奏等形式美法则,激发起一种独特的审美快感。

（三）悲剧

1. 悲剧的本质　鲁迅先生说:"悲剧是把人生有价值的东西毁灭给人看,喜剧是把人生无价值的东西撕破给人看。"悲剧是现实中美与丑的激烈的矛盾冲突之后,丑暂时性地压倒了美,美遭到了毁灭,但在精神上却引起了人们的同情、怜悯和激愤之情,展示出斗争的艰巨性,实践主体的顽强性及美必胜丑的历史必然性,使人们的心灵得以净化,精神得以提升,获得美的陶冶和享受。如法国著名作家亚历山大·小仲马的《茶花女》,揭露了法国王朝上流社会的糜烂生活,对贵族资产阶级的虚伪道德提出了血泪控诉。

2.悲剧的美学特征　①在激烈的社会冲突中得以表现。②悲剧性对象是有价值的生命。③悲剧性的结局是在否定中肯定有价值的生命。

(四)喜剧

1.喜剧的本质　喜剧用夸张手法讽刺和嘲笑丑恶、落后的现象,突出这种现象本身的矛盾和它与健康事物的冲突。喜剧的本质是以笑为手段,在美与丑的矛盾冲突中,通过表现对象的内容与形式、本质与现象的矛盾倒错所引起的不合情理而引人发笑,引导人们否定丑,肯定美,直接或间接地肯定人的本质力量,给人精神上的满足,并从中获得某种审美享受。如莫里哀的喜剧《伪君子》讽刺那已经丧失任何实在内容的宗教崇拜。

2.喜剧的美学特征　①以滑稽可笑的表现形式展示丑恶、落后。②喜剧的对象是无价值的东西。③喜剧的结局是把假象撕破,予以讽刺,最终是美战胜丑。

第三节　美的基本形态

世间万物各有各的美。总的来说,美的事物、现象一般可以分为自然美、社会美、艺术美和科学美4种形态。

一、自然美

自然美是客观世界中自然事物和自然现象作为审美对象而形成的美,自然美是自然的人化这一历史进程的结果。

(一)自然美的分类

自然界之所以有美,归根结底是社会的产物、历史的结果,是自然与人类社会生活的客观历史的联系。自然对象在人类社会生活中的作用、地位、意义、价值,是产生自然美的必要前提。自然风光、园林、盆景等都属于自然审美的范畴,欣赏自然美要掌握一定的技巧。自然美可以分为形式美与内涵美。

1.自然物的形式美　指自然物中天然契合人的感官的结构阈值,令感官感到适宜、快乐的那部分对象的形式,如迷人的形状、悦目的色彩、沁鼻的芳香。

2.自然物的内涵美　表现为观赏者某种积极的、美好的主观意蕴的寄托,或表现为对自然物本身应当承担的客观目的的肯定。比如寂静的月夜、雄伟的大海一类"感发心情和契合心情"的自然美,这里的意蕴并不属于对象本身,而属于所唤起的心情赋予景色的内涵。

(二)自然美的特征

1.丰富性与天然性　自然美是现实美当中数量最多、分布最广、品种最繁的一种美,涵盖日月星辰、山川湖泊、飞禽走兽、树木花草等的天然景观,千姿百态,变幻莫测。

2.变异性与多面性　自然美的变异性表现在同一个物体在不同的时期,不同的环境所展现出的不一样的美。例如一朵花,从发芽到花苞再到完全开放,一样的物体,在不同的时期看到的却是不一样的景色,这就是自然美的变异性。自然美的多面性与审美主体所处的位置、环境及当时的心境等有关,如诗句"横看成岭侧成峰,远近高低各不同"就完美显现了自然美的多面性。

3. 喻义与象征性　梅兰竹菊被称为"花中四君子",梅兰竹菊所代表的品质为傲、幽、坚、淡。梅、兰、竹、菊占尽春、夏、秋、冬,中国文人称其为"四君子":梅高洁傲岸、兰幽雅空灵、竹虚心有节、菊冷艳清贞,正表现文人对时间秩序和生命意义的感悟。这就是喻义与象征性的表现。

4. 重在形式美　审美对象都是内容与形式的统一体,但是自然美的一个突出的特点是形式美占有突出的地位。在欣赏自然物的过程中,首先被人体感官感知到的就是它的形式美,例如海南的五指山,首先进入人体感官的就是5个手指样的山峰形体。因此,自然美重在形式美。

(三)自然美的欣赏

自然美的欣赏方式:①善于选择最佳的自然时空与观景角度,在自然美中发现诗情画意。②把自然景观同人文景观结合起来,把自然美欣赏同艺术美欣赏融为一体。③充分展开自由联想和想象,使自然美融进浓郁的情感色彩。

二、社 会 美

社会美是社会实践产物最直接的美的存在形式,是美的本质的最直接展现。社会美指的是那些包含着社会发展本质规律,体现人们理想愿望,并能给人以精神愉悦的社会生活现象,包括劳动美、人际关系美和人之美等,其中人之美是社会美的核心。

(一)社会美的特征

1. 一切以人为中心,具有社会实践性　社会美根源于社会实践,它存在于人的生产劳动、社会斗争和人际交往等社会实践中,并受社会实践诸多因素及条件的影响和制约。在各种社会实践中,人们按照社会规律和人类自由创造的本质力量,创建各种形态的社会美如语言、思想、行为美,以及人与人之间的社会关系美,以满足人们的物质和精神需要。

2. 内容重于形式,美同"真""善"密切联系　任何称之为社会美的事物都有明确的社会内容,其内容是感染和熏陶人类的灵魂和精髓。各种人与物的外部形态和形式只是表达社会美丰富内容的桥梁和媒介,人们通过这些人和物的表现形式及外部形态领悟、欣赏社会美。因此,在社会美中起决定作用的是内容,而不是形式。女孩跪地施救溺水老人被称为"最美女孩"。新冠疫情期间,负重前行守护人民健康的医护人员被称为"最美逆行者"。

3. 突出实用功能,具有明显的功利目的　社会美具有明显的功利目的,是指人类实践活动的目的、过程和结果具有对社会有益的特性,能促进社会的发展与进步。社会美始终与社会功利交融在一起,表现为精神的"实用"功利和物质的"实用"功利,并以物质实用功利为主。一件劳动产品,首先以产品的物质功利为前提且具有实用价值,能满足人们的某种实用目的,最简单的例子就是"桌子、凳子"。

(二)社会美的表现

1. 劳动美　可以分为劳动环境的美、劳动过程美和劳动产品美。例如,护士在医院工作期间,护士站与病室的美就是劳动环境的美;在护理操作中,护士动作的轻柔、语言的亲切就是劳动过程美;操作成功、患者满意就是劳动产品美。

2. 生活美　生活中的美时时、处处可见。生活美包括生活的各个方面,譬如服饰美、居室美、饮食美等。艺术家罗丹曾说过一句名言:"生活中不是缺少美,而是缺少发现美的眼睛。"引导学生去观察、去聆听,发现生活中点滴之美,去弘扬、去传播。

3. **人之美** 可归纳为人的外在美和人的内在美。外在美是指人的容貌、形体、行为、语言、举止等外观形态的美,它是对容貌美、形体美、行为美、语言美等人的外在表现形式美的总称;内在美是指人的内心世界的美,是人的思想、品德、情操、性格、智慧、才识等内在素质的具体体现。著名作家雨果说过:"世界上最广阔的是海洋,比海洋更广阔的是天空,比天空更广阔的是人的心灵。"内在美决定人的"美"与"丑",对人的美起决定作用。

三、艺术美

艺术美是由艺术家创造出来的。呈现于艺术作品中的美,是现实美在人类头脑中反映的产物,是艺术家在现实美的基础上经过选择、提炼、加工创造的结果,故艺术美是现实美的升华与结晶。真正的艺术是一定能创造出美,并对人们具有美学欣赏价值的。所以,艺术美是艺术特有的美学属性。

(一)艺术美的特征

艺术美不是自然界和社会生活中原始形态的美,而是艺术家根据其美学观念、美学理想、美学情趣创造出来的美。所以具有一定的主观性。但艺术来源于现实生活,艺术美也是以现实生活中的自然美和社会美为其来源的。艺术美作为美的一个存在领域,具有美的一般特征,但与自然美、社会美相比,又有其独特的美学特征。

1. **具有典型性** 艺术内容的典型性,要求艺术家善于借有鲜明个性特征的事物形象反映出同类事物普遍的共性,反映出生活的本质及其规律性。例如鲁迅作品《祝福》中的祥林嫂。文中关于祥林嫂外貌的描述很经典地3次描写了她的脸色,特别是眼睛,把祥林嫂这个充满青春活力的少妇在封建礼教下,被迫害、被践踏、被愚弄、被鄙视,以致最后被旧社会所吞噬的悲惨一生淋漓尽致地表现出来。祥林嫂就是当时典型的旧中国劳动妇女。通过对祥林嫂的悲惨遭遇的描写,来表现当时旧社会对劳动人民的迫害。

2. **富有情感性** 艺术美是艺术家主观感受的体现,是主观情感与客观生活的和谐统一。艺术美之所以具有强烈的感染力,在很大程度上,都是由于体现着艺术家的强烈感情。《白杨礼赞》是现代作家茅盾以西北黄土高原上"参天耸立,不折不挠,对抗着西北风"的白杨树,来象征坚韧、勤劳的北方农民,歌颂他们在民族解放斗争中的朴实、坚强和力求上进的精神。

3. **寓于理想化** 艺术美有时为了突出一些东西,总会把其理想化,脱离现实。如《桃花源记》是陶渊明的代表作之一。文章以武陵渔人进出桃花源的行踪为线索,按时间先后顺序,把发现桃源、小住桃源、离开桃源、再寻桃源的曲折离奇的情节贯串起来,描绘了一个没有阶级,没有剥削,自给自足,和平恬静,人人自得其乐的理想社会。

4. **作品的永久性** 北宋画家张择端的《清明上河图》,一直流传到现在,它以长卷形式记录了北宋都城汴京,今河南开封的城市面貌和当时社会各阶层人民的生活状况,是北宋时期都城汴京当年繁荣的见证,也是北宋城市经济情况的写照。

(二)各类艺术的欣赏

1. **语言艺术欣赏** 语言艺术主要指的是以诗歌、散文、小说等为载体,它的美主要是借助语言塑造典型的艺术形象,反映生活及丰富的情感如琵琶行。

2. **听觉艺术欣赏** 音乐属于听觉艺术范畴,通过有组织的乐音来塑造艺术形象,以表达思想情感及反映现实生活。中国著名的古筝曲《高山流水》是伯牙与钟子期写的《高山》《流水》,在欣赏乐

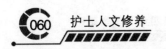

音时静下心感受那种"巍巍乎志在高山,潺潺乎志在流水"的宏伟气势。

3. **视觉艺术欣赏** 建筑、雕塑、绘画等均属造型艺术,但同时又归属于视觉艺术范畴。达芬奇的作品《蒙娜丽莎的微笑》一直有个未解之谜,就是不同的光线、位置下蒙娜丽莎所显现出来的微笑是不一样的。科学家们对于这个谜团的解答乐此不疲,这都是视觉艺术的欣赏带来的。

4. **表演艺术欣赏** 表演艺术是运用语言、音乐、动作、造型、道具等多种艺术手段来展现艺术形象与造型的一种艺术形式,主要有舞蹈、戏剧、歌剧等。北京卫视有一档节目是《传承者之中国意象》,国内首档传统文化展示真人秀,凸显传统文化的厚重与地位。欣赏这档节目的内容就是表演艺术欣赏。

四、科学美

科学美是美的一种高级形式,是审美者的科学素养、审美水平达到较高层次,理论思维与审美意识交融、渗透时才能产生的一种美。科学美包括理论美与实验美,通常以理论美为主。科学美不是自然中的形象和景致之美,而是人类在探索、发现自然规律的过程中所创造的成果或形式。物理学家爱因斯坦就称"科学美"为"思想领域最高的神韵",是科学家心灵和智慧创造的结晶。

(一)科学美的特征

1. **真理性** 科学的真理性来源于科学的宗旨,科学的宗旨是揭示事物的本质属性和发展规律。科学具有真理性,所以科学美也具有真理性。

2. **简洁性** 来自科学理论的简洁性特征。这种简洁性要求科学家在科学研究过程中,从繁杂的自然现象中筛选、提炼,概括出简明的理论和规律。

3. **和谐性** "美是和谐"的观点是古希腊美学家毕达哥拉斯所提出的,他用这个观点解释了宇宙的构成和宇宙的美。在科学美感中,和谐性是表现最为广泛的特征。

4. **对称性** 几何图形中,圆形具有最高的对称性。在科学美中,对称给人一种和谐的美感,同时对称也是系统功能上的需要,人体眼耳的对称正是如此。

(二)科学美的鉴赏

科学美的鉴赏力是指一个人对科学美的感受、理解、评判和审视能力。不同的人在浏览大自然这本"巨著"时能产生不同的情绪,并能发现很多独具特色的不同的美的景物。何故?这是因为不同的浏览者所具备的对大自然的鉴赏力各异。美蕴含在一切自然现象中,蕴含在科学理论形成过程和理论阐释的形式中,要真正欣赏这种美,需要科学鉴赏力。

科学鉴赏力的培养与形成应具备以下条件:①有对科学美的兴趣、好奇和追求的激情;②有一定的科学实践和对科学理论的审美实践;③具有一定的审美习惯;④具有比较鉴别能力,对物质世界进行思考,提高科学美的鉴赏力。

第四节 护士的审美素质

护理工作中饱含着美的韵律,新世纪的护士应拥有一双发现美的眼睛。所以,培养护士的审美素质,提高其对美的感知、鉴赏和创造能力,对护士完善自我,塑造内在美和外在美兼备的良好护士形象具有重要意义。

一、护士的审美修养

审美修养是指个体按照一定时代、社会的审美价值取向,自觉进行的性情、心性的自我锻炼、培养、陶冶、塑造、提高的行为活动,以及通过这些行为活动所形成的或达到的审美能力和审美境界。

护士审美修养是指护士通过对美学理论的学习,在护理实践中自觉地进行自我锻炼、自我培养、自我陶冶所取得的感受美、鉴赏美、创造美的能力和品质。护士面对不同的患者,尤其是经受病痛、情绪波动、处在危险中的生命时,其审美修养必须符合护理专业的审美特点与发展规律,需要不断去探索、去发展。

(一)护理审美修养的意义

随着医学模式的转变,生物-心理-社会医学模式的建立与整体护理的提出,护士的审美修养已成为评价当代护士素质的重要指标。此外,护理审美修养有助于护理专业形象的塑造。"言为心声,行为心表",护士审美修养的提升为护士在护理工作中主动展示美感提供了先决条件,有助于取得患者的信任,建立良好的护患关系,营造和谐的护患氛围。

(二)护士审美修养的原则与方式

1. 护士审美修养的原则

(1)以道德修养为前提。道德修养是制约审美修养的主要因素,护士职业道德的基本要求是把患者的安全放在工作首位,一切以患者的利益为出发点,必须有敬业精神,要培养自己的职业兴趣,爱业乐业,尽职尽责,为患者提供优质的护理服务。新冠疫情期间,无数"最美逆行者"涌现,护士们以高度的责任感,不辱使命,赢得了广大群众的信赖和赞誉。

(2)以健康美为目标。健康是指人的身体、心理、社会、道德健康,是每个人追求的目标。作为履行"促进健康,预防疾病,恢复健康,减轻痛苦"职责的护士,应立足于人的健康美这项审美目标,帮助患者在认知上、心理上、形体上恢复与维持健康,修复患者病态的机体。这就需要护士掌握美学理论知识,提高审美意识,运用自己的审美感引导、影响患者,共同创造健康美的奇迹。

(3)以内在美与外在美的统一为条件。护士的内在美即心灵美,是思想、品德、情操在现实修炼过程中的升华。护士的外在美包含仪表、语言、行为美等,内在美与外在美是护士审美修养的两个重要方面。护士是护理活动的主体,与患者的接触最密切,护士发自内心的关怀体贴及外在恰如其分的言谈举止,形成自身的职业修养美,对患者的积极影响是巨大的。它可以唤起患者的美感,增进护患之间的感情,赢得患者的信赖,帮助其树立战胜疾病的决心。因此,内在美与外在美协调统一,是护士应具备的基本条件。

2. 护士审美修养的方式 护士要自觉利用各种条件去感受美、欣赏美,并在实践中创造美,不断培养自身的审美修养,并应用于复杂的护理实践中,营造良好的人文环境,不断创造拯救生命、修复健康的护理艺术之美。一般可分为审美观照活动(审美理论教育)与审美实践活动。

(1)审美观照活动:"观照"一词原意为注视、沉思、期望。审美观照引申为以一种视觉直观的方式,对于具有表象形式的客体进行意向性的投射,从而生成具有审美价值的意象。审美观照是人的主客体关系的一种特殊方式,是主体进入审美过程、审美情境的最重要、最关键的阶段。主体在主动的凝神注目之中,与对象形成了物我两忘的情境,产生了审美愉悦。审美观照活动主要包括3种。①课堂教学陶冶:改变传统的灌输式教学,创新教学内容,并运用现代化教学技术手段展示自然美、社会性、艺术美等,引导学生主动欣赏。②分组讨论启发:比如提前布置服装色彩、样式搭配作业,每组服装色彩、样式不同,由学生根据组合规律完成作业,再进行相互评价,以培养学生的团结

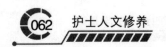

协作和审美能力。③观看艺术作品:有选择性地向学生推荐美学方面的文学作品和电影、电视等,抽时间观看,分享观后感。

(2)审美实践活动:是人们有目的地欣赏美、创造美的行为及其过程,包括人类历时性的和个体共时性的实践,是人的社会实践的组成部分。德国黑格尔在《美学讲演录》中首先论述了"审美实践",认为人同自然界结成了"实践的关系",人要在改变外在事物和环境的实践中"来实现他的目的";通过审美实践,"人把他的环境人化了""而且就在实践过程中认识他自己",在自己实践的成果中"复现""证实"自己,形成了具有能动性的审美意识,创造了美和艺术。审美实践是马克思主义美学的基本观点之一。审美实践活动主要包括3种。①生活实践中培养审美修养:有目的地观察和体验人们的衣食住行,养成善于捕获生活中的美,在感受美的生活中,培养护士正确的审美观。②课外活动提高审美修养:学生每天在校园上课,但多数并不留心观察,可以让学生主动观察校园自然景观,使其在亲身体验中发现美,有助于激发学生的审美兴趣,提高审美修养。③临床实践中加强审美修养:审美修养是主动探索和认识美的过程。护士可在各项护理活动中提升审美修养,发掘美并创造美。比如,护士在病房环境布置上,做到物品定置摆放、方便、实用、温馨,使患者在舒适、优美的护理环境中接受治疗。

二、护理审美评价

审美评价是审美主体从自己的审美经验、审美情感和审美需要出发,以一定的审美标准为尺度,对审美对象所做的鉴赏、阐释和评价,是一种丰富而复杂的心理活动过程。审美评价是对审美对象、审美价值的主观关系的表现。审美价值指审美对象本身具有的价值性,包括审美对象的感性现实与其社会意义,即审美的自然方面和对社会与人的客观意义。审美评价不能创造出审美价值,但是审美价值却必定要通过评价才能被认识。护理审美评价是人们依据一定的审美标准,对护理活动的审美价值,包括美与丑,以及美丑程度所做的一种判断。护理审美评价是评定护理艺术的方式,也是推动护理艺术不断发展的动力。

(一)护理审美评价的作用与原则

1. 护理审美评价的作用　护理工作是一门精湛的艺术。护理审美评价具有沟通与调节,激励与导向的重要作用。

(1)沟通与调节:护理审美评价在美的欣赏者与创造者之间架起对话与沟通的桥梁,通过反馈促进相互理解与协调,促进良好护患关系的建立。

(2)激励与导向:运用护理审美评价与反馈,发现和肯定审美创造中的积极因素,有助于引导正确的审美欣赏方向,从而激励护士不断追求审美创造的更高境界。护理审美评价的结果有助于管理人员判定审美活动开展状况,提高护理管理质量。

总之,护理审美评价是护理审美活动中不可缺少的基本环节,有助于护理艺术性的提高和护理质量的改善,对护理专业发展具有重要意义。

2. 护理审美评价的原则

(1)真善美相统一的原则:"真"是护理审美评价的前提;"善"是护理审美评价的基础;"美"是护理审美评价的尺度。"真"体现出护理活动的科学美;"善"表达了护理活动的社会美;"美"展现了护理活动的形式美。只有真、善、美三者的和谐统一才能达到护理美的最高境界。

(2)共同性与差异性相统一的原则:护理审美是一个复杂的审美过程,需引导护士在护理实践活动中运用美、创造美,尤其以社会认可的美的形式服务患者,达到赏心悦目的效果。同时,护士又面对不同的个体,在护理审美中具有一定差异性,需根据患者的健康需求、不同的病情特点,采取不同的护理方法,以满足不同个体的审美需要。只有共同性与差异性相统一才能得到完整的护理美。

(3)审美效果与护理效果相统一的原则:在护理工作中审美效果与护理效果密不可分,譬如在心肺复苏操作中,护理审美评价以简单、快速、有效为好;门诊分诊护士工作审美评价以候诊环境整洁、合理有序分诊等为标准。在护理实践活动中,只有秉持审美效果与护理效果相统一的原则,才能达到真正的护理美。

(二)护理审美评价的方式和实施

1. 护理审美评价的方式　护理审美评价是人们在了解美的本质及美感形成过程的基础上,对护理过程中美的评判。

(1)审美注意:是指人在审美过程中对于特定审美对象的指向和集中。美国心理学家指出:"注意是对情境中某些部分或方面有选择的集中。"巴甫洛夫告诫学生:"应当首先学会观察。不学会观察,你就永远当不了科学家。"从审美角度看,审美注意是审美活动的开端,是审美态度进入到审美经验的中间环节,并贯穿审美活动的全过程。在审美活动开始之前,往往需要先将视、听等感官指向和集中于审美对象,可以获得有目的、有组织的审美感知和审美经验,从而进行审美创造或产生审美愉快。护士在护理患者时,需有目的地观察患者的心理、生理及接受治疗护理中的反应,有针对性地采取恰当的护理措施。

(2)审美体验:是指客观事物的美带给审美评价者的切身感受,包括审美感知、审美理解、审美情感和审美想象等心理形式。

1)审美感知:是审美感觉和审美知觉的统称,是审美认知过程的两个方面。护士在护理审美活动中,需要关注审美主体、客体之间的理念、文化及情感差异,尽力找到共同点,营造融洽的审美环境,提升护患之间的审美体验。

2)审美理解:是人对客观事物的审美特征及其规律的领会与把握。在护理审美中,审美主体必须具备丰富的护理知识、娴熟的护理技能和良好的护理人文修养,才能在审美理解的过程中,透过客体外在的行为表现,体味内在的深层涵义,以达到此时无声胜有声的审美共识。

3)审美情感:是审美主体对审美客体产生的主观态度体验及心身变化。人非草木,孰能无情。护士的任何审美体验必定伴随情感的触动。因此,护士需不断学习心理学知识,了解不同客体的心理特点、家庭背景、学历层次等,掌握沟通技巧,产生移情效果。

4)审美想象:是审美主体通过对审美客体的认识,唤起以往记忆表象的审美心理活动,是审美评价中比较高级的心理形式。护理审美评价中较常使用的是类似联想和对比联想。类似联想是通过对审美对象的感知与回忆,引起与其在性质或形态上类似事物的回忆。如护士对新入院患者热情的接待、无微不至的照顾,提供方便、舒适的住院环境,使患者产生归属感。对比联想是指建立在两件事物完全相反的基础上,对本质特征相反或相互排斥的事物之间的联想。如一名护士容貌较好,但不善言谈,不知道如何与患者进行有效沟通,就会引起患者的不满,甚至冲突。因此,增加护士人文知识实践能力培养尤为重要。

(3)审美品位:是对"美"认识的宽度和深度的综合,也就是审美力。即对审美对象美的属性的剖析,对美的整体内涵的审视与反思。例如一名护士虽长相平平,但有丰富的临床经验,能够及时发现患者的潜在危险,耐心安慰,果断应对,就是一名有审美品位的好护士。

(4)审美评判:是在审美体验与审美品位的基础上,对客观事物的美丑所做的判定与评价,是感性的审美体验与理性的审美品位结合的过程,在对审美客体全面的感知、深入的体验,反复的品位中,做出符合审美实际的评价。常言道:日久见人心。就是一种综合的审美评判。

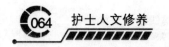

2. 护理审美评价的实施

(1)医院自然环境的审美评价:医院自然环境美主要体现在舒适安全的物理环境和温馨和谐的人文环境之中,使患者和医务人员感到身心愉悦。

(2)护理职业道德的审美评价:护理职业道德是护士在职业活动中应共同遵守的行为规范,护士应对需要帮助的、受病痛折磨的患者充满关爱之心。另外,高度的责任感和慎独精神也是护理职业道德的体现。

(3)护理形象的审美评价:护理形象美是护士的外在表现,可从端庄的仪表、得体的服饰和亲切的言行三方面进行评价。

(4)护理技能的审美评价:护理技能美是护理科学美与艺术美的有机结合,表现为护士严谨的工作作风,认真踏实的工作态度,在各项操作中规范轻柔,显示出轻松、舒展之美,并能通过护理干预有效减轻或解除患者的痛苦和心理压力。

第五节　护理工作中的美学应用

一、护士的职业形象美

著名的南开大学容止格言:"面必净,发必理,衣必整,钮必结;头容正,肩容宽,背容直。气象:勿傲、勿暴、勿怠,颜色:宜和、宜静、宜庄。"

(一)护士的仪容美

仪容通常指人的外观、外貌,重点指人的容貌,主要包括头部和面部。仪容美的具体含义有3层:①仪容自然美,即"清水出芙蓉,天然去雕饰";②仪容修饰美,即对仪容进行扬长避短的修饰;③仪容内在美,即培养出的高雅气质和美好心灵。仪容修饰的基本原则是美观、整洁、卫生和得体。

1. 头面部的修饰　头发要勤于梳洗,长短适中,发型得体,符合社会规范。女护士在工作时不宜长发披肩,必须梳辫挽髻。男护士不宜留鬓角,前发不过额,侧发不触耳,后发不触及领口。面部应保持清洁,适当画淡妆。在与患者交谈时,表情要真诚、亲切、友好,避免木讷、夸张和疲倦的表情。

2. 护士肢体修饰　肢体修饰包括手臂与腿部的修饰。护士应定期修剪指甲,不涂指甲油。在工作中严格做好手卫生,避免发生院内交叉感染。在正式场合着装得体,男护士忌穿短裤,女护士应穿长裤或裙子,腿、脚部要保持清洁。

3. 护士职业妆　护士根据自己的容貌特征,选择适宜的妆面可以展现护士端庄、沉着、稳重、大方的职业形象和美感。职业妆的基本程序包括7个步骤:①修眉、修面;②洁面、护肤;③上粉底;④画眼线,涂眼影,刷睫毛;⑤描眉;⑥画唇线,涂口红或唇膏;⑦上腮红;⑧整体检查。

(二)护士的服饰美

服饰是一个人的仪表中非常重要的一个组成部分。伟大的英国作家莎士比亚曾说,一个人的穿着打扮就是他教养、品味、地位的最真实的写照。

1. 着装的基本原则

（1）TPO 原则：TPO 即是时间（time）、地点（place）和目的（object）3 个因素，以获得和谐、得体的穿着效果。

（2）适应性原则：即服饰与年龄、肤色和体型相适应。如年轻人着装应富有生气，而中年人着装应高雅整洁。肤色偏暗的人应着明亮、浅色的服装如浅黄、奶白色，肤色偏黄的人宜选择蓝色或浅蓝色的服装。

（3）整体性原则：①恪守服装本身约定俗成的搭配，如穿西装时应配皮鞋，而不穿运动鞋、布鞋和凉鞋。②要使服饰各个部分相适应，力求展现整体之美。

（4）规范性原则：如女士穿裙子时，所穿丝袜的袜口应被裙子下摆所遮掩，不宜露于裙摆之外。

2. 护士的着装要求

（1）护士服：护士服的款式有连衣裙式和上、下装式（图 4-1）。护士服应保持清洁，被患者血液、体液、分泌物、排泄物等污染时要及时更换。尺寸适宜，衣长过膝，袖长过腕，如有腰带应熨平系好，领口、衣扣、袖扣须扣整齐，禁用胶布、别针代替衣扣。内衣的领边、袖边不宜露在工作服外面。不得穿工作服进出公共场所。

（2）鞋与袜：护士鞋应为软底、低帮、坡跟或平跟，具有防滑功能。鞋的颜色要与护士服装相协调，以白色、乳白色等浅色调为宜（图 4-2）。忌着深色或破损的袜子。

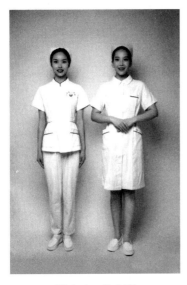

图 4-1　护士服

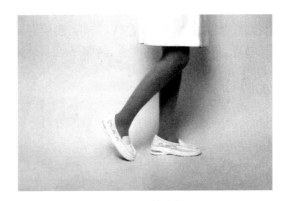

图 4-2　护士鞋

（3）护士帽：护士帽有圆帽和燕帽两种（图 4-3）。男护士一般佩戴圆帽，且圆帽适用于手术室、隔离病区等。戴圆帽时头发应全部纳入帽内，前不露刘海，后不露发髻。帽的边缝置于脑后，边缘整齐。燕帽适用于普通工作区，如普通病房和门诊的护士。戴燕帽时要求短发前不遮眉，后不搭肩，侧不掩耳；长发梳理整齐盘于脑后。燕帽应平整无折，戴正戴稳，高低适中，距离发际 3～5 cm。发夹应选择与头发或帽子相同的颜色并固定于帽后。

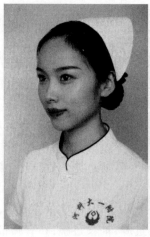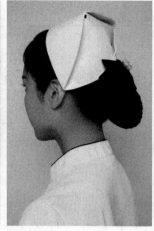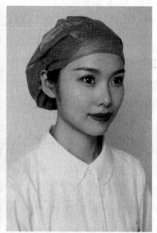

图4-3　护士燕帽和圆帽

（4）口罩：口罩要始终保持清洁、干燥；正确佩戴口罩，不应只用一只手捏鼻夹；戴上口罩后，不可用污染的手触摸口罩，脱口罩前后应洗手（图4-4）。

（5）饰物：护士上岗时不宜佩戴戒指、手链、脚链和耳环等，佩戴项链不宜外露。左胸前佩戴胸卡和挂表（儿科除外）。

（三）护士的体态美

1. 站姿　正确的站姿是头正颈直，目光平和，面带微笑，下颌微收，表情自然，挺胸收腹，两肩水平，外展放松，立腰提臀。女子双手贴于大腿两侧或相握于小腹前，两腿并拢，两脚呈"V"字形，脚尖距离10～15 cm，或呈"T"字形（图4-5）。男子两臂自然下垂，两脚平行，与肩同宽。

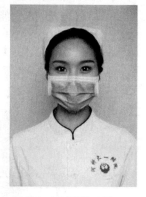

图4-4　佩戴口罩

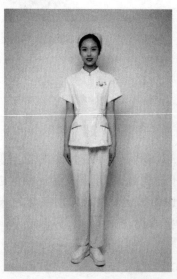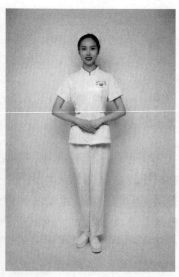

图4-5　护士站姿

2. 坐姿　正确的坐姿是上体保持站立时的姿势,右脚后移半步,单手或双手把护士服下端捋平,轻轻落座于椅子的前 1/2 或 2/3 处。女子双膝并拢,两足自然踏地,略内收,双手交叉放于两腿间或双手握拳交叉于腹前(图 4-6)。男子双膝略分开,双手分别放于两膝上。

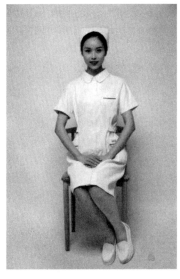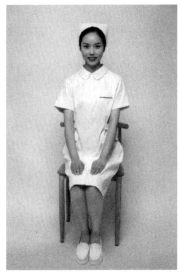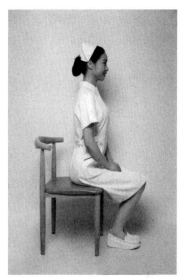

图 4-6　护士坐姿

3. 走姿　正确的走姿是目视前方,上体保持站立姿势,两臂自然前后摆动(15°~30°),步态轻盈,步幅均匀,步伐笔直(图 4-7)。

4. 蹲姿　如拾捡物品,可走到物品的后侧方,右脚后退半步,然后下蹲。下蹲时头和肩部同站姿,注意两腿紧靠,用后脚稳定重心,以脚蹲下(图 4-8)。

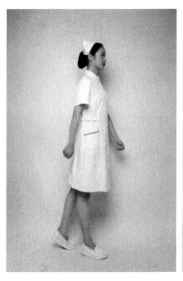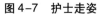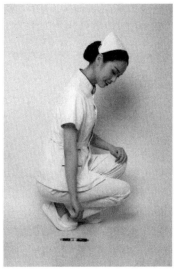

图 4-7　护士走姿　　　　图 4-8　护士蹲姿

5. 持物　包括持治疗盘、记录本和病历夹等(图 4-9)。持治疗盘时应双手托住治疗盘的底部及侧边,肘关节弯曲 90°,治疗盘距胸骨柄前方 10~15 cm,同时应夹紧肘关节。持记录本或病历夹

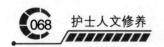
时,左手托住记录本或病历夹右缘上 1/3 或 1/2 处,放在侧胸上部 1/3 处,右手托住记录本或病历夹的右下角。

6.递接物品　递文件时应将文件的正面向着对方,双手递上。递笔和剪刀时,应把尖头部位朝自己(图4-10)。

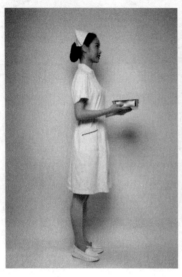
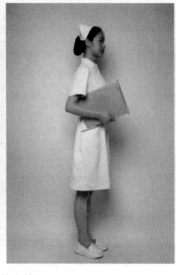
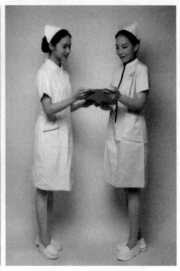

图4-9　护士持物　　　　　　　　　　　　图4-10　护士递接物品

7.引导患者　引导患者或指示方向时,手臂抬至一定高度,五指并拢,掌心向上,以肘部为轴,朝向目标方向伸出手臂(图4-11)。在说话过程中运用手势时,动作适度、自然大方,切忌指指点点、双手乱摸乱放、边谈话边用手挖耳朵、抓头皮、捋头发或挖鼻孔等。这样会使患者感到不适,从而引起反感甚至失去对护士的信任感。

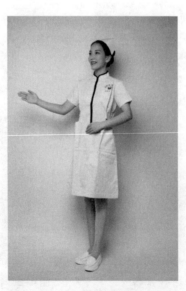

图4-11　护士引导、指示患者姿势

二、护士的职业人生美

(一)护士的职业道德美

职业道德是指人们在从事正当职业、履行职责的过程中,应当遵守的行为准则,职业道德是共产主义道德和一般社会道德在职业生活中的具体体现。护理职业道德是在一般社会道德的基础上,根据护理专业的性质、任务,以及护理岗位对人类健康所承担的社会义务和责任,对护理工作者提出的护理职业道德标准和护士行为规范。护士职业道德的基本内容如下。

1. **热爱本职,忠诚专业** 我国自古就有"乐业"之说。所谓"乐业"就是热爱自己的职业,从而在其中培养出一种强烈的事业心。凡职业都是有趣味的,护士能从自己的职业中寻找职业认同感,领略出趣味,工作和生活才有价值。

2. **体贴同情,和蔼可亲** 白居易说:"感人心者,莫先乎情。"护士在与患者及其家属交流沟通过程中,应具有同理心,从而使患者得到心理上的慰藉、情感上的愉悦,对患者的健康恢复具有积极作用。

3. **知识丰富,技能精湛** 医护人员所面对的是一次次的生死博弈,如某些疾病起病急、来势凶、病情变化快、突发情况多,而有些疾病起病隐匿、症状不典型,这就需要医护人员具备扎实的理论知识和丰富的临床经验,迅速做出相应的处理,抢救患者。

4. **情绪稳定,老练沉着** 护理人员应做好情绪控制,选择适当途径宣泄情绪,避免将不良情绪带到工作中。面对急、危、突发情况应沉着冷静,找寻紧急处理措施,保障患者安全。

(二)护士的情操美

情操是指人们在生活中所表现出来的行为方式的总称,亦称节操。构成情操美的品性元素主要有善良、友爱、同情、正义和勇敢等。

1. **善良** 《史记·乐书二》:"闻徵音,使人乐善而好施;闻羽音,使人整齐而好礼。"有一颗善良的心,给予需要帮助的人帮助,做一些力所能及的事。

2. **友爱** 友爱是涵盖万象的爱,是相互理解和信任,是相互支持和帮助,是在交往过程中自然流露的亲切情感。中华民族一直以来都崇尚与人为善,以和为贵。史料记载的安徽桐城六尺巷故事流传了几百年,意义深刻,就是说做人要和睦、包容忍让,平等待人。护士在工作中,要理解患者疾病康复的需求,给予帮助和支持,友爱对待患者。

3. **同情** 同情是指对他人的苦难、不幸会产生关怀、理解的情感反应。同情心是架起人与人之间沟通与理解的桥梁。在许多情境下,同情心不仅能帮助别人,而且也能使自我价值得以实现。

4. **正义** "富贵不能淫,贫贱不能移,威武不能屈,此之谓大丈夫。"正义的力量是强大的,它能唤醒人们的良知,唤醒社会的公共舆论,进而赢得普遍的人心。

5. **勇敢** 勇敢就是有勇气面对挑战,敢于挑战困难。真正勇敢的人是有智慧的人,勇敢不是莽撞、冒险蛮干和心血来潮,不是为了毫无价值的事做无谓的牺牲。勇敢就在我们身边,就在我们生活的每一天。如医护人员在自然灾害发生时奔赴在抢救伤员的第一线。

(三)护士的气质美

气质是指人相对稳定的个性特征、风格及气度的心理特点的结合,给人以只可意会不可言传的感觉。气质是一个人的精神状态、个性品质、文化修养、生活习惯、道德审美情趣等动态的综合呈现。人的气质作为稳定的心理特征,与遗传和后天社会特征有关。气质虽然具有先天性,但并不意味着它完全不会变化,在生活环境和教育的影响下,会发生一定程度的某些变化,重要的是来自于

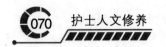

长期的卓有成效的德行和文化素养的积淀,即要在思想、品德、情操等内在品质的塑造中才能实现美的升华。

(四)护士的行为美

由于护理工作的特殊性,护士独处时间多,经常单独操作、单独值班。因此,要求护士养成良好的行为规范,具有慎独精神。无论在哪种状态下都要时刻保持护士的职业形象。

◀ 本章小结 ▶

本章阐述了美的本质特征、美的形式和基本范畴及美的基本形态和护士审美素质,分析护士审美修养、审美评价的意义,探讨塑造护士职业形象美及职业人生美在临床护理、护理管理和日常生活中的应用。护士通过学习提高对美的感知、鉴赏和创造能力,不断完善自我,塑造内在美和外在美兼备的良好护士形象,提升患者的就医体验。

思考题

1. 探讨护理专业如何体现社会美。用文字叙述一件社会美的事例及该事例对你的影响。
2. 谈谈你对塑造护士的气质美有哪些思考。

知识拓展

《谈美书简》是2006年人民文学出版社发行出版的图书,作者是我国现代美学的奠基人和开拓者之一,中国美学家、文艺理论家、教育家、翻译家朱光潜。该书是一部系统的美学著作,书中的13封信对怎样学习美学、马克思列宁主义美学体系,以及美感、典型、形象思维、创作方法等美学范畴,做了生动而详细的阐释。本书是朱光潜先生在82岁高龄时写就的"暮年心血"之作。它既是对作者漫长美学生涯和美学思想的一次回顾和整理,也是"给来信未复的朋友们",尤其是青年朋友们的一次回复。《谈美书简》不是一般的高头讲章,它采用书信体的形式,娓娓道来,亲切自然,将许多深奥的美学知识通俗化。朱光潜先生就青年朋友们普遍关心的美和美感、美的规律、美的范畴等一系列美学问题进行了深入的探讨,同时也对文学的审美特征、文学的创作规律及特点做了详尽的阐释,既是思想上的,又是方法上的,是初涉美学者学习美学知识的重要参考书籍。

(史素玲)

第五章　人际沟通

████ 本章导学 ████

【重点难点】

本章的重点是人际沟通的影响因素,非语言沟通的主要形式,护士语言沟通的技巧;难点是非语言沟通在临床护理中的应用及特殊情境下护士的沟通技巧。

【学习目标】

1. 阐述人际沟通、治疗性沟通的概念。

2. 说出人际沟通的特点、沟通的层次,非语言沟通的特点、作用及主要形式。

3. 列出人际沟通的影响因素。

4. 解释护士语言修养的要求。

5. 能够运用护士常用的语言沟通技巧及特殊医疗情境下的沟通技巧。

6. 根据人际沟通类型和特点,运用所学知识,践行用语言传递医学的温度。

引例

患者,张某,男,73岁,农民,因发热待查入院。张某年事已高,听力有所下降。收治入病房后医生开出次日清晨需抽血进行化验的化验单。护士针对抽血的注意事项向患者做了解释。责任护士小李今年刚毕业参加工作。

护士:大伯,您好!我是您的责任护士李丽,您可以叫我小李。请问,您是1床的张×吗?

张某:啊,什么事情?

护士:根据您的病情,医生开了化验单,明天要为您抽血做化验,请您今天晚饭后及明天早晨不要吃任何东西。我们明天早晨6点左右我会为您进行抽血,可以吗?

张某迷茫地看着护士,点点头。第二天清晨6点,护士来为其抽血,张某正在吃面包及牛奶。护士见状非常生气:"您怎么搞的,血还没抽,就吃早餐……"事后从张某家属那里得知,张某听力不佳,记忆力也差,根本没有听清护士的嘱咐。请思考:

1. 该案例中的治疗性沟通行为是否有效?分析其中的原因。

2. 如果参与沟通的护士是你,你会向该患者进行怎样的沟通?

第一节　人际沟通概述

沟通是建立人际关系的起点,是建立和改善人际关系的重要手段。沟通能力是护理专业教育的核心能力之一。医学模式转换后,沟通既是工作手段,也是重要的工作内容。德鲁克说:"一个人必须知道该说什么,一个人必须知道什么时候说,一个人必须知道对谁说,一个人必须知道怎么说。"

沟通的本意是指开沟而使两水相通,后来引申为信息的交流,主要指传递和接收信息。沟通包含以下几层含义:①沟通是信息的传递与共享;②沟通是对信息的准确接收,沟通的内容不但要被传递到,更要被准确地理解;③沟通是有意图地施加影响的过程,是一个双向、互动的反馈和理解过程,有效的沟通并不是沟通双方达成一致意见,而是准确地传达和理解信息的含义。

人际沟通是指人与人之间通过语言或非语言媒介传递和交流信息的过程。通过人际沟通,人们可以交流思想、沟通感情、传播知识。在人际沟通中人是主体,信息的传递是核心,双方的双向互动是有效沟通的保障,准确表达和理解信息是关键。正确掌握人际沟通的概念需要明确以下几点:①人际沟通中要求准确传达和理解各种信息;②人际沟通的目的是影响他人的认知和行为及建立一定的人际关系;③人际沟通是一个双向、互动的反馈和理解过程,传递和交换的主要内容是各自的意见、观点、思想、情感和愿望。

一、人际沟通的作用和特征

(一)人际沟通的作用

通过与他人的人际沟通,可以沟通信息,促进人际间的情感交流,增加个人安全感,维持正常的精神心理健康。同时了解他人对自己的态度及评价来认识自己,建立及协调人际关系,改变人的知识结构、态度及能力。

(二)人际沟通的特征

1.互动性　人际沟通是一个相互影响、相互作用的过程。不同于通信设备之间简单的信息往复,人际沟通的双方都不断地把自己对信息的理解反馈给对方,并积极关注对方的反馈,几乎同时充当信息发出者与接收者。护士在进行健康教育时,在传递知识的时候要注意患者的反馈。

2.目的性　人际沟通的目的是改变对方的态度和行为,是一个沟通者对另一个沟通者的心理作用的过程。人际沟通的双方都有着明确的目的,都有自己的动机、目的和立场,对自己发出的信息会产生何种反馈有所期许和判断。

3.符号共识　沟通双方要使用他们都熟悉的同种语言进行沟通。所以在临床工作中,护士的语言要通俗易懂,便于患者理解。

4.情景性　人际沟通总是在一定的交往情景下发生的,其效果受到诸多情景因素的制约,如时间、空间、自然条件、有无其他人在场等。

5.关系性　人际沟通过程不仅涉及沟通内容,也体现沟通双方的关系。一是表现为双方的情感,二是表现为谁是关系的控制者。

二、人际沟通的基本要素

人际沟通是一个动态、多维的复杂过程,包括6个基本要素:信息背景、信息发出者、信息接收者、信息、信息通道及反馈等(图5-1)。

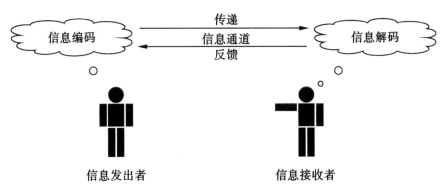

图5-1 人际沟通的过程

1. **信息背景** 引发个体进行沟通的刺激或理由,可能是清晰的,也可能是十分模糊的,包括各种生理、心理、精神或物质环境等因素。信息的产生常受信息发出者过去的经验、对目前环境的领会及对未来预测的影响,这些就是信息的背景因素。了解信息所代表的意思,不能只接受表面信息,必须考虑其背景因素。

2. **信息发出者** 是指发出信息的人,也称信息来源。在沟通中信息发出者是控制主动权的人。信息发出者将所要传递的信息转换成语言、文字、符号、表情或动作,实现信息符号化的过程即为编码。编码的过程要求信息发出者在充分理解自己想法的基础上,选择最为恰当的表达方式。该过程受到信息发出者的身份地位、关系情感、表达能力和沟通目的的影响。信息发出者必须选择所要发出的信息和所采用的系统与语言,并决定如何最有效地运用它们进行有效沟通。在护理工作中,护士作为信息发出者应该学会换位思考,站在患者的立场考虑沟通的方式,采用可能打动对方的沟通方式。无法控制背景和环境时,信息发出者可以想办法先去了解沟通的环境背景,以便有利运用。

3. **信息接收者** 指接收信息的人。信息接收的过程包括接收、解码和理解3个步骤。信息接收者首先要处于接收状态,然后将语言或非语言符号的信息进行翻译,变成可以理解的内容,最后根据个人的思维方式理解信息的内容。与信息发出者一样,接收者同样受到自身技能、态度、知识和社会文化系统的影响和限制。人们对接收信息的理解,会受到根据过去经验得出的假定、文化期待、愿望、需要、态度及其他心理因素的影响,称为选择性理解。选择性理解可以使不同的人对相同的信息产生不同的反应。在治疗性沟通或健康教育中,要考虑患者的背景因素,制定个体化的方案。在人际沟通中,信息发出者和接收者的角色是不断变换的。尤其是在治疗性沟通中,护士不仅是信息发出者,同时也是信息接收者。

4. **信息** 指信息发出者希望传达的思想、情感、意见和观点等,是沟通时传递和处理的信息内容,由语言和非语言符号组成。语言符号是语言中每一个词所表示的某一个特定的事物和思想,非语言符号则是沟通时使用的面部表情、手势、姿势、语调和外表等。像语言符号一样,各种表情、手势等非语言符号都有其特定的含义。如充满疑惑的表情表示对接收的信息没有理解。

信息主要包括内容、感情，不包括在内容里的信息和误导。首先，信息必须对于信息发出者和接收者都有意义。如果信息发出者认为他的信息没有意义，在被迫的情况下发出的信息不太可能有效，对于信息接收者没有意义的信息也不会被有效接收。其次，很少有信息不带感情色彩，沟通中蕴含着对人或者对事物的感情褒贬和态度差异，人们感受到的感情可以决定沟通是否有效。在护患沟通中，如果护士对患者态度生硬粗暴，会导致患者对护士的不信任甚至反感，会导致护理评估不全，影响进一步的治疗和护理。第三，有时候某些信息，本来应该讲却没有讲出的话，可能会比实际讲出的还要重要，所以沟通时要注意话外之音。第四，误导。沟通不一定总是正面的，有时候谎言，包括善意的或恶意的谎话都是常见而且重要的信息。

5. 信息通道　也称途径、渠道、媒介或通道，是指信息由一个人传递到另一个人所经过的渠道或手段，包括视觉、味觉、听觉、嗅觉和触觉等多种方式。完整的沟通媒介需要寻找、传送、贮存和取用信息的工具，口头交流时采取的口头语言就是沟通媒介。沟通渠道是否顺畅，直接影响信息传递与沟通的效果。人际沟通中，信息往往是通过多渠道传递的。一般来说，沟通者使用的渠道越多，对方越能更多、更快、更好地理解信息。1986 年美国护理专家 Rogers 实验结果表明，一个人能记住其所听到内容的 5%，记住其所读过内容的 10%，记住其所见过内容的 30%，记住其所讨论过内容的 50%，记住做过事情的 75%，记住其交给别人所做事情的 90%。护患沟通中，应尽可能运用多种信息传递途径。

6. 反馈　是发生在信息发出者和接收者相互间的反应，是接收者回应发出者的过程。反馈可以显示发出者的信息是否被接收者正确理解，是确定沟通是否有效的重要环节。信息发出后必然会引起信息接收者发生生理的、心理的、思想的、行为的改变反应，这些反应或改变又成为新的信息返回给信息发出者，只有发出者发出的信息和接收者接收到的信息一致时，沟通才有效。

三、人际沟通的种类

按照不同的标准，人际沟通有不同的种类。

(一)按沟通符号分类

1. 语言沟通　是以语言文字为媒介的一种准确、有效、广泛的沟通形式。

(1)口头语言沟通：又称交谈，通过借助于口头语言实现的沟通，比较亲切而具有弹性，反馈快而直接，沟通的方式灵活多样，可长可短、可深可浅，随时随地都可以进行，是日常生活中最常见的沟通方式。如交谈、开会、讨论、咨询、演讲等，可以是正式磋商，也可以是非正式聊天，可以有备而来，也可以即兴发挥。但沟通受到时间、空间和沟通双方自身条件的限制，且信息不易保留，即"空口无凭"。正式场合的沟通中则需"立字为证"，采取书面语言的沟通方式。

(2)书面语言沟通：是借助于书面、文字材料实现的沟通。特点是比较准确、详尽，不受时空的限制且容易保存。包括记录、书信、医疗文书、合同、协议、通知、广告等。

(3)电子沟通：是通过电子媒介进行的沟通，包括电话、电子邮件、网络、远程医疗等。电子沟通不算口头沟通，也不完全属于书面沟通。电话沟通偏向于口头语言沟通，电子邮件沟通偏向于书面语言沟通，而网络交谈则介乎两者之间。

书面语言和口头语言由于其采用的信息载体的不同，存在较大的差异。一般来说，口头语言沟通用词通俗、结构松散、句子简短、灵活多变；书面语言沟通则用词文雅、结构严谨、句子较长、相对稳固。日常生活和工作中，往往采用口头语言和书面语言相结合的方式，同时在信息社会，越来越多的人开始采用电子沟通的方式。

2.非语言沟通　是以某些非语言媒介如表情、手势、眼神、触摸、空间和类语言等实现的沟通。"此时无声胜有声"就是其生动体现。人际沟通之中，非语言沟通和语言沟通常常同时进行，非语言沟通可以补充、加强语言沟通所表达的意思，尤其表达语言不能表达的思想和情感，因此更加普遍、生动、丰富，也更容易被对方理解。如嘴唇紧闭，眼睛瞪大可能代表生气。

(二)按沟通渠道分类

1.正式沟通　通过正式的组织程序，按组织规定的渠道进行信息交流。如传达医院会议精神，汇报工作。正式沟通渠道固定，传递信息准确，受重视程度较高，信息的权威性和约束力都较强，但是沟通速度慢，互动性不足。

2.非正式沟通　正式渠道以外的信息交流。没有明确的规范，不受正式组织的约束，不受时间与场合的限制，没有固定的传播媒介。如小团体私下评论、发布小道消息等。沟通形式灵活，传播速度快，但不一定准确，沟通双方无须掩饰自己，行为举止更接近本来的目的。

(三)按沟通目的分类

1.征询型沟通　是以获得期待的信息为目标的沟通，常采用提问的方式进行。如评估性交谈。

2.告知型沟通　是以告知对方自己的意见、观点和资讯为目的的沟通，通常采用知照的方式进行，如自我介绍或治疗护理方案说明等。

3.说服型沟通　是以改变对方态度或行为的沟通，常采用动之以情、晓之以理的方式进行，如规劝、批评和调解等。

(四)按沟通目的分类

根据沟通的目的不同，可分为有意沟通与无意沟通。一般来说，为一定目的而进行的沟通，是有意沟通。如打电话、谈话等。但有时，进行着信息交流的双方，并没有意识到沟通的发生，这种沟通就是无意沟通，如：护士白天巡视病房发现患者睡着时，会不自觉地放轻脚步、压低谈话的声音。

(五)按信息流动方向分类

可以分为上行沟通、下行沟通及平行沟通。上行沟通是上情下达，下行沟通是下情上达，平行沟通是同一级组织中的沟通。不同沟通联系中要使用不同的语言措辞与语气语调。

四、人际沟通的层次

鲍威尔(Powell)根据沟通双方彼此的信任程度、希望和沟通对方分享自己真正感觉的程度，把沟通分为5个层次。随着沟通双方信任程度和分享真正感觉的程度不断增加，沟通层次逐渐提高。

1.一般性沟通　沟通的最低层次。一般性社交应酬的开始语。有利于短时间内建立关系。

2.陈述事实的沟通　适用于双方未建立起信任感时，仅限于陈述事实，不加入个人意见或牵涉人与人之间的关系，不做任何评价。

3.分享看法的沟通　沟通双方已经建立了一定的信任，彼此谈论看法，交流意见的沟通，并希望与对方分享，以引起共鸣。

4.情感性沟通　沟通的双方相互信任，愿意告诉对方自己的想法及对各种事物的反应，尊重彼此间的感情和分享感觉。这种分享是建设性的而且是有益健康的。

5.共鸣性沟通　双方在沟通中达到一种短暂的、完全一致的、高度和谐的感觉，甚至不用对方说话就知道他的体验和感受。

在护患关系中可以出现沟通的各种层次，但最重要的是让患者感到最舒适的层次时进行沟

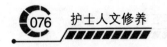

通,不要强求进入较高层次。护士要经常评估自己的沟通方法,以达到有效的沟通效果。

五、治疗性沟通

治疗性沟通是指护患之间围绕患者的健康问题,进行具有服务精神的、和谐的、有目的的沟通,是一般性人际沟通在护理实践中的具体应用,是医护人员为患者提供健康服务的重要途径。治疗性沟通与一般性沟通的区别见表5-1。

表5-1　治疗性沟通与一般性沟通的区别

类别	治疗性沟通	一般性沟通
目的	收集资料,进行评估、诊断,以确定护理问题,制订计划,进行健康指导	加深了解,增进友谊,建立关系
地位	以患者为中心	双方同等
结果	解决护理问题,促进护患关系	可有可无
场所	医疗机构及与健康有关的场所	无限制
内容	与健康有关的信息	无限制

(一)治疗性沟通的目的、作用和特征

1. 目的

(1)建立相互信任、开放、融洽的护患关系,确保治疗与护理的顺利完成。

(2)收集患者资料,评估患者需要,明确健康问题。

(3)与患者沟通商讨健康问题和治疗护理方案,明确治疗和护理目标,指导遵医行为,使患者自觉配合治疗和护理。

(4)进行健康知识宣教,提高患者健康意识和自我护理能力。

(5)提供心理社会支持,促进患者心身健康。

2. 作用

(1)支持和帮助:治疗性沟通的内容经过事前评估而准备,符合患者急切解决健康问题的需要,能够对患者起到针对性的支持和帮助作用。富有成效的治疗性沟通,还可以维护患者选择医护方案的权利和医护方案的行使权,对护患双方都有支持和帮助作用。

(2)媒介和桥梁作用:治疗性沟通在患者的求医行为和医护人员的行医行为之间搭建起来了互通的桥梁,患者满足了健康需要,护士实现了职业理解,护患双方的社会价值和人生价值都得到了体现。

3. 特征　①以患者为中心。②有明确的沟通目的和目标。③沟通的发生不以人的意志为转移。④在沟通中需要护患双方不同程度的自我暴露。

(三)影响治疗性沟通的因素

1. 护士因素　主要是护士的职业情感、专业素质(专业知识和技能)和沟通技巧。护士如果缺乏职业情感,对患者态度冷淡、缺乏关怀与尊重,容易造成护患沟通障碍。此外,护士丰富扎实的专业知识和娴熟的操作技能不仅是完成护理工作的基础,也是实现良好护患沟通的前提。因此,沟通技巧是实现治疗性沟通目的,建立良好护患关系的桥梁。

2. 患者因素　主要是患者的个人经历、文化程度、心理状态及疾病程度。此外,患者对护患双

方权利与义务缺乏了解,对护理效果过高的期望值也会影响治疗性沟通的效果。

六、人际沟通的影响因素

人际沟通中,影响有效沟通的因素既有来自信息发出者和接收者的个人因素,也有沟通时的环境和沟通发生时的组织和媒介因素。

(一)个人因素

1. **生理因素** 影响沟通的生理因素包括永久性生理缺陷如弱视、聋哑、盲人、痴呆等;暂时性的生理不适如疼痛、饥饿、疲劳等。护士在沟通时应注意评估这些生理因素的影响,遇到特殊疾病状态的患者,如气管插管不能正常沟通者,可以使用画板或唇语等特殊方式进行沟通。

2. **心理因素** 人际交往中,沟通往往受到人情绪、个性、认知、态度等多种心理因素的影响。

(1)情绪因素:各种情绪都可对沟通的有效性产生直接影响。轻松愉快的情绪能增强个体的沟通兴趣和能力;生气、焦虑等消极情绪可干扰个体传递或接收信息的能力。沟通者处于不良情绪状态时,常常会对信息的理解"失真"。愤怒、激动状态下,沟通者容易对沟通信息出现淡漠、迟钝的反应。护士要及时发现隐藏在患者心灵深处的情感,同时学会控制自己的情绪,确保有效沟通。

(2)个性因素:个性是影响沟通的重要因素。一般来说,性格热情、直爽、健谈、开朗大方、善解人意的人易于与他人沟通,性格孤僻、内向、固执、冷漠、狭隘、以自我为中心的人较难与人沟通。作为主动的沟通者,护理人员应对人的性格类型有一定的认识,不断纠正影响沟通的个性心理。

(3)认知因素:认知是个体对发生在周围环境中的事件所持的观点,个体的经历、受教育程度和社会环境都影响着认知的深度、广度和类型。一般来说,知识面广、认知水平高、社会经历丰富的人,比较容易与各种认知范围和水平的人进行沟通。护士在沟通时,要充分考虑对方对医学知识的认知水平,避免使用难懂的医学术语。

(4)态度:态度是影响沟通行为的重要因素,积极、诚恳、热情的态度有利于沟通的开始和深入。

3. **社会文化因素** 包括价值观念和文化习俗、社会角色、知识、信仰等,它规定并调节着人们的行为,对人际沟通也具有深远的影响。

(1)价值观念:是人们用以评价现实生活中的各种事物、指导行动的根本观点。价值观念不同,对事物的态度和反应也不同,对问题的判断会产生较大差异,道不同不相为谋。

(2)文化习俗:不同文化传统影响着人们的沟通方式。文化传统相同或接近的人容易建立相互信任的沟通关系。沟通双方存在文化差异时,理解并尊重对方的文化传统有利于沟通的进行。

(3)社会角色:不同的社会关系有不同的沟通模式,使用社会认可的沟通模式才能进行有效沟通。护士在与患者交流时,大方得体、稳重而不刻板,理性而不冷漠,热情而不随意的沟通行为能获得患者的认同和接纳。

4. **语言因素** 语言文字的表达范围和人们对语言的使用能力都具有一定的局限性,同一事物、同一意思会有诸多表达方式,同一种表达方式有时有着诸多意义。在护患沟通中,护士的语言既可以减轻或消除痛苦,也能引起和增加患者的痛苦,加重病情。因此,使用语言技巧,注意语音、语法、语义、语词结构、措辞及语言的表达方式,准确、恰当地传递语言信息,非常重要。

(二)环境因素

1. **噪声** 安静度是一项沟通的重要因素。与沟通行为无关、干扰沟通效果的声音都属于噪声,如电话铃声、门窗开关撞击声、医疗器械的报警声等。这些噪声会造成信息传递过程中的失真,或引发沟通者的烦躁心情。在护患沟通前要尽量排除噪声,创造一个安静的环境,以达到有效

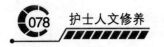

沟通的效果。

2.距离　沟通者之间的身体距离反映了沟通双方关系的亲疏远近,影响沟通者的参与度和沟通过程中的气氛。合理的距离内,容易形成融洽合作的气氛,沟通距离较远时,容易形成防御、敌对或相互攻击的气氛。护患沟通中,要注意保持恰当的距离,既让患者感到亲切,又不会造成心理压力。

3.隐秘性　沟通环境要注意私密性和隐私保护。沟通内容涉及个人隐私时,若有无关人员在场,会影响沟通的深度与效果,此时护士应尽量选择无人打搅的房间,或请其他人暂时离开,或注意压低说话的声音,解除患者顾虑,保证有效沟通。

第二节　护士的非语言沟通

语言是人类最重要和最便捷的沟通媒介,但不是唯一的沟通媒介。非语言沟通虽然不如语言沟通直接,但更能表露真情,又可跨越语言不通的障碍,比语言更富有感染力。非语言信号所表达的信息通常是不确定的,但是往往比语言信息更具有真实性。美国心理学家艾伯特·梅拉比安认为,语言表达在沟通中起方向性和规定性作用,非语言表达才能准确反映出人的思想感情。在某些情况下,非语言交流是获得信息的唯一办法,如使用呼吸机的患者,只能靠表情姿势的变化来表达自己的感受。了解非语言沟通的不同含义,有助于在护患沟通中把握自己非语言沟通的行为方式,有助于了解患者非语言沟通的行为含义,从而加强护患之间的有效沟通。

非语言沟通是指以某些非语言媒介如表情、手势、眼神、触摸、空间和类语言实现的沟通空间和辅助语言实现的沟通。美国著名心理学家、传播学家艾伯特·梅拉比安博士总结过这样一个公式:沟通=语气语调(占38%)+肢体语言及表情(占55%)+说话内容(占7%)。由此可见非语言沟通在人际沟通中的重要性。

一、非语言沟通的特点

1.真实性　非语言沟通往往比语言沟通更能够传递信息的真实含义。在人际沟通中,语言所传达的信息多数属于理性层面。语言可以进行有意识的控制和掩饰,经过大脑加工后表达出来的语言并不一定是一个人的真情实意,而非语言行为往往是无意识的,是对外界刺激的直接反应,尤其是那些由生理本能所产生的反应。除了经过特殊训练的人,普通人往往不能有意识地控制自己的非语言行为,如说谎后会脸红。所以,非语言行为更加真实,传递的信息更少欺骗性。

2.广泛性　非语言沟通的运用极为广泛,人在成长过程中都具备了非语言沟通的能力。婴儿可以通过脸上的表情和肢体的活动表达自己的情感和需要。不同国家和民族的人们虽然有不同的语言,但是非语言行为有很强的共享性。尤其是面部表情,在不同的语言文化中有着较为一致的表达方式,多被人们视为一种"世界语"。

3.持续性　非语言沟通是一个连续的过程,从沟通开始,双方的仪表、举止、身体的姿态就传递出相关的信息,双方的空间距离、目光表情、身体动作就显示着不同的人际关系。

4.情境性　非语言沟通所表达的含义,往往更能够和当下的沟通情境结合起来。不同的沟通情境中,一个人的表情、动作、姿态往往因沟通情境的不同而有不同的含义,如挥手的姿势,可以表达"再见""你好""不行"等多种含义,往往需要结合当时的交往情境和其他的沟通行为才能确定。

二、非语言沟通的作用

1. **表达情感**　表达情感和情绪是非语言沟通的首要功能。亚历山大·温格博士认为:"没有任何语言比人体语言更能表达人的个性,关键在于正确识破这一人体语言。"一个人的思想情感深藏于心中,必须借助非语言沟通的独特表达渠道才能将其复杂、丰富的感情显露出来。患者的表情、目光、肢体动作都能真切地向医护人员表达他们患病后的各种情感——无助、不安、焦虑、恐惧等。医护人员通过坚定的目光、关切的微笑、镇定的表情可以表达对患者的理解、支持和信心。

2. **验证信息**　非语言符号可以验证和确认人际互动中的语言信息,当语言和个人表达的情感相一致时,沟通才是有效的。患者一个人坐在床边,暗自垂泪,如果询问,他回答说"没有事儿",此时的语言和非语言内容就不一致。护士往往应该根据非语言沟通传递的信息来验证患者的语言信息。

3. **调节互动**　沟通者可以通过点头、对视、皱眉、降低声音、改变体位、靠近或离开对方等非语言动作向他人暗示自己对会谈的意愿、选择开始和结束的时机等信息,起到调节人际间互动的作用。

4. **补充和替代**　在言语沟通词不达意或词难尽意时,非语言沟通可以帮助人们更准确地表达沟通意图,弥补语言的局限,进而强调语言的内容,充分表达自己的意图。例如,指路时可以一边说明路线,一边用手指着某个方向,此时手指的体态补充了语言的不足。当某件事情不便用言语表达或特定环境阻碍了语言沟通时,可以用非语言符号替代。气管切开术后患者有时用表情动作表达自己的感受和需求,如舔嘴唇表示口渴等。

5. **显示关系**　非语言沟通可以帮助人们在人际交流中确定相互之间的关系。如紧握双手表示关系良好,挥拳相向表示关系紧张。需要注意的是单个特殊的非语言行为不一定能够表达某个特殊的关系,需要对多个非语言行为综合观察,才能正确做出判断。

三、非语言沟通的表现形式

(一)身势语

身势语即身体语言,也称体语、体态语、动作语等,是一种通过目光、表情、动作、姿势等表达情感、传递信息的非语言沟通形式。

1. **身体动作**　是指通过行走及肢体运动表达情感、传递信息的沟通形式。身体动作是最易为人发现的一种体语,常见的身体动作及其含义:摆手表示制止或否定;双手外摊表示无可奈何;双臂外展表示阻挡;搔头或搔颈表示困惑;搓手表示紧张;拍头表示自责;耸肩表示不以为然或无可奈何。

2. **身体姿势**　是指个体运用身体或肢体的姿态来表达情感及态度的体语。比如护士长倾听患者说话时,会身体前倾,以表示对对方的尊重。交叉双腿表明自我保护,轻敲双脚则表明不耐烦或者紧张,同时也表明封闭的沟通状态。

3. **手势语**　是各国人民在漫长的历史过程中形成和发展起来的特殊的交往方式。人类最初的语言不是有声语言而是手势语。现代心理学研究发现,人的感情信息有一半以上是凭借人体的外部动作来传递的,其中主要是手的动作。

手和手臂的姿势可以用来传递某些信息和发布者的相关信息。当与他人交流时张开的双臂姿势代表着开放和诚实。交叉的手臂和合拢着的双手或缠绕的手指则代表着谈话中对他人有所保留或对泄露个人信息感到困惑。交叉着手臂也可以传递一种受到伤害和需要自我保护的感觉。患者的感受可以通过他的手或手臂的姿势来表现，并为确定该患者喜欢哪种沟通方式提供线索。同样，护士也可以通过手势语言对患者传递信息。

4. 面部表情　是人类情绪、情感的生理性表露，是极具特征的非语言信息沟通。人际沟通中，表情容易为人所觉察，印象直观，而且能够感染别人。人的面部表情一般是随意的，在特殊训练后也能有意控制。从面部表情中可以辨别 6 种基本情绪：愤怒、恐惧、厌恶、悲伤、惊讶、快乐。护士的表情是其仪表、行为、举止在面部表情的集中体现。

（1）微笑：是护士常用也是最有效的面部表情，护士微笑往往能获得患者的好感和信任，使患者感到亲切、温暖、理解和尊重，营造和谐融洽的气氛，缓解患者的紧张及不安。发自内心的微笑应该具备以下几个特点。①真诚：微笑首先应是内心情感的真实流露。②自然：发自内心的微笑应该是心情、语言、神情和笑容的和谐统一，"皮笑肉不笑"会引起对方的反感，职业性的做作、刻板、僵硬的微笑同样不能打动别人。③适度：微笑应根据不同的交往情境、交往对象和交往目的而恰当使用。④适宜：不是任何场合、任何时候都可以微笑应对。当患者正承受身心痛苦和悲伤、护理操作出现差错时，护士不适宜微笑。

（2）目光：目光接触既可以表达和传递情感，也可显示自身的心理活动，还能影响他人的行为。在使用目光进行沟通时，必须符合职业要求，体现宁静、坦然、友善、亲切，同时要注意注视的角度、部位和时间。护士的目光要与患者平行，以表达对患者的尊重与平等。注视患者的时间不超过全部谈话时间的 60%，但是不少于全部谈话时间的 30%，与异性患者每次对视时间不超过 10 s。长时间目不转睛地盯着对方是一种不礼貌的行为。注视的部位在以两眼为上线、唇心为下顶角形成的倒三角区内。

虽然面部表情容易读懂，如沮丧的眼神、充满泪光的双眼及其他的意义等。但是某些面部表情缺乏症在护理评估时容易被忽视，一些疾病如帕金森病和精神科的患者可以表现出微小的面部表情。由于在表达中存在着个体差异，因此与患者明确非语言沟通的组成非常重要。

（二）界域语

界域语又称空间效应、人际空间。这一概念首先由美国人类学家霍尔提出，指的是人们怎样利用和理解人际沟通过程中的空间和距离。

1. 个人空间　每个人都希望有一定的个人空间。当个人空间被他人侵犯时，人们会感到安全受到了威胁，不能再维持心理内环境的稳定，产生焦虑和失控的感觉。患者入院后与陌生人在公用的环境中生活，必然产生个人空间的丧失感和失控感。护士可以通过在病床之间使用床帘或屏风、允许患者在个人领域内拥有一定的控制权如自由放置床边物品、进病房先敲门等措施减轻患者由于个人空间被入侵造成的焦虑。

2. 人际距离　不同的身体距离代表着两个人的关系形态，包括亲密距离、个人距离、社会距离和公共距离（表 5-2）。身体距离在护士与患者之间是相互影响的。通常情况下，护士为了完成生活护理或是药物注射工作，往往要求与患者更加亲密接触。如果时间允许，护士在与患者第一次见面时，就应询问一下患者所能接受的亲密距离是多少，或者至少应该告诉患者可能会发生什么，这样会使患者有一个准备来接受他们所要改变的这种距离，同时也让他对周围环境和即将进行的护理工作有一种可控的感觉。

表 5-2 人际距离

空间	距离	适用范围
亲密距离	身体接触至 0.5 m	含蓄的亲密的个人距离,护士在进行某些技术操作需要进入时,需要先向患者解释说明
个人距离	0.5 ~ 1.2 m	朋友、熟人、同事、护患之间进行沟通的适当距离,友好而有分寸
社会距离	1.2 ~ 3.5 m	日常生活和工作距离
公共距离	3.5 m 以上	演讲和发言时

现实生活中,空间距离具有很大的伸缩性,主要取决于交往双方的文化背景、亲密及了解程度,社会地位及性别差异。焦虑的患者或是有心理疾病的患者往往需要更多的空间才会感觉到舒适。疼痛的患者或者是有过疼痛经历的患者,往往需要护士更加亲近地与他接触或是抚摸他作为鼓励。每一位患者都是一个独立的个体,所需要的空间也是不同的。个体在沟通中选择的空间位置,表达了其社会地位、心理感受、态度、人际关系、希望承担的角色和义务等。

(三)体触语

体触是人体各部位之间或人与人之间通过接触、抚摸的动作来表达情感和传递信息的一种行为语言。心理学研究表明,人在触摸和身体接触时情感体验最为深刻。常见的体触形式包括抚摸、握手、依偎、搀扶、拥抱等。抚摸是护理语言中普遍使用的一种方法,它能超越年龄和语言的限制。身体上的接触表达出对人的一种关爱之情,是一种强有力的交流工具。在适当的时候使用抚摸,可以表达关心,减少焦虑,增进护患之间的关系。如握住一位分娩期妇女的手表明在强烈宫缩时对她的支持和关爱。护士为患者提供护理服务时如洗澡或更换体位,也应常常使用抚摸这种交流方式。但不断抚摸有时候也会使人感觉不舒适,如在为患者进行静脉导管植入的时候。

体触受年龄、性别和社会文化背景、双方的密切程度、不同民族的礼节和交往习惯等因素的影响,因此护理人员应在专业范围内,谨慎地、有选择性地使用。在选择体触的方式时,要根据不同的沟通情境、服务对象、双方的关系和文化背景选择合适的体触方式。患者悲伤时可以采用体触,患者情绪激动时不适合使用体触。同性之间比较容易接受体触的方式,异性之间要谨慎使用。对于儿童和老年患者,护士可以使用体触表示关注和照顾,对于年轻异性则应谨慎使用,以免造成误解。生硬的抚摸动作可能会被误解为一种控制和敌对的信息,在做各种侵入性治疗或是在疼痛时抚摸患者,可以建立一种信任关系。

在一些患者看来,抚摸被认为是一种性行为。在面对这种患者时需谨慎,同时需解释抚摸的意义以免产生误解。一般情况下,如果不是为患者做身体护理时,抚摸高于肘部会使一些患者产生混淆的感觉。认真评估患者对空间的需求和他们对抚摸需求的反馈,可以有效避免由此带来的尴尬和不便。

(四)仪表

仪表指人的外表,包括仪容、服饰等。人们可以以通过仪表服饰表现自己和了解他人,护士可以通过职业仪表展示护理专业独特的艺术美。得体的仪表服饰不但能给患者带来视觉上的美感,也能为患者带来心理上的安全感,是护士尊重患者的具体表现。

1.仪容 男士仪容的要求是清洁、得体、潇洒;女士仪容的要求是美丽、整洁、端庄。护士仪容要求端庄、大方、简洁、整齐。同时淡妆上岗可以帮助护士展示温文尔雅、美丽大方的形象,有利于

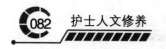

护士增强自信心,也会使患者感到被尊重。

2. 服饰 服饰作为一种外在装饰性符号,可以直观地传达一个人的内在文化素养和审美情趣,以及身份地位、经济实力等信息,表现个体的心理特征、社会特征和对交往对象的态度。护士的服饰要与护士角色相适应,同时不同颜色的护士服也会使患者产生不同的情绪和情感反应。妇产科和儿科的护士一般穿粉红色的,是一种柔和的,象征着温暖、和谐的颜色。儿科主要是考虑孩子的心理特点,孩子对白大褂充满了恐惧,粉红色带来的视觉效果就好得多,可以减轻孩子住院时的恐惧心理。手术室、ICU 病房一般都是绿色的,可以减轻危重病患者的恐惧心理,同时也代表了生命力的强盛不衰。白色是纯洁的象征,一般病房里穿的是白色的护士服。

(五)类语言

除了以上 3 种,人的着装、饰品等外在的装饰性符号、衣着及景物环境的色调、气味和双方对时间的处理方式也作为非语言符号系统的要素,影响着沟通的效果。

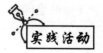

1. 非语言沟通训练 活动组织:每2名同学一组,进行 2~3 min 的交流,内容不限。交流结束后请同学们彼此说一下对方有什么非语言表现,包括肢体语言或者表情,然后询问对方是否注意到自己有这些非语言表现。然后继续讨论 2~3 min,这次不要有任何肢体语言,看看与前次有什么不同。请大家思考以下问题。

(1)在第一次交谈中,有多少人注意到了自己的肢体语言?

(2)对方有没有什么动作或表情让你觉得极不舒服? 你是否告诉了他你的这种情绪?

(3)当你不能用你的动作或表情辅助你的谈话的时候,有什么样的感觉? 是否会觉得很不舒服?

2. 赞赏训练 每2名同学为一组,两个人互相进行 1 min 的赞美。之后请思考下列问题。

(1)赞美前后,你的心情发生了什么样的改变?

(2)你在赞美别人时是怎么想的?

(3)别人赞美你时你是什么感觉?

第三节 护士的语言沟通

语言是人类文明的重要标志,也是传递信息的第一载体。语言沟通具有直接、迅速、灵活、丰富、传神的特点,是其他沟通方式无法取代的。"良言一句三冬暖,恶语伤人六月寒"充分说明了语言艺术的魅力和作用,语言沟通技巧是护士必须掌握的基本功。

一、护士应具备的语言修养

1. 情感性 言为心声,气随情动,护士的语言不仅是专业信息的传递,更是职业情感的流露,传递着护士对患者的关注和爱心。沟通交流有技巧,技巧之上是理念,理念之上是情感,只有在沟通中注入职业情感,才能有效发挥交谈技巧的作用。

2.礼貌性　使用礼貌用语,是博得他人好感与体谅最简单易行的方法。护士工作中要做到:"您好"不离口,"请"字放前头,"对不起"时时有,"谢谢"跟后头。在与患者交往中要有七声:患者初到有迎声,进行治疗有称呼声,操作失误有歉声,与患者合作有谢声,遇到患者有询问声,接听电话有问候声,患者出院有送声。

3.知识性　护士的语言要以扎实的医学知识为基础,具有丰富的专业知识才能言辞利达,患者生病后不要只给简单空洞的安慰和劝说,而是使用专业知识给予健康指导和解释说明,才能取得患者的信任。

4.审慎性　语言关系到个人成败。一言中的,可以化干戈为玉帛,受人敬重。一言不当也会祸从口出。在人际沟通中要做到不该说的少说或不说,该说的要慎说,伤人的话不要说,背后的话不能说,玩笑的话慎重说,允诺的话不轻易说。患病后人的心理往往变得敏感、多疑而又脆弱,护士说话时应注意场合、时机和内容,把握言谈的开放程度。

5.规范性　护士在与患者交谈时,要考虑患者的知识背景、理解能力和感受。力求词汇通俗易懂,语义准确,语音清晰,语法规范,同时还要学习掌握一些当地的方言,便于和当地患者无障碍地沟通。护士表达时的语言要清晰准确,告知患者一些药物的用法、围手术期的注意事项和功能锻炼的方法等信息时,力求明确信息中所指的对象、具体的方法,尽可能详细说明,以免引起误解。

6.治疗性　希波克拉底说:"医生有三样法宝能治病,即语言、药物和手术刀。"语言是神经系统的特殊刺激物,能起到暗示和治疗的功能,护士的语言可以给患者带来喜、怒、哀、乐,直接影响患者的心身健康。因此,护患沟通中,护士要注意运用语言的暗示和治疗作用,消除患者的顾虑及恐惧、焦虑等不良心理状态,建立起接受治疗的最佳身心状态。

二、护士的语言沟通技巧

护理工作中最重要的语言沟通方式是交谈,通过交谈的方式,可以收集资料、采集病史、核对信息、实施心理护理、进行健康教育等。比较正式的护患交谈可以分为以下几个阶段。

(一)谈话准备阶段

1.准备　有目的的交谈前要做好以下准备。

(1)护士准备:交谈前,护士要全面了解患者的有关情况,选择护患双方均方便的会谈时间,明确会谈的目标,设定具体的会谈内容,必要时列出会谈提纲。

(2)患者准备:确认患者的身体有无不适和是否有亟待解决的问题如喝水、如厕等,并选择舒适的体位。

(3)环境准备:保证环境安静,减少分散患者注意力的环境因素;确保交谈环境的"隐秘性",可以关上门或拉上床旁拉帘或屏风,避免无关人旁听,同时避免进行治疗和护理活动。

2.称谓　有礼貌地称呼患者,使其感到相互平等、相互尊重。

3.开场　开场是否得当关系到患者对护士第一印象的好坏,继而影响护患交谈的结果。自然地交谈前,有必要先寒暄几句,消除患者紧张戒备的心理,使其感受到护士的关爱,拉近双方的距离。常用的开场方式有如下几种。①问候式:"您今天感觉好点儿了吗?"②关心式:"您今天胃还疼吗?"③夸赞式:"您今天气色看起来好多了。"④言他式:"您这两天在看什么书呢?"

(二)谈话深入阶段

该阶段是交谈的主题阶段,护士在该阶段,围绕患者的健康问题,运用提问、倾听、阐释、应答、沉默等技巧来推进谈话,建立和发展良好的护患关系,力求达成沟通的目的。

1.提问　提问不仅可以用来收集资料和核实信息,也可以引导谈话围绕主题展开。提问方式分为封闭式和开放式两种。封闭式提问也称限制性提问和方向性提问,可以将患者的应答限制在特点范围内。患者回答问题的选择性很小,甚至只需要回答"是"或"否","有"或"无"即可。如:"您现在肚子还疼吗?"这种提问方式的优点是患者可以直接明确地做出回答,使医护人员在短时间内获得所需的有价值的信息。缺点是回答问题局限机械,患者不能充分解释自己的想法,难以得到提问范围以外的其他信息。

开放式提问又称敞开式提问或无方向性提问,不限制答案的范围,患者可根据自己想法自由作答。如:"您对目前的护理措施有什么看法?"优点是患者有较多的自主权,可以自己选择讲话的方式和内容,更容易敞开心扉,发泄情绪和表达感情,有利于获得更多的信息,缺点是花费的时间较长。

在交谈中,经常将两种提问方式结合起来应用。提问时应注意:一是避免连续提问,应给患者思索的机会,否则易使交谈变得紧张,患者也会疲倦。二是每次提问一般限于一个问题,回答后再提第二个;避免双重性问题;避免提"为什么"之类的问题。三是提问应围绕交谈的主要目的有层次、有条理地展开。四是不要为了提问而提问,要让患者感受到护士的关爱。

2.倾听　倾听是交谈者全神贯注地接受和感受对方在交谈中所发出的全部信息(包括语言和非语言),对信息全面理解并做出积极反应的过程。倾听时不仅要听对方讲话的声音并理解其内容,还要注意声调、表情、体态等非语言行为,理解其言外之意。在倾听时要注意以下几点:①面向患者,与对方保持合适距离,保持放松、舒适的体姿,并将身体稍向对方倾斜。②交谈中与对方保持目光接触,避免注意力分散的举动。③适时给予反馈,如微笑点头、轻声应答等,以表示自己在听。④耐心倾听,不要随意插话或打断对方的诉说。⑤不要急于做出判断。⑥在倾听过程中,全面观察对方,注意聆听并观察患者的非语言行为,善于理解言外之意。

在倾听过程中,为了减少误听误解,常常使用核实的技巧,来核对自己的理解是否正确,了解患者对护士表达的语意是否正确理解等。常用的核实方法有以下几种。

(1)重述:把患者的话再重复说一次。一种不加任何判断的重复。如下。

患者:"我这3 d都没有大便,现在肚子特别胀……"

护士:"您刚才说3 d未解大便,感到腹胀,是吗?"

(2)改述:也叫意译。将患者所说的话用不同的方式说出来,但意思不变,说出言外之意。如护士:"您的意思是现在不想去做检查,是吗?"

(3)澄清:对于对方陈述中模棱两可的或不明确的地方提出疑问,以求取更准确、更具体的信息。澄清常用的说法是:"根据我的理解,您的意思是不是……""您刚才的话是说……吗?"

(4)总结:用简单、概括的方式将患者的叙述重复一遍以核实自己的感受。如:"您刚才说了那么多,还是害怕手术,想先保守治疗,对吗?"

3.阐释　当患者对诊断、治疗的反应、疾病的严重程度、预后、各种注意事项心存疑虑时,护士可给予针对性的阐释,帮助患者认识问题,了解信息,消除担忧和恐惧。阐释的基本步骤和方法是:①尽力寻求对方谈话的基本信息,包括语言和非语言的。②努力理解患者所说的信息内容和情感。③将自己的观点、建议、意见用对方能理解的语言解释给对方听。注意使用语言的科学性、准确性、针对性、通俗性和委婉性。同时还要注意给患者提供接受和拒绝的机会,用委婉的口气向对方表示你的观点和想法并非绝对正确,对方可以选择接受或拒绝。如:"我这样说对吗?"使对方感受到关切、诚恳、尊重,目的在于明确自己的问题,并指导该怎么做才有利于问题的解决。

4. 安慰　当患者因病痛感到困惑、无助、焦虑甚至恐惧、悲观失望,渴望得到安慰时,护士可以采用以下几种方式进行安慰。

(1)礼节性安慰:这种安慰较为客套、简短,不带有明确的目的。如对新入院的患者介绍说:"我是您的主管护士,您在住院期间有什么事情可以找我,我会尽量帮助您。"在使用礼节性安慰时应注意与虚泛的安慰进行区别。对情绪低落的患者说"您别太难过了,想开点儿",这种虚泛性安慰容易导致患者的反感。

(2)实质性安慰:这种安慰具有明确的目的和指向性,不是一般的同情和道义上的支持。可采用以下几种方法。

1)激励法:安慰时激起患者对抗疾病的意志和信念。通过介绍医生的水平鼓励患者相信医生;指出患者有利于康复的优势,鼓励患者相信自己;说明治疗方案的有效性,鼓励患者相信目前的治疗方案。

2)对比法:将患者与患有同种疾病的患者进行比较,如:"他刚来时病情比您严重多了,现在经过一段时间的治疗,都要好转出院了,所以您的病配合治疗很快也会好转的。"这样的对比往往能够帮助患者树立起对抗疾病的信心。

3)正向专业指导法:初步治疗后病情未见好转或者出现反复时,患者会充满疑虑,紧张恐惧。此时可以运用专业知识,解除患者心中的疑虑,进行安慰。如患儿剧烈呕吐后电解质紊乱出现抽搐时,护士可以讲解这种抽搐出现的原因,减轻患儿及家长的恐惧。

4)转移法:对于因注意力集中在病症上引发不良情绪的患者,可以采用一些转移注意力的方法,如鼓励家人探视、阅读报纸书籍等。

5. 共情　也叫同理心,是设身处地地站在对方的位置,并通过认真的倾听和提问,确切理解对方的感受,并对对方的感情做出恰当的反应。简单来说就是与患者情感共鸣,同喜、同悲、同怒。对患者情感上的支持可以增加患者对医护人员的信任感,让患者感到自己作为一个人而不是病得到应有的尊重,因而他(她)们也就更愿意配合治疗和护理。共情与同情的含义完全不同,同情是对他人的关心、怜悯和担忧,是同情者对他人困境的自我情感的表现;而共情是从他人的角度去感受问题,体验情感,是分享他人的感情而不是表达自我情感。《挪威森林》中描写的鱼说:"你看不到我的眼泪,因为我在水中。"水说:"我能看到你的眼泪,因为你在我心中。"就是典型的共情故事。护患交谈中实现共情的方法有以下 3 种。

(1)学会换位思考:从对方的角度为对方的行为寻找合理性,以最大限度理解并体谅对方。

护士:"这个药请晚饭后服用。"

患者:"啊,晚饭后,那酒……"

护士:"您是担心晚饭后服药,可不可以喝酒吧?"

像这位患者,他并不知道服药和喝酒之间到底有没有影响,欲言又止,那么护士这个时候就应当站在患者的角度上,替他说出来。这时,一定要考虑患者的感情,保证和患者有相同的视点。

(2)学会倾听:不仅要听其口头表达的内容,还包括观察其非语言行为,并作出适当的反应。是否会倾听是能否共情的重要标志。当患者不停地揉着肩膀,焦躁不安,说"肩膀疼得很厉害"时,护士说:"哦,肩膀很疼? 肯定不舒服吧?"护士通过患者的语言描述和非语言的行为反映出患者目前处于极度不适的状态。

(3)学会表达尊重:一是尊重对方的个性及能力,不能凭感情用事;二是接纳对方的信念和所做出的选择或决定,而不是评论或试图替其决定;三是善意理解对方的观点和行为,不是简单的排斥;四是以尊重恭敬的态度表达自己的观点,而不是将自己的观点强加于人。

6. 应答　应答是指对患者的提问或疑问做出回答。在谈话深入阶段,随着护患间信任度的增加,患者开始会询问护士一些问题,如:"这个病还需要治疗多久才能好啊,花了这么多的钱,真害怕人财两空啊。"此类问题经常让护士感到非常棘手。根据不同种类的问题可以采用不同的应答技巧。

(1)健康知识类问题:是指有关患者在饮食、服药、运动等方面的注意事项的问题。如:"这个药是饭前吃还是饭后吃?""出院后我还能够正常活动吗?"对于此类问题应直接回答,必要时使用阐释技巧给患者解释说明。

(2)治疗、预后类问题:是指有关患者疾病的病情、诊断、治疗、手术和预后类的问题。如:"护士,我以后能够像正常人一样生活吗?"对于此类问题,护士不能直接回答"会"或"不会",应用模糊回答法。模糊回答不是含糊其词,而是在回答时语义较为宽泛、含蓄,如:"你以后基本上和正常人一样,但是不排除有个体差异。"同时注意在回答时和医生保持一致,留有充分的余地,不能给肯定的承诺。

(3)质疑、不满类问题:是指患者对服务治疗、费用、治疗方案、治疗效果等方面提出疑问或表达不满。如:"护士,帐是不是记错了?""今天的药怎么少了,没有搞错吧?"当患者对费用提出质疑时,护士需要核实清楚后回答,对于操作和服务质量有质疑时,要根据专业知识向患者解释说明,如:"今天医生看您的情况好转了,液体减量了。"

(4)不会回答类问题:对于患者的提问,自己确实不明白、不确定时,有两种应对方式。一是延迟回答,坦诚地对患者说:"这方面我还不太清楚,不能给您准确的回答,我去找专家问问或查查资料,明天再告诉您吧。"二是指引患者另找某处或某人询问,如:"这个问题请您去问一下主管医生吧。"不管采用哪种方法,都要同时向患者致歉:"很抱歉不能给您满意的答复,希望您能谅解。"

7. 沉默　沉默是交谈时倾听者对讲话者的沟通在一定时间内不做语言回应的一种交谈技巧。沉默既可以表达接受、关注和同情,也可以表达委婉的否认和拒绝。患者情绪激动时,护士保持沉默,给患者一定时间让其宣泄。此时护士可轻轻握住患者的手或扶住患者的肩部,真诚面对患者,给予同情、支持、理解的感受。患者思考和回忆时,对护士的提问,患者一时不知如何回答或忘了怎么回答,需要一定时间思考或回忆时,护士不能催促患者,应采用沉默给患者一定时间。对患者的意见或建议有异议时,运用沉默表示不认同。尽管沉默有积极作用,但护患之间不能一直保持沉默,打破沉默的方法可采用:"您是不是还有话要说?(稍停顿),如果没有,我想和您再讨论一下用药的不良反应。""您怎么不说话了? 能告诉我您现在在想什么吗?""后来呢?""还有呢?"

(三)谈话结束阶段

1. 结束语　预期交谈时间和目标已经达到,为了巩固前面交谈的成功及今后更好地合作,护士需要使用不同的语言技巧来结束交谈。

(1)总结式:结束交谈前,护士将谈话的内容总结一下,并征询患者的意见,必要时约定下次交谈的时间和内容,再次核对某些重要信息。

(2)道谢式:用客气话作为交谈的结束语,如:"谢谢您的配合!"道谢式结束语使用最为广泛,会给患者留下良好的印象。

(3)关照式:当交谈即将结束时,护士关照患者特别需要注意的问题,体现了护士的职业情感。

(4)征询式:交谈即将结束时,再次征求患者意见:"您还有什么意见和要求吗?"

(5)道歉式:因工作繁忙等原因造成护患交谈提前结束时应用道歉式结束语,如:"真对不起,我现在必须去……"

2. 结束注意事项　把握时机,见好就收;言简意赅,重复主题;勿忘询问,客气结束;正式交谈,做好记录。切忌在对方谈性正浓,情绪高涨时突然结束,也不要勉强把话题拖长,小心留意对方的暗示。

第四节 护士的有效沟通

沟通既是一门科学,也是一门艺术。不同于一般的社交性的人际沟通,护患之间的沟通更为复杂,护士需要运用一些恰当的沟通技巧,达到护患间的有效沟通。

一、常用的沟通技巧

(一)赞美技巧

赞美是对沟通对象的称赞和推崇。在社会交往中,寻找别人的价值,并设法告诉他,让他觉得那价值确实值得珍惜,从而创造出一个崭新的自己。所以有人说"赞美之于人心,如阳光于万物",马克·吐温说过:"一句美好赞誉可以使他人多活两个月。"选择恰当的时机和适当的方式表达对对方的赞许是增加彼此感情的催化剂。在赞美时,需要注意以下策略。

1. 实事求是 赞美要客观,一定要有值得赞扬的事迹,不能编造事实。赞美的事迹没有明显偏差,不牵强附会,不过头过分,不张冠李戴,赞美不等于奉承,不能是无理无据的吹捧。

2. 态度真诚 赞美他人时要真心实意,不要假、大、空。不能以讨好的心态赞美他人,否则不但不能增进友谊,反而会引起他人的反感。

3. 内容具体 称赞时要依据具体的事实给予评价,在使用广泛的称赞用语之外,加上对具体事实的评价。如护士长表扬护士小张:"这次患者突然心搏骤停,你反应很快,处理措施及时有效,值得大家学习,表现得很棒!"

4. 时机适宜 一般选在事过之后、逆境之时为佳。事过之后的回顾性赞许更能满足人的成就需要,对人心理的触动更大。在对方取得成绩而获得众星捧月般的赞赏时,你的赞许只是"锦上添花";在对方深处逆境而一蹶不振时,给予的支持和肯定就是"雪中送炭",逆境中得到的支持将点燃他希望的火花,给予他重整旗鼓的动力和勇气。

5. 场合适当 当事人不在场的时候给予赞美,有时比当面赞扬所起的作用更大。一般来说,背后的赞扬都能传达到本人,除了能起到赞扬的激励作用,更能让被赞扬者感到你对他的赞扬是诚挚的,更能加强赞扬的效果。在众人面前赞扬,赞扬者受到的鼓励是最大的。但是采用这种方式时要注意被赞扬的人和事最好是公众一致认可的,否则会引起公愤,适得其反。

6. 间接赞美 就是借第三方的话来赞扬对方。有时候会起到比直接赞扬更好的效果。比如对护士说:"前两天我听患者家属说,你是一个责任心强、关心患者的好护士。"此外还可以通过赞扬其亲人(如他的孩子)、他的属物(配饰)或作品等方法来赞美其本人,并运用眼神、动作、行为等向对方暗示。如特定向一个人请教,暗示很重视和欣赏她的能力;聚精会神地听对方谈话,并不时地微笑着点头,也是一种肯定赞美的方法。

(二)批评技巧

"知人者智,自知者明。"但是人非圣贤,批评意味着要忍受某种程度上的自我否定,是一件令人痛苦的事情,人们本能地会抵触别人指出自身的不足,要避免别人的心理防卫,有效地提醒他所犯

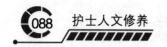

的错误,要注意以下策略。

1. 先称赞,再批评　称赞是对人自我价值的一种肯定,使人心情愉悦,对批评的接受能力会明显增强。

2. 先责己,再说人　被批评者面对批评常常会有一种错觉,似乎批评者是在用批评显示自己的优越。如果批评者先提到自己的不足,可以明显弱化人们的这种意识,使人们容易接受批评。

3. 间接批,巧归因　人们遭受挫折时,自我价值也会面临危机。为挫折找到更合理的理由,或强调失败并不说明无能,可以使挫折感得到某种补偿,这种方法可使别人既承认失败,又保住面子。采用间接暗示的方式而不是直接批评,可以使人避免自我否定的恐惧,从而使人顺利地接受批评。

4. 择时机,私下谈　对他人的批评应选择合适的时机,一般情况下是及时批评,让对方及时改正错误;特殊情况下也可以进行"冷处理",择时再给予批评指正。尽量避免当众批评,这会使对方感到难堪,无地自容,自尊心受损,可以采用私下面对面谈心的方法。

5. 只批事,不对人　批评时就事论事,对事不对人。

6. 批评后,再鼓励　批评后给予信任的语言,对受批评者具有一定的激励作用。如:"我相信经过这件事情后,你会做得更好。"

7. 多启发,少评判　批评时多用启发话语,少用评判口气,不说过头话,讲究分寸,注意弹性。

(三)说服技巧

部分患者由于缺乏专业知识,或对医护人员缺乏信任,想要得到患者的有效合作,就必须学会说服患者。但是医护人员要清醒地认识到患者对诊疗的选择拥有决定权,医护人员能做的就是详细介绍情况,引导患者做出合理的选择,而不能越俎代庖,代替患者做决定。当患者不愿意接受或配合已设计好较合理的治疗方案时,可以通过以下策略说服患者。

1. 了解患者,建立信任　开展说服工作的前提和基础是与患者建立信任,这样才能创造良好的说服气氛,调节双方的情绪,增强说服的效果。同时要通过交谈,了解患者对问题的看法、不遵从医嘱的原因及其需要。

2. 多方参与,商讨方法　"条条大路通罗马",对于同一个问题也有多种解决方法,医护人员应该与患者和家属一起,就其疾病提出多种目前医学可以做到的解决方法,结合医院实际和患者特点,为患者提出切实可行的最佳方案。由于方案是在全面考虑各方因素的基础上,多方参与制定的,所以很容易接受。

3. 晓之以理,动之以情,引之以利　用丰富的事例和严密的科学逻辑推理,深入浅出地、系统地向患者及家属阐明,启发其思考,使其产生认同感。了解并理解患者的感受及需要,保持亲切友好的态度,辅以一定的非语言技巧,以情动人,引起与被说服者产生情感的共鸣,增强说服的效果。利用人趋利避害的本性,在说服的时候实事求是,让被说服者清楚其中的利害关系,引导他做出正确的选择。

(四)道歉技巧

护患交往中,有时候难免会出现这样或那样的过失。此时,护士若能向患者表达诚挚的歉意,可使患者在情感上得到补偿,取得患者的谅解,减少护患冲突。道歉包含3个要素:承认错误、表达遗憾和表明愿意负责任的态度。道歉技巧包括以下几种。

1. 抓住有利的道歉时机　应该道歉的时候,马上道歉,耽搁久了会难以启齿,失去道歉的最佳时机,甚至追悔莫及。

2. 选择恰当的道歉角度　可以采用角色对角色或者个人对个人的方式进行。护士和患者产生了言语冲突,可以站在职业角色的立场上向对方表达:"作为护士,我应该学着站在患者的角度,理解和体谅患者,很抱歉前面我讲话太急躁了。"这样一来,护患间的对立气氛可以马上得以缓和。

3. 使用适当的共情技巧　站在对方的立场上,从对方的角度进行道歉,比较容易让人接受。道歉时,每次道歉都以"您经历这些事情,我真的很难过"开头,表示理解对方的痛苦。

4. 提供足够的信息　通常受道歉者希望能有知情权,此时最好的处理方式是坦诚、清楚地解释出现差错的原因,而不要闪烁其词、推卸责任,否则会造成相反的效果。

5. 把握适宜的道歉分寸　要达到道歉的效果,非常重要的是要把握道歉的程度。道歉的内容要慎重考虑,能够显示出诚心,但是如果责任不在医护人员,不要把责任全部揽在身上,以免承担不必要的法律责任。

6. 做出必要的改进承诺　医院给患者将会改进的承诺,可让患者感觉他们所承受的负面经历有一定的正面意义,同时也能体现出医院的诚意。

7. 采取一定的弥补行为　做出改进承诺后,还要尽力弥补错误,对于无法弥补的则应给予合理补偿。沟通的重点在于让情况恢复到问题发生前,而不是让人觉得医院只是在用钱搪塞。

(五)拒绝技巧

拒绝包括不接受对方希望你接受的观点、礼物和要求等。心理学家告诉我们,当一个人明确地表示否定的时候,他的整个身心便处于一种十分紧张的收缩状态,而提出要求遭到拒绝的一方,更会因此产生紧张和不愉快的情绪。在这种情况下,双方的情绪都会对交际的发展产生许多不良影响,因此拒绝时要采用合适的方法。拒绝常用的方法如下。

1. 直接拒绝法　直接向对方陈述拒绝的客观理由,如自己的情况不允许、社会条件限制等。拒绝的原因是对方也能够认同的,能够理解你的苦衷,进而放弃说服你,认为拒绝得合情合理。如:"不,我觉得那样做不行,很抱歉。"也可以先肯定对方要求的合理性(或自己要求的合理性),再强调拒绝的理由,如:"……但是……真对不起。"

2. 转移拒绝法　不好正面拒绝时,可以采用迂回战术,如转移话题、另找理由。重要的是要善于利用语气的转折,使用温和而坚持的语气,不要撕破脸皮。在拒绝前可以先给予赞美或对对方表示同情,拉近两人的心理距离,然后再说出拒绝的理由。

3. 沉默拒绝法　拒绝的话难以启齿时,可以用非语言行为予以拒绝,如摇头、微笑中断、目光游移不定、频频看表等。

4. 幽默拒绝法　运用诙谐幽默的语言,从侧面拒绝别人的要求,能使对方把由于拒绝带来的不悦心情减少到最低程度。

5. 拖延拒绝法　指暂时不给予答复,或一再表示要再考虑或者再研究一下,对方就能理解是不太愿意答应的。有能力帮助别人不是一件坏事,但是由于某些原因无法相帮时,可以说声"非常抱歉"。

6. 补偿拒绝法　有替代补偿或有帮助地拒绝,多半能获得对方的谅解。如果患者希望从大病房换到单人房间,条件不允许时可以说:"真对不起,现在单人间确实没有病床,不过,我可以帮您换到双人间,您看好吗?"

二、特殊情境下的沟通技巧

在陪伴患者走过生命的不同历程的过程中,护士会见证生命的奇迹,也会面对死亡的残酷。在与患者的互动中常常面对大量问题和挑战:预后不良、处理各种纠纷、告知死亡等,这些特殊的情境

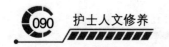

需要护士创造性地采用不同的沟通技巧。

(一)不良信息(负面信息)的告知技巧

传达不良信息时,不仅传达者尴尬难受,被传达者也常常会感到突然,难以接受。在告知时要注意以下策略。

1.告知的环境　选择安静、平和、较为方便谈话的环境,通常是在医生办公室进行,并在谈话之前让患者或相关人员都坐下,方便患者或家属在接受不良信息时,可以毫无顾虑地表达出自己的意见和感受。电话告知时也要确认对方是坐着接听信息的。

2.告知的时机　当患者被确诊为恶性疾病、病情恶化或去世时,需要抓住宝贵时机,立即制定传达方案,采用合理的方式和方法,将信息传达至相关人员。其次在传达过程中,讲完问题后多留给家属一些时间,使其心理上逐渐适应,再接受这一事实;最后在结束谈话时,不要急于离开,多停留一会儿,给予患者和家属以精神支持,除非患者或家属要求独处才可有礼貌地离开。中间如果有事情必须离开,要告诉家属在哪里可以找到你。

3.告知的人员　一般来说,除了医疗责任事故造成的非正常死亡外,均应由主管的医护人员来向患者传达信息,因为他们对患者的病情和医疗护理过程比较了解,与患者或其家属也比较熟悉,更容易进行解释和安慰。告知的人员要先熟悉相关的病情,回顾相关医学信息,特别是一些数据和案例,做到心中有数,做好信息准备。其次是要稳定自己的情绪,降低焦虑程度,调整表情,并尽可能地使患者和家属也平静下来,做好心理准备,力求达到与患者和家属"共情"。

4.告知的语言　告知时语言要求真实、准确、慎重。要真实体现对患者"知情权"的尊重。医护人员要使用真实客观的医疗语言,实事求是、有根有据地向患者传达相关信息。准确是指在说每一句话前,都要反复推敲、反复琢磨,患者和家属在接受不良信息时会特别关注医护人员有意无意流出的"字面意思"甚至"言外之意",所以传达不良信息时必须准确无误、严谨清晰。不良信息会对患者及其家属产生巨大的心理和生理伤害,所以在传达时必须谨慎对待,尤其是对心理脆弱的患者及与死者感情深厚的亲属。

5.告知的方法　告知时要依据患者病情的轻重缓急、被告知者的人格特点,采取循序渐进渗透的方式,合理掌控告知的过程,并在告知过程中尽量争取家属的配合。对于疾病恶性程度较低或处于早期的患者,可以真实告知;对于疾病恶性程度较高或处于晚期的患者,在告知前要进行充分的资料准备和思想准备,告知时注意斟酌语言。对胸怀宽广、心理承受能力强者,可以将疾病严重程度如实告知,并要求其密切配合治疗,争取最佳效果。对性格内向、心理承受能力差的患者,要逐步渗透病情信息,使其有个心理准备过程,同时密切观察其心理活动,严防意外发生。如果患者家属对医护人员不熟悉,应先自我介绍,包括姓名、职务、业务上与患者的关系等。说话时要看着对方,给人以诚恳的感觉,必要时与对方紧紧握手。讲述患者情况时称呼患者的姓名或习用的尊称。说话时要注意停顿,给家属一些时间接受这一事实,有一个缓冲和自我保护的机会。对患者情况做的说明一定要简单、直接明了,使家属充分了解他们所关心的问题,不致产生误解;态度上要富于同情、关爱和理解,对不幸亡故的患者,要准确说明地点、原因,并允许家属会见,必要时进行情感宣泄。重视家属提出的问题,积极争取家属的配合。

(二)沟通失误的补救技巧

在沟通中"说错话"、出现表达差误、语言歧义、出语不慎等情况不能完全避免,这个时候护士就要以诚恳的态度及时采取补救措施,运用沟通补救技巧,消除不良影响。常用的补救方法有以下几种。

1. **补充** 意识到自己因表达不准确而造成沟通障碍时,应当进行必要的信息补充或解释说明,力求语义完整,理解准确。比如护士对患者说:"明天抽血前要禁食、禁饮。"看到患者不解的目光后,马上补充说:"今天晚上8点后到明天早上抽血前不要吃任何东西,也不要喝水了。"

2. **改口** 意识到即将发生沟通障碍或语言失误时,可马上改口。比如巡视时发现液体顺序挂错了,正想直接说怎么挂错了,此时马上改为:"这两瓶液体输液有没有顺序要求?"

3. **解释** 发现已经造成语言失误尚未形成严重后果时,护士应当进行解释,再次表达语义。如更换敷料时发现患者面部发红时脱口而出:"哎呀,怎么发烧了。"说完意识到这会造成患者紧张,解释说:"术后会有一个吸收热,很快就下去了,不用担心。"

4. **道歉** 已经发生沟通障碍,产生消极影响时,要根据具体情况向患者表达真诚的歉意。当患者来找护士换液体时,护士正在加药,就有些不耐烦地说:"先等会儿。"加完药后发现患者满脸不快,立刻道歉说:"对不起,刚才在抢救患者,有点儿急躁,我把药液加好就过去,先开小点儿,好吗?"

(三)医患纠纷及医疗投诉的处理技巧

医患纠纷是患方认定在诊疗护理过程中患者权益(身体权、生命权、健康权、知情权、名誉权、隐私权、处分权等)受到伤害,要求医疗机构、卫生行政部门或司法机关追究责任或赔偿损失的事件。医疗投诉是指就医者对医院提供的服务设施、项目、服务过程或服务效果不满意而提出意见的形式,没有医患纠纷的性质和影响程度严重。一旦产生纠纷或投诉,患方往往情绪激动,处理时要注意以下技巧。

1. **尽快处理,隔离危机** 受理投诉时马上做出反应,事态严重、决策困难时立即请示上级领导,争取尽快处理。发生危机时,迅速进行危机隔离,减少负面影响,控制事态发展。在危机爆发初期,可以隔开人群,找出主要当事人,把无关的人员限制在危机场合之外,适当控制相关人员,对核心人员集中做工作。

2. **选择场所,单独沟通** 嘈杂的医院环境不利于对投诉者进行安抚,当投诉者有过激言行时还容易使事态扩大,因此处理投诉时应选择合适的场所,与投诉者单独沟通。

3. **认真倾听,鼓励宣泄** 有效倾听对于妥善解决纠纷至关重要。不论患方情绪如何激动、要求是否合理、言语是否恰当、陈述是否明白,都要耐心倾听、积极共情,使患方的不满情绪得以宣泄,逐渐恢复平静和理智。

4. **冷静耐心,谨慎解释** 耐心听取投诉者诉说的同时,还要认真做好记录,这样不仅可以使投诉者放慢讲话的速度,缓解过激的情绪,还可以使投诉者感受到医院的重视态度和解决问题的诚意;同时为解决问题提供依据。对于患方的疑虑和不满要用充分的科学知识进行谨慎的解释,对于患方不能接受的客观事实用通俗的医学知识予以说明,对其不理智的行为指出正确的解决方式。

5. **审慎答复,谨慎承诺** 在弄清来龙去脉之前,不要忙于表态,不要轻率地做出承诺。和患者积极沟通的同时,依据事态的轻重缓急及时向科室负责人和主管领导汇报,争取上级领导的协调处理。

6. **区分责任,客观公平** 处理医疗纠纷时,本着患方、医护人员和医疗机构三方公正、客观、负责的原则。对医方责任要公正处理,及时补救;对患方原因要耐心解释,理清问题;对医患双方都有责任的,要解决自身不足,邀请患方配合解决问题。不要急于得出结论,一味道歉。

7. **采取行动,协商解决** 把将要采取的措施和所需的时间告诉投诉者,并征得对方同意。若有可能,请投诉者参与选择解决问题的方案或补救措施,充分估计解决问题所需的条件和时间,留有一定的余地。

8. **调查取证,分析定性** 当不能通过解释化解纠纷时,医疗机构要即刻对事件进行系统、全面

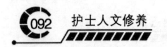

的调查,通过询问当事医务人员、查看医疗文书、调查旁证人员、收集详尽资料,便于对事件进行分析定性。主动向患方提出按照法律程序封存医疗文书,留取相关物品,对死亡患者遗体进行解剖等,履行相关手续,在后续处理中掌握主动。

(四)与愤怒的患者(家属)沟通的技巧

1.提前准备,安全第一　首先,要注意患者及其家属与门的位置关系,确保在他们有暴力倾向的情况下自己能够很快离开,防止被困在房间里,不要进行身体上的对抗;其次,与患者保持一定的距离,这一安全措施也可防止患者产生不舒服或受威胁的感觉;最后,如果条件允许,离开公共场所,与患者或家属在安静的地方进行交流。同时,为了确保安全,应告知其他同事自己的去向。

2.鼓励宣泄,安抚情绪　尽量给患者提供座位,因为人坐着时,会更容易控制愤怒的情绪。让患者尽可能地发泄怒气,不要打断他们。注意使用恰当的语调、语速和音量来平复患者的情绪。

3.积极回应,道歉共情　对患者的痛苦情绪做出回应:"我能够理解您的感受。"表达歉意:"对发生在您身上的事情,我表示十分抱歉。"使用口头语言(如:"这样的事情要是发生在我身上,我也会有这样的感觉。")和肢体语言(点头或眼神交流,表现出关心)。

4.谨言慎行,有效沟通　切合实际地说明发生的情况及你将努力去解决问题。不要采取防守姿态或使用尖刻的话语,不要受对方语调、语速或肢体语言的影响。告诉一个情绪激动或生气的人"镇静下来",而不是"不要担心",后者往往会适得其反。不要与患者或家属勾结串通,不要为难其他同事。可以这样回应对方:"因为我不清楚其他医生做过怎样的治疗,所以我不能草率地对医疗细节做出任何评价。但是我会尽力查明情况。"不要因受患者恼怒情绪的影响而同样生气或恼怒。如果你感觉控制不住自己的情绪,可以暂时离开,并且在离开前告知患者:"对不起,我有些事情要忙,咱们过一会儿再聊。"

▸◂ **本章小结** ◂▸

沟通是建立人际关系的起点,是建立和改善人际关系的重要手段。按照不同的标准,人际沟通有不同的种类。人际沟通有一般性沟通、陈述事实的沟通、分享看法的沟通、情感性沟通和共鸣性沟通。另外,在护患沟通中还存在治疗性沟通的特殊形式的沟通。语言是人类最重要、最便捷的沟通媒介,是护士必须掌握的基本功,但不是唯一的沟通媒介。非语言沟通虽然不如语言直接,但更能表露真情,又可跨越语言不通的障碍,比语言信息更富有感染力。护士要经常评估自己的沟通方法,以达到有效的沟通效果。

思考题

1.人际沟通的影响因素有哪些?

2.非语言沟通的特点及作用有哪些?

3.你认为在临床工作中应该如何把不良信息传达给患者?

4.在会谈深入阶段,应该使用哪些沟通技巧?

5.案例分析　患者,刘某,男,45岁,下岗职工,因贫血原因待查入院,入院后情绪一直不好。护士小张走进病房时患者正在低头吸烟,一言不发。

护士:"刘师傅,您在吸烟,心情不好,是吗?"

患者:"没什么(微笑)。早上查房时医生告诉我,肠镜报告出来了,我得了结肠癌。"

护士:"我很难过。(沉默片刻)医生还说了什么?"

患者:"他认为目前还未转移,建议立即开刀,切除肿瘤。"

护士:"您的想法呢?"

患者:"手术会不会有危险?"(哭泣)

护士:"我能理解您的心情,如果这件事发生在我身上,我也会如此。"(伸出手,放在患者手背上)

患者:"谢谢,我和你讲了几句心里话,现在心里不那么堵了。"

护士:"肠癌手术危险性一般不大,切除一小段有肿瘤的肠子,手术有治愈的希望。"

患者:"我有点儿担心,但只要有治愈的希望,我是不会放弃的。"

护士:"很高兴能听到您这么说。隔壁病房15床王大爷也是结肠癌,手术很顺利,今天拆线,明天就要出院了,我想请他来和您谈谈好吗?"

患者:"太好了,谢谢你。你帮了我很大的忙。"

护士:"别这么说,我很高兴能为您做点事。"

请思考:小王采用了哪些沟通技巧?在使用这些沟通技巧时应该注意什么?

知识拓展

1. 读懂问话中的情绪,疏导并回应。这两天,一位同事又开始向我抱怨:"7床那位患者的家属真让人受不了!患者的病情我都向他解释了不下10次,但每次见面他还是问同一个问题,我们亲人的病还有得治吗?"医生有时会想:"患者家属的知识水平实在太低了,我讲的东西他都听不懂。下次,让他们找一位文化水平较高的家属来。"再仔细想想,就是文化水平再低的人,我们讲这么多遍,掰开了、揉碎了,也差不多能理解了。那么,患者家属到底想要知道什么?他想跟医生表达什么?如果我们这样回答他:"虽然我们就您爱人的病情交流了多次,您对病情也有所了解,但您还是禁不住问我这样的问题,我想您一定是非常不能接受爱人得了这个病。您是不是非常担心?能详细跟我说说吗?"这样的回答实际上是先读到并表达出了患者家属的情绪,然后将话语权交给他,让他充分表达情感,之后再就他最关心的问题给予合理的回应。

2. 阻断沟通的行为:阻断沟通的行为(blocking behavior)是指在沟通过程中,在护士沟通行为方面存在着一系列试图阻断患者正在交流的话题,从而妨碍有效沟通的行为现象。阻断有效沟通的护士行为主要表现如下。①不直接回答患者的问题,而是转介给其他医务人员。如:"这事儿我不知道,你得去问医生。"患者会认为"护士不想回答我的问题"或"护士可能回答不了我的问题,我问错人了"。②改变谈话的主题:患者会认为护士对他不够尊重、对他的想法不感兴趣,或护士只想从他这里获取信息,却没有给患者获取他想知道的信息的机会等。③通过保持沉默而忽略或不理睬患者的问题:借此方式逃避回答问题,会使患者认为"护士只顾干活儿,没有听见我说的话。护士不想理睬我。"④讲一些敷衍塞责的话想办法脱身。如:"某某床该换输液了,我得走了。"使患者认为"护士很忙,没有时间坐下来跟我谈话"或"护士只关心完成自己必须干完的活儿,不想多管闲事儿"。

3.《非暴力沟通》是2021年华夏出版社出版的图书,原作者为(美)马歇尔·卢森堡,刘轶翻译。这本书提示我们,如果稍微留意一下现实生活中的谈话方式,并且用心体会各种谈话方式给我们的不同感受,我们一定会发现,有些话确实伤人!言语上的指责、嘲讽、否定、说教及任意打断、拒不回应、随意出口的评价和结论给我们带来的情感和精神上的创伤甚至比肉体的伤害更加令人痛苦。

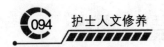

这些无心或有意的语言暴力让人与人变得冷漠、隔膜、敌视。书中不仅讲到自己在愤怒时应该如何控制情绪,去跟别人沟通。也讲到在面对别人的抱怨、指责和愤怒时应该如何沟通,就是如何去"倾听别人",去观察,观察发生了什么样的事;去感受,去设身处地地体会对方现在可能有什么样的感受;猜测对方现在最需要的是什么;去引导对方说出自己的需求。

（常红娟）

第六章 护理礼仪

▓▓▓▓ 本章导学 ▓▓▓▓

【重点难点】

本章的重点是掌握护理职业礼仪的内容、特征和规范,理解礼仪和护理礼仪的概念;难点是护理职业礼仪在工作与生活中的灵活运用,展示良好的个人形象。

【学习目标】

1.说出培养良好的护士职业形象的要求、行为规范。

2.阐述礼仪、护理礼仪的内涵。

3.解释学习护理礼仪的意义。

4.简述如何塑造良好的护理职业形象。

5.掌握护士职业礼仪,打造护士良好形象。

引例

患者,张某,女,40岁,银行工作人员。因右下腹疼痛来医院就诊,门诊以"急性阑尾炎"收入院。她的责任护士小李刚参加了一位患者的抢救工作,护士服上留有血迹和药液。虽然小李热情地迎接了张某,并耐心与其沟通,但是张某拒不接受小李的护理,要求更换护士。请思考:

1.指出护士小李为什么不被张某接受?

2.假如你是这名护士,你应该怎么做?

第一节 礼仪概述

我国自古就有"文明古国""礼仪之邦"的美誉。礼仪不仅是衡量一个人道德水准高低和有无教养的尺度,而且也是衡量一个社会、一个国家文明程度的重要标志。随着医疗模式的转变和"以人为本"护理理念的提出,护理人员不仅要具备较高的理论水平和熟练的操作技能,还要树立良好的个人形象,具备良好的仪容仪表。护理礼仪已成为护理教育不可缺少的重要课程。

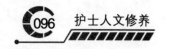

一、礼仪的内涵

礼仪是道德的重要内容,也是重要的表现形式。礼仪是一种待人接物的行为规范,也是交往的艺术。它是指人们在社会交往中由于受历史传统、风俗习惯、宗教信仰、时代潮流等因素的影响而形成,既为人们所认同,又为人们所遵守,以建立和谐关系为目的的各种符合礼的精神及要求的行为准则或规范的总和。

最早的"礼"和"仪"是分开使用的。《辞海》对"礼"的解释为"本为敬神",引申为表示敬意的通称,社会生活中由于风俗习惯而形成的大家遵奉的仪式;"仪"是法度、准则。中国的传统礼仪有:"九宾之礼""跪拜礼""揖让礼""袒臂礼""虚左礼"。早将"礼仪"一词合并使用始于《诗经·小雅·楚茨》:"为宾为客,献酬交错,礼仪卒度。"在西方,"礼仪"一词最早见于法语,原意为"法庭上的通行证"。但它进入英文后,就有了礼仪的含义,即"人际交往的通行证"。

中国传统文化历史悠久,"礼仪"一词很早就被作为典章制度来使用。时至今日,我们应继续发扬积极的传统文明礼仪,如尊老敬贤、仪尚适宜、礼貌待人、容仪有整等,加以传承,与时俱进。这对于修养良好的个人素质,协调和谐的人际关系,塑造文明的社会风气,进行社会主义精神文明建设,具有现代价值。

(一)礼仪的原则

1. 自觉遵守　在人际交往过程中,参与者都必须自觉、自愿遵守礼仪,按照礼仪的要求去规范自己的言谈举止。

2. 严以律己　"己所不欲,勿施于人",礼仪的学习需要进行自我约束、自我要求、自我反省,严以律己,以礼待人。

3. 真诚相待　真诚是社会交往的基本态度,是个人内在与外在道德的统一,与人交往务必表里如一,言行一致,诚实守信。

4. 宽容原则　在社会交往过程中运用礼仪时,既要严于律己,更需要宽以待人,凡事学会换位思考,多理解、体谅他人,既不强求他人与自己完全一致,也不能用一个标准去规范所有人。

5. 尊敬他人　"敬人者,人恒敬之",尊重是礼仪的本质,既包括尊敬他人,也包括自尊,维护个人及组织的形象。

6. 适度原则　言谈举止应注意把握分寸,适度得体。既要注意技巧的合乎规范,又要讲究方法的合理运用,防止过犹不及。

7. 从俗原则　从俗是指在运用礼仪时,尊重不同地区、不同民族的风俗习惯,了解并尊重对方的禁忌,与绝大多数人保持一致,切勿自以为是,目中无人,随意否定和指责他人的风俗习惯。

(二)礼仪的功能

1. 促进交流　在人际交往过程中,需要遵守和运用礼仪的各种规则来给对方留下良好的印象,从而增加人际间距离,例如,热情的问候、善意的微笑、文明的谈吐等,促进人际间成功的交流与沟通。

2. 提升素质　在工作和生活中,与别人打交道时恰到好处地展示自己的素质是非常重要的。教养体现于细节,细节展示素质。言谈话语举止行为,其实是素养问题。荀子曾说"礼者,养也",就是此意。

3. 教育示范　礼仪具有明显的教化作用,是一种人文教育。用礼仪规范教育他人,通过评价、示范等不断纠正人们不良的行为习惯。它蕴涵着丰富的文化内涵,潜移默化地陶冶着人的情操,指导着人们不断充实和完善自我。

4.维持秩序 礼仪是一种社会规范,是调整社会成员在社会关系中的准则。如果人际交往中的每一位参与者都能够遵守和运用礼仪,会在最大程度上改善社会风气,促进社会的文明和谐。

二、护理礼仪

护理礼仪属于职业礼仪的范畴,是护理人员在护理服务实践中形成的,被大家公认并自觉遵守的文明行为准则或规范的总和。它既是护理人员素质、修养、行为和气质的外在行为表现,也是护理人员自身职业道德的具体体现。

(一)护理礼仪的特点

(1)规范性:礼仪是人们在社交场合待人接物时必须遵守的行为规范。与道德、法律一起被称为人类社会的三大规范。礼仪的作用表现为人们在交际场合的语言行为的约束性。护理礼仪是在法律、制度等的基础上对护理人员言谈举止等提供规定的模式或标准,每一项护理技术都应是由护理人员严格按照操作规范和制度来完成。

(2)强制性:护理礼仪的诸多内容是基于法律、规章和原则而形成的,因此对护士具有一定的约束力和强制性。如在临床工作中对护士的妆容、服饰等有一定要求,不允许浓妆艳抹、佩戴戒指等,目的是维护职业形象和尊严,从而能够赢得患者的配合和信任。

(3)动态性:尽管护理礼仪的规范具有约束性特点,但并不意味着是一成不变,在护理实践过程中,针对不同的服务对象的特点,将护理礼仪应用于临床实践中,如儿童病房的环境采用暖色调,护士服配有卡通图案等。

(4)综合性:护理礼仪是护士人文修养的综合体现。护理服务是科学性与艺术性的统一,是人文与科技的结合,是心理学、伦理学与美学等学科综合起来的应用学科。

(5)可行性:护理礼仪注重切实有效性,在实践过程中根据服务对象的病情、民族、文化传统、生活习惯等灵活运用。护理礼仪的原则应该是具体的,而不是纸上谈兵、华而不实,对于护理人员来讲,要把护理礼仪广泛运用于护理实践,并成为工作中的行为规范。

(二)学习护理礼仪的意义

1.塑造良好的护理形象的需要 随着医学科学的发展和医学护理模式的转变,良好的护理形象不仅影响着医院在社会公众心里的印象,同时影响着护理人员在社会大众心中的形象。护理礼仪通过一系列的标准和要求对护理人员的言谈举止进行约束和塑造,使护理人员树立端庄、大方、举止得体的职业形象,从而体现了护理人员良好的个人修养与素质。

2.建立良好的人际关系的需要 随着护理内涵的扩展,护士的角色由单一的"照顾者"向健康促进者这一多元角色转变,护理人员和患者、家属、医生等多个群体之间的交流与合作日益增加,这就对护士的礼仪修养提出了更高的要求,护理礼仪能够使护理人员具有良好的礼仪修养,运用积极有效的沟通技巧向交往对象表达自己的尊重与理解,从而建立和谐的人际关系。

3.适应护理快速发展的需要 随着医疗环境的转变,护理服务质量的提高更加注重人文关怀和整体护理,护理人员应加强护理礼仪的学习和应用,致力于将机械冰冷的护理服务变得温暖而亲切,使得每一位患者在生理、心理、社会支持上都能获得满足,营造良好的医疗护理环境,提高医疗护理服务质量。

第二节　护士职业礼仪

值班护士接到急诊室电话说有位急性肠梗阻的患者将急诊入院,护士做好了一切准备工作迎接患者入院。患者被抬进病房,面色苍白,大汗淋漓,非常痛苦,急需手术。此时张护士面带微笑地对患者家属说:"请不要着急,我马上通知医生为患者检查。"说完不慌不忙地走了出去。请思考:

1. 指出护士在接待患者时体态语的不妥之处。

2. 护士这样接待患者会造成什么样的后果?

3. 假如你是值班护士,面对这个情况你会如何处理?

一、护士的仪态礼仪

护士作为"白衣天使",在工作中要注意保持从容、优雅的仪态,给患者安全感,以取得患者的信赖。"站如松,坐如钟,行如风"是古人对个人仪态的一种要求。良好的仪态不仅能反映一个人优雅的气质,还能给他人带来美的享受。护士仪态礼仪的基本要求就是要体现仪态美,包括仪容礼仪、表情礼仪。

(一)仪容礼仪

仪容礼仪是内在美、自然美、修饰美三方面的统一。它能体现一个人良好的精神面貌和对生活的乐观、积极的态度。

1. **仪容卫生的基本要求**　现代文明的发展,使得人们对仪容的重视愈显普遍。可以说,个人良好的仪容卫生,能够给人以端庄、稳重、大方的印象,既能体现自尊自爱,又能表示对他人的尊重与礼貌。做好个人仪容的卫生是基本要求,主要有如下几个方面。

(1)头发要勤于梳洗,发型要朴素大方:男士可选择中分式、侧分式、短平式、后背式,女士可选择齐耳的短发式或留稍长微曲的长发。男士头发不应盖过耳部,不触及后衣领,也不要烫发。女士头发不应遮住脸部,前面刘海儿不要过低,在正式社交场合中,无论男士还是女士都不宜将头发染成黑色以外的颜色。

(2)面部要注意清洁与适当的修饰:男士要剃净胡须、刮齐鬓角、剪短鼻毛,不留小胡子。女士可适当化妆,但以浅妆、淡妆为宜,不可浓妆艳抹,并避免使用气味浓烈的化妆品。

(3)保持身体整洁无异味:做到勤洗澡、勤换衣袜、勤剪指甲、勤漱口,上班前最好不要吃大葱、大蒜之类有异味的食物,必要时可含一点茶叶或嚼口香糖,以去除异味。

2. **面部淡妆修饰**　面部修饰是体现仪容礼仪最直接而又最重要的一个方面。护士的容貌应以清新洒脱的自然美为主。始终保持面容清洁、健康。蓬头垢面会使人丧失信心,浓妆艳抹不适宜护士的职业身份和医院的环境,会让患者产生反感和不良刺激。由于护士职业的特殊性,工作紧张且生活不规律,长此以往会使原本容光焕发的面容渐渐变得暗淡、憔悴或生斑。适当的淡妆能增加神采,使人们从你脸上看到健康和信心。提倡护士工作时化淡妆,健康的肤色、淡淡的装束易为更多的患者所接受,对审美的主体与客体都会产生审美效应。护士的职业淡妆要与生活淡妆相区别,主要以表现健康的肤色为主,不强调具体的细节,要以工作场景和服务对象之间没有明显的反差为原则。因此护士化妆的基本礼仪要注意以下3点。

(1)妆容要自然

1)日妆,要以清新、自然为特点,施轻薄的粉底和妆容。不可有过度上妆的痕迹,但同时又能有掩饰不良肤色的作用,给人以亲切、靓丽、健康的感觉。①眉毛:以浅咖啡或咖啡色为主,切忌粗重的黑色或蓝色。②眼线:要纤细,切忌粗、黑。③眼影,以浅色为主,如浅粉,切忌带荧光的或过重的金属色。④腮红:以浅粉色、桃红、浅桃红色为主,切忌深色。⑤口红:以接近肉色为主,如粉红色、橙色、豆沙色或透明唇膏,切忌大红和突出的唇线。上妆时注意粉底不可厚重。如有因睡眠不足或内分泌失调造成的黑眼圈或色斑,要用遮瑕笔适当遮盖。

2)晚妆,应比日妆稍重,以暖色为主。由于夜间灯光照射的原因,肤色看上去较苍白,上妆时粉底应选暖色系,如偏粉色,切忌选偏黄色。

3)工作时不要喷涂过浓的香水,以免引起患者的反感和不适,甚至有的还会导致患者出现过敏反应。

(2)妆容要协调:①化妆的各部位要注意协调。②妆容要与服饰协调。③有条件的情况下,使用的化妆品最好成系列。

(3)化妆要避人:化妆时务必要自觉回避其他人,不要在工作或公共场合进行整理与修饰。

(二)表情礼仪

在人际交往中,表情真实地反映着人们的思想、感情及心理活动变化。早在2000多年前,孟子就说:"听其言也,观其眸子。"(《孟子·离娄上》)严格讲,一个人的表情由眼神、笑容、面部肌肉的动作组成。表情能"于细微处见精神",往往能反映一个人的修养程度,并向他人以无声的语言表明自己,并决定他人对自己的看法,影响他人对自己喜欢和接纳的程度。护士的表情是护士仪表、行为举止在面部的集中体现。护士的表情亲切、真诚、自然、友好,可给患者以安全感,感受到人情的美好,从而提高依从性,有助于患者康复。

1.眼睛——心灵的语言 人常说:眼睛是心灵的窗户。护士对患者真诚、友善的情感往往是通过眼神表现出来的。当患者心情沉重的时候,希望看到的是护士温和的目光;当患者心烦意乱的时候,希望看到的是护士坚毅的目光;当患者焦虑恐惧的时候,希望看到的是护士镇定的目光。这些目光对患者来说好比是冬日的阳光、夏日的甘露,汇成一股股暖流倾入并滋润着他们的心田。透过护士的目光,人们看到的是护士善解人意、豁达大度、包容百川的宽阔胸怀和美好情怀,人们因而愿意与护士交往并吐露内心的感受,愿意把所有的烦恼向护士倾诉以得到护士的指引和帮助。

目光受感情的制约,把握好内心的感情,目光才能发挥很好的作用。护士在操作时,应精力集中、眼神凝聚;倾听患者谈话时,眼神要关注,饱含爱护和同情。眼神的要求一般有如下几个方面。

(1)注视的时间:护士在与患者交流时,视线接触对方脸部的时间应占谈话时间的1/3或2/3为宜,如低于1/3可被认为对患者及其话题不感兴趣。而且在目光交流中,不要过长时间地盯着对方,间隙地看一看对方的眼睛,把时间控制在2 s内。护士要学会用心观察对方的眼神,从对方目光的真实态度中调整自己的沟通方式。

(2)注视的角度:护患交流常采用正视和俯视。我们常用俯视对卧床的危重患者表达爱护、体贴的语意;以正视表达尊重、理解、平等的语义。自然亲切、不卑不亢的适度对视,表示注意和接纳对方。如果配合以真诚的鼓励、亲切的微笑和语言的安慰,效果会更好。

（3）注视的部位:交谈时把目光停留在对方的眼与嘴之间的区域最自然得体。

2.笑容——微妙的交流 护士在工作中绝不可忽视面部表情的作用,表情是会相互影响的。当护士带着真诚的微笑面对患者,微笑所起的安慰作用胜过良药。微笑是份不花钱的礼物,一首诗中这样赞美道:"对于疲乏的人们,微笑是休息;对于泄气的人们,微笑是破晓;对于悲伤的人们,微笑是阳光;对于烦恼的人们,微笑是最好的解药;微笑无需成本,但却创造出许多价值;微笑是人类特有的表情,它是文明与进化的一个象征。"优雅适度的微笑可以通过训练达到:收缩额肌抬高眉位,使眉略弯呈弯月形;面肌收缩并稍向下拉,出现笑意;唇形稍弯曲,嘴角稍上提,闭唇不露齿或仅露6～8颗牙齿;控制声带不发出笑声。总而言之,微笑是有一种磁性的魅力,是人际交往中的润滑剂。

二、护士的举止礼仪

举止是指人们在活动或交往中表现出来的各种姿态,也称为举动、动作、仪态。举止得体与否直接反映出人的内在素养。随着人类的文明进步,人们对自身行为的认识也日益加深,温文尔雅、从容大方、彬彬有礼已成为现代人的一种文明标志。我们对一个人的评价,往往来源于对其一言一行、一举一动的观察和概括。所以在工作中,文明规范的举止行为是十分重要的。

1.站姿挺拔 护士应力求形体健美,站姿挺拔、自然,显示出稳重又充满朝气与自信。站姿是一种静态美,是所有姿态中最基本的姿势,是培养其他优美姿态的起点和基础。站立时,从正面看,身体重心线由两腿中间向上穿过脊柱及头部,上下拉长,左右内收,散发出挺拔干练的气息。站姿的优美关键在于挺胸、收腹、颈直,另外头要正,目光平视,下颌略收,肩自然外展下沉,手贴放身体两侧,或两手四指相搭放于体前,两脚略呈"丁"字步,或两脚稍分开前后错步站立。正确的姿态不仅能给人以美感,且有助于人体内脏器官发挥正常生理功能。护士工作时切忌扶肩搭背、身体晃动、手叉腰际、两手插兜,或随便倚靠病床、墙壁、门栏等。

2.坐姿端庄 护士在处理日常工作中,一些事需在坐姿时完成。护士的坐姿应体现出谦逊、诚恳、娴静、端庄,落座时应用双手在身后轻抚护士服的裙摆,臀部位于椅子前1/2或1/3处,上身端正挺直、两腿并拢后收,双手自然交叉或相握于上腹处或大腿上,无论是静止还是转头都要保持自然挺拔的感觉。切忌采用给人以粗俗、轻佻、颓废及懒散感觉的坐姿,如仰头靠在椅背上,双腿敞开过大或抖晃,上身趴在桌子上等。

3.走姿平稳 护士工作的绝大部分时间是在行走中进行的,因此要注意训练正确的走姿。正确而优美的行走动作,能给人一种干练愉悦的感受,并能节省体力,有助于更好地完成护理工作。起步时重心前移,以大腿带动小腿,两脚尖朝正前方迈步,取自然步幅,脚跟先着地,迅速过渡到脚掌,膝关节放松,使步子轻松柔和,积极主动。行走的过程中要抬头、挺胸、收腹、提臀,以胸带步,自然摆臂、步履轻盈、抬足有力、柔步无声,不要懒散拖沓、左顾右盼。当响应患者呼唤或赶赴抢救地点时,护士需要快步急走,但上身仍要保持平稳,步伐加快、有力,肌肉放松,舒展自如,给人以镇定、敏捷、充满信心之感。

4.蹲姿优雅 在工作中护士有时需要蹲下操作或拾取落地物品,需掌握正确蹲姿。优美的蹲姿应该是身体重心落在一条或两条屈膝并合拢的腿上,上身挺直,肩自然下垂,一脚或双脚后跟跷起,两膝并拢或一高一低,臀坐在抬起的脚后跟上。如是拾取物品,可走到物品的后侧方蹲下,用靠近物品的手拾起物品。在采取蹲姿操作时,要注意节力,在保持姿态优雅的基础上尽可能扩大支撑面,并保持重力线在支撑面内。

5.手姿得体 手姿是身体语言中最富表现力的举止,正如法国画家德拉克洛瓦所说:"手应当像脸一样富有表情。"护士在双手空置时,应双手自然下垂,掌心向内,相握于腹前;或双手垂放于身体两侧。持物时应五指并拢,用力均匀。端治疗盘时,掌指托盘,双手握于盘的两侧,双肘靠近腰部,曲肘90°,端盘平稳,盘不触及工作服。持病历夹时,掌握病历夹边缘中部,放于前臂内侧,靠近腰部。推车时,护士立于车后,双手扶把,前臂均匀用力,平稳行进。

引导患者或指示方向时,手臂抬至一定高度,五指并拢,掌心向上,以肘部为轴,朝向目标方向伸出手臂。在说话过程中运用手势时,动作适度、自然大方,切忌指指点点、双手乱摸乱放、边谈话边用手挖耳朵、抓头皮、捋头发或挖鼻孔等。这样会使患者感到不适,从而引起反感甚至失去对护士的信任感。优雅的举止并非朝夕即成,而要靠平时工作与生活中不断训练,因此每个护士都应有意识地对自己的基本姿态加以修正,日久天长自可以形成良好的习惯,塑造出优美的仪表与风范。

三、护士的服饰礼仪

服饰是一种文化,它可以反映一个民族的文化素养、精神面貌和物质文明的发展程度。服饰又是一种"语言",它能反映出一个人的社会地位、文化修养、审美情趣,也能表现出一个人对自己,对他人甚至对生活的态度。

(一)护士职业装的着装规范

穿着职业服装不仅是对服务对象的尊重,同时也使着装者有一种职业的自豪感、责任感,是敬业、乐业在服饰上的具体表现。规范穿着职业服装的要求是整齐、清洁、挺括、大方。

1. 整齐　服装须合身,袖长至手腕,裤长至脚面,裙长过膝盖,尤其是内衣不能外露;衬衫的领围以插入一指大小为宜,裤裙的腰围以插入五指为宜。不挽袖,不卷裤,不漏扣,不掉扣;领带、领结、飘带与衬衫领口的吻合要紧凑且不系歪;如有工号牌或标志牌,要佩戴在左胸正上方,根据岗位要求戴好帽子与手套。

2. 清洁　衣裤无污垢、无油渍、无异味,领口与袖口处尤其要保持干净。

3. 挺括　衣裤不起皱,穿前要烫平,穿后要挂好,做到上衣平整、裤线笔挺。

4. 大方　款式简练、高雅,线条自然流畅,便于岗位接待服务。

(二)护士便装着装礼仪

进出病区的便装因与工作环境相关,要求以优雅大方、清淡含蓄为主色调,体现护士美丽端庄且稳重大方。不穿过份暴露等不雅观的时装,如露脐装、吊带装、超短裙、迷你裤,不穿带响声的硬底鞋、拖鞋出入病区。男护士不穿背心、短裤到病区。

(三)护士服的着装礼仪

真正的护士服装起始于南丁格尔时代(19世纪60年代)。南丁格尔首创护士服装时,以"清洁、整齐并利于清洗"为原则。世界各国通用的护士服以白色为基调,但样式各具特色,随着社会的发展与变迁,针对不同服务对象的心理需求,护士服的颜色与样式亦在发生着变革。许多医院以美学原理为指导,以心理学研究结果为依据,将服装中的多元文化引入医院,改善患者的视觉感受,提升护理人员的外在形象。

根据工作环境和对象选择不同颜色的服装,以色彩的直观形象和色彩的心理效应,满足服务对象的精神需求,舒缓患者的压力。如一般科室的护士身着白色工作服,以体现白色的端庄与神圣;儿科、妇产科的护士身着淡粉色或小碎花工作服,令母亲和孩子感到舒心、柔和;手术室、重症监护病区和血液中心的护士穿着淡绿色的工作服,一方面为患者呈现出绿色的希望与生命象征的联想,另一方面也使手术室的医护人员一直盯住血染区域的眼睛得到视觉的改善和休息;而急诊科的

护士身着淡蓝色或墨绿色工作服,则使患者和亲属人感到冷静与沉稳。

护士服一般为连衣裙式或上下分体式,给人以纯洁、轻盈、活泼、利落的感觉,以整齐洁净、大方适体和便于各项操作为原则。穿着要求尺寸合身,连衣裙式以衣长刚好过膝,袖长刚好至腕为宜。腰部用腰带调整,宽松适度。下身一般配白色长工作裤。

1. **领扣** 护士服的领扣要求扣齐,自己的衣服内领不外露,高领护士服的衣领过紧时可扣到第二个。男护士穿护士服时注意不着高领及深色内衣。

2. **衣扣和袖扣** 衣扣全部扣整齐,缺扣子要尽快钉上,禁用胶布、别针代替。护士服上禁止粘贴胶布等。衣兜内忌乱塞鼓满。袖扣扣齐使自己的内衣袖口不外露。这样着装,会给人留下护士职业美的良好印象。

3. **燕帽** 燕帽象征着护士职业的圣洁和高尚。护士的燕帽应洁净无褶皱、佩戴端正、高低适中、前发不遮眉、后发不过领、两侧头发不掩耳;梳理整齐、清洁无味、发饰素雅与整体服装统一和谐;反映护士端庄、典雅的气质。燕帽要轻巧地扣在头顶,帽后用白色发夹别住,低头或仰头时不脱落为度。燕帽位置的高低应根据个人的脸形进行适当调整,太靠前会给人一种压抑感,太靠后既不稳定又显得随意,帽子部位不合适或用夸张的发卡固定在燕帽的两侧会破坏护士帽的整体形象。护士戴燕帽的发型、发饰具体要求如下。

(1)短发:头发自然后梳,两鬓头发放于耳后,不可披散于面颊,需要时可用小发卡固定。发长不能过衣领,否则应挽起。

(2)长发:应将头发盘于枕后,盘起后头发不过后衣领,盘发时可先将头发梳成马尾或拧成麻花状,用发卡或头花固定。

(3)发饰:工作环境中的发饰,主要为有效固定头发之用,发卡、头花等应采用与头发同色,以素雅、大方为主色调,避免鲜艳、夸张的发饰给患者带来不良的观感。

(4)染发:可染成黑色或近黑色,严禁染鲜艳的色彩。

4. **圆筒帽** 为了无菌技术操作和保护性隔离的需要,手术室、传染科及特殊科室的护士工作时需佩戴圆筒帽。在佩戴圆筒帽前,应仔细整理好发型,头发应全部放在圆筒帽内,前不露刘海,后不露发际。短发可直接佩戴圆筒帽,将头发尽数包裹于圆筒帽内。长发用小发卡或网套盘起后再佩戴,这样可以确保头发不从圆筒帽中滑脱到外面,影响无菌技术操作和隔离防护。

5. **口罩** 佩戴口罩应完全遮盖口鼻,戴至鼻翼上一寸,四周无空隙。吸气时以口罩内形成负压为适宜松紧,达到有效防护。无菌操作与防护传染病时必须戴口罩。口罩带的松紧度和位置高低要适宜,否则不但影响护士形象,且没有起到戴口罩的防护作用。口罩戴得太低或口罩带过松,污染的空气可从鼻翼两侧和周围空隙进入口鼻,起不到防护作用;戴得太高会影响视线或擦伤眼黏膜。将口罩戴到鼻孔下面、扯到颌下或吊在耳朵上面,均显示出精神松散,不符合职业形象规范要求。口罩应每天更换、保持洁净。

6. **胸卡** 胸卡是向他人表明自己身份的标志,便于接受监督,要求正面向外,别在胸前,胸卡表面要保持干净,避免药液水迹沾染。胸卡上不可粘贴他物。

7. **鞋袜** 护士工作鞋为白色,无论穿哪种材质的鞋,都应以鞋底柔软防滑、鞋跟不超过3cm、穿着舒适、走路无声和方便工作为原则。工作鞋袜要保持清洁,皮鞋要经常擦拭,切忌光脚穿鞋。无论下身配穿工作裤或工作裙,袜子均以白色、肉色为宜,以与白鞋协调一致。穿工作裙服时,长袜口一定不能露在裙摆外。夏季穿凉鞋者,最好选择前后包脚的款式并应穿袜子,这样能保护足趾和后跟,视觉效果上也显得文雅。

8. **饰物** 护士工作时不主张佩戴各种装饰物,其目的是方便工作。同时,也是为了树立端庄大方的仪表。人们佩戴各种装饰物的目的是美化自己,表现出某种与众不同的个性特征。护士工作时如果佩戴许多装饰物,一方面不利于工作,另一方面会直接影响患者对护士的信任度,患者会认为护士过多地把精力和时间用于打扮自己,从而怀疑护士的能力,产生不信任的感觉。因此,在从事护理工作时,戒指、手链、粗长的项链及各种花色的耳饰是不宜佩戴的。当然,能够遮掩在衣领内的项链可以免除反复摘戴的烦恼,非常细小且不足以引起患者反感的耳饰也并非不能佩戴。关键取决于护士的审美意识和审美能力。

9. 手和指甲　手是护士进行护理操作、体态语表达的直接工具,所以护士双手的卫生与形象非常重要。首先,护士不能留长指甲,一是长指甲可能在护理时抓伤患者的皮肤,给患者增加痛苦或造成感染;二是长指甲内会储藏细菌或污垢,不符合无菌技术要求;三是长指甲会穿破无菌手套造成污染;四是长指甲尖形状似剑型,可对患者感官上造成尖锐的威胁。因此,护士必须经常修剪指甲,保持一双清洁、灵巧、滋润的手。其次,护士不能涂抹彩色指甲油或佩戴美甲片。一方面,指甲油会造成护理操作时污染,另一方面,鲜艳的色彩还会刺激患者心理,引起患者的反感和不安,同时还可能增加护患双方在相互沟通过程和护理过程中的种种顾虑,降低患者对护士的信任感。

护士是"天使",是那个让病房漂亮起来的人。良好的护士形象,能传达出严格的工作纪律、严谨的科学态度和高尚纯洁的道德情操。

第三节　护士形体训练

引例

患者,朱某,女,61 岁,退休干部,独居,有高血压病史。近 1 个月经常头痛,3 d 前因晨起头痛来医院就诊,门诊以"高血压"收入院。责任护士小张是一位工作不到 2 年的年轻护士,性格开朗、活泼爱动,到病房查房时总是蹦蹦跳跳,手舞足蹈。该患者退休前是某机关的领导,认为小张的举止不符合一名护士应有的端庄礼仪标准,要求更换责任护士。请思考:

1. 护士小张应该如何做,才能符合护士举止礼仪的要求?

2. 护士小张应该如何对自己进行形体训练?

一、形体训练的内容

形体美是健康的体格、匀称的体形、优美的姿态融汇而成。姿势的正确、优美,不仅能体现一个人的整体美,还反映了一个人的气质与精神风貌。可以说,它是展示人内在美的一个窗口。可通过芭蕾基础训练如基本舞步、基本姿态训练及有氧运动等提高护生及护士的柔韧性、协调性、灵活性,培养护生及护士的姿态和节奏感,以形成优美的体形。形体训练主要包括柔韧训练,力量训练及护士举止礼仪的训练如站姿、坐姿、走姿、蹲姿等。

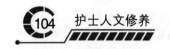
二、形体训练的目的和意义

(一)提高护理专业学生就业的综合竞争能力

随着生理-心理-社会医学模式的转变,医疗服务行业对护士的职业形象和职业素质的要求越来越高,这就要求护士不仅要有精湛的操作技能,还要有"白衣天使"的职业形象和职业素质。形体训练能让护生(护士)身体每个部位的动作得到强化和规范,且长期练习能使其养成良好的行为习惯。教师应结合护理专业特点,开展形体训练课以规范护生(护士)操作动作,使其举止保持优雅得体,从而提高护理专业学生就业的综合竞争能力。

(二)增强护理专业学生的形象美

形体训练内容丰富,融合了音乐、舞蹈等学科内容,容易激发学生的训练兴趣。按照动作标准练习身体的基本姿态和四肢部位的动作,指导学生在练习中寻找最佳姿态,通过反复的练习,使学生感受自己肢体协调能力和动作美感的提升,产生美的意识。

(三)增强护理专业学生的身体素质和临床工作综合素质

护士的工作量大,经常穿梭于病区,走多坐少,容易引起腰肌劳损、神经衰弱等疾病,这就需要护士有一个健康的体质,否则难以承受长久的行走、站立,导致体态的变形。而形体训练有益于肌肉、骨骼、关节的匀称与和谐发展,有利于形成正确的体态,也能使身体变得强壮有力。在学校教育中,通过力量耐力的训练,可以有效培养护理专业学生坚韧的毅力和工作耐力,以增强他们的体质,使学生在未来能更好地适应医院里的高强度工作。

形体训练是外环境对机体的一种刺激,这种刺激具有连续、协调、速度、力量的特点,使机体处于一种运动状态。中枢神经将随时动员各器官及系统使之协调、配合机体的工作,能使神经活动得到相应的提高。除此之外,形体训练还要求动作要迅速、准确;而迅速、准确的动作又要在大脑的指挥下来完成。脑是中枢神经的高级部位。形体训练时,脑和脊髓及周围神经要建立迅速而准确的应答式反应,而脑又要随时纠正错误动作,储存精细动作的信息。经过经常、反复不断的刺激,可以提高人的理解能力、思维能力和记忆能力。

三、形体训练的方法

(一)柔韧性训练

柔韧性训练方法就具体形式来讲分两种,一种是主动练习法,另一种是被动练习法。主动练习法是指练习者依靠自己的力量使肌肉拉长,加大关节活动的灵活性;被动练习法是指练习者通过他人的帮助,借助外力使肌肉被拉长,并使关节活动范围增大。

1.腿和髋部柔韧性的练习方法

(1)正压腿:主要用来发展腿部后侧肌肉的柔韧性。面对横木或一定高度的物体站立,一腿提起,把脚跟放在横木上,脚尖勾紧;两手扶按在膝关节,两腿伸直,腰背挺直,髋关节摆正,上体前屈并向前、向下做压振动作。两腿交替进行。

动作要点:两腿都要伸直;上体向前、向下压振时腰背要直。压振时幅度由小到大,直到能用下颌触及脚尖。

(2)侧压腿:主要用来发展腿部内侧肌肉的柔韧性。侧对横木或有一定高度的物体,一脚支撑,另一脚抬起,腿跟放在横木上,脚尖勾紧;两腿伸直,腰背保持直立,髋关节对前方,然后身体向放在横木的腿侧倾倒压振。左右腿交替进行。

动作要点:上体保持直立向侧、向下压振;压振幅度逐渐变大,髋关节一直正对前方。

(3)后压腿:主要用来发展腿部前侧肌肉的柔韧性。背对横木或有一定高度的物体,一腿支撑,另一腿后举起,脚背放在横木上,腿和脚背都要伸直,上体直立、髋关节正对前方,上体向后仰并做压振动作,左右腿交替进行。

动作要点:支撑腿直立且全脚着地站稳;挺胸、展髋、腰后屈;后压振幅度逐渐加大。

(4)前压腿:主要用来发展腿部后侧肌肉和髋关节的柔韧性。练习者一腿屈膝支撑,另一腿向前伸直,脚跟触地,脚尖勾紧上翘,踝关节紧屈;两手抓紧前伸的脚,上体前俯;两臂屈肘,两手用力后拉,同时上体尽力屈髋前俯,用头顶和下颏触及脚尖。略停片刻后上身直起,略放松后接着做下一次。两脚交替进行。

动作要点:挺胸直背,塌腰前俯;挺膝坐胯,屈髋触脚。

(5)仆步压腿:主要用来练习大腿内侧和髋关节的柔韧性。具体方法:两脚左右开立,左腿屈膝全蹲,全脚着地;右腿挺膝伸直,脚尖内扣,尽量远伸。换另一侧时,保持身体挺直,将身体重心从左脚移至右脚,成另一侧的仆步。可双手扶膝,向下压振。亦可两手分别抓住左右脚,做向下压振和左右移换身体重心的动作。

动作要点:左右移动时要低稳缓慢。开胯沉髋,挺胸下压,使臀部和腿内侧尽量贴近地面移动。

(6)竖叉:主要用来练习大腿前后侧和髋部柔韧性。具体方法:两腿前后分开呈一条直线,前腿的脚后跟、小腿腓肠肌和大腿后肌群压紧地面,脚尖勾紧上翘,正对上方;后腿的脚背、膝盖和股四头肌压紧地面,脚尖指向正后方;髋关节摆正与两腿垂直,臀部压紧地面。上体正直。可做上体前俯,压紧前面腿的前俯压振动作,亦可做上体后屈的向后压振动作,增大动作难度和拉伸幅度,动作幅度由小到大,逐渐用力。

动作要点:挺腰直背,沉髋挺膝;前俯勾脚,后屈伸踝。

(7)横叉:主要用来练习大腿内后侧和髋关节的柔韧性。具体方法:两腿左右一字伸开,两手可辅助支撑;两腿的小腿后侧着地,压紧地面,两脚的脚跟着地,两脚尖向左右侧伸展或勾紧胯充分打开,成一字形。可上体前俯拉长腿后侧肌肉并充分开胯;亦叫上体向左右侧倒,拉长大腿内后侧肌肉并增大胯的活动幅度。

动作要点:挺腰立背,开胯沉髋;挺膝勾脚,前俯倾倒。

2.腰部柔韧性的练习方法

(1)前俯腰:主要用来练习腰部向前运动的能力和柔韧性。具体方法:并步站立,两腿挺膝夹紧,两手十指交叉,两臂伸直上举,手心向上。然后上体亢腰前俯,两手心尽量向下贴紧地面,两膝挺直,髋关节屈紧,腰背部充分伸展。两手松开,用双手从脚两侧屈肘抱紧脚后跟,使胸部贴紧双腿,充分伸展腰背部。持续一定时间后再放松起立。还可以在双手触地时向左右侧转腰,用两手心触及两脚外侧的地面,增大腰部伸展时左右转动的柔韧性。

动作要点:两腿挺膝直立,挺胸塌腰,充分伸展腰背部,胸部与双腿贴紧。

(2)后甩腰:主要用来练习腰部向后运动的柔韧性。具体方法:并步站立,练习时一腿支撑,另一腿向后上直腿摆动。同时,两臂伸直,随身体向后屈做向后的摆振动作,使腰背部被充分压紧,腰椎前面充分伸展。

动作要点:后摆腿和上体后屈振摆同时进行;支撑腿、膝伸直;头部和双臂体后屈做协调性后摆助力动作。

(3)腰旋转:主要用来练习腰部的左右旋转幅度。具体方法:两脚左右开立略宽于肩,两臂自然

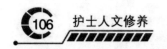

垂于体侧以髋关节为轴体前俯,然后以腰为轴,使上体自前向右、向上再向左,来回做顺时针或逆时针旋转;同时,双臂随上体做顺时针或逆时针的环绕动作,以增加腰部旋转的幅度和力度。

动作要点:尽量增大绕环幅度,速度由慢到快,使腰椎关节完全得到活动、伸展。

(二)力量训练

虽然各种不同力量素质均有其各自的练习手段,但力量素质训练也有一些共同的练习形式,现归纳如下。

1. 负重抗阻力练习 这种练习可作用于机体任何一个部位的肌肉群,主要依靠负荷重量和练习的重复次数刺激机体发展力量素质。负重抗阻力练习的方式多种多样,负荷的重量及练习的重复次数可随时调整,它是身体素质练习中常用的一种手段。

2. 对抗性练习 这种练习的双方力量相当,依靠对方不同肌肉群的互相对抗,以短暂的静力性等长收缩来发展力量素质。如双人顶,双人推、拉等。对抗性练习几乎不需要任何器械及设备,也容易引起练习者的兴趣。

3. 克服弹性物体阻力的练习 这是依靠弹性物体变形而产生阻力发展力量素质,如使用弹簧拉力器、拉橡皮带等。

4. 利用外部环境阻力的练习 如在沙地、深雪地、草地、水中的跑和跳等。这种练习要求轻快用力,所用的力量往往在动作结束时较大。

5. 克服自身体重的练习 这种练习主要是由人体四肢的远端支撑完成的练习,迫使机体的局部部位来承受体重,促使该局部部位的力量得到发展。例如引体向上、倒立推进、纵跳等。

6. 利用特制的力量练习器的练习 这种特制的练习器,可以使练习者的身体处在各种不同的姿势(坐、卧、站)进行练习。它不但能直接发展所需的肌肉群力量,还可减轻心理负担,避免伤害事故的发生。另外,还有电刺激发展肌肉力量的练习器。

(三)平衡素质训练

平衡是指人体所处的一种稳定状态,以及不论处在何种位置、运动或受到外力作用时,能自动调整并维持姿势的能力。平衡可分为静态平衡和动态平衡。静态平衡是指人体在无外力的作用下,保持某一姿势,自身能控制身体平衡的能力,主要依赖于肌肉的等长收缩及关节两侧肌肉协同收缩来完成。动态平衡是指在外力作用于人体或身体的原有平衡被破坏后,人体需要不断地调整自己的姿势来维持新的平衡的一种能力,主要依赖肌肉的等张收缩来完成,如平衡板上的站立训练。

1. 坐姿平衡

(1)训练目的:训练身体在静态下的平衡,矫正坐姿,初步培养平衡感。

(2)训练方法:①坐在椅子上,抬头挺胸,后背倚靠椅背;②双臂自然放在前面的桌子上,身体保持平衡。

(3)训练要求:放松肩膀及身体其他部位的肌肉,不要过度紧张。

2. 单脚站立

(1)训练目的:初步训练在重心偏离常态时的身体平衡感。

(2)训练方法:①双手左右侧平举,身体正直,目视前方站稳;②一只脚站立,另一只脚抬起,上身保持不动;③单脚练习,并逐渐延长站立时间。

(3)训练要求:单脚站立时尽量不要东摇西晃。

3. 脚尖站立

(1)训练目的:训练在小支撑点上的平衡。

(2)训练方法:①双脚尖站立,并从 1 数到 10;②站立平稳后,改为单脚尖练习。

(3)训练要求:最初训练以光脚练习为宜。

4. 顶物走

(1)训练目的:初步锻炼在动态中的平衡。

(2)训练方法:①地面上画直线,学生头顶一本书或一个枕头站在起点;②沿直线走,同时头上的东西不能掉下来;③在练习达到一定程度时,可以将直线改为圈线。

(3)训练要求:忌用手扶头上的东西。

5. 不倒翁

(1)训练目的:训练旧的平衡状态破坏后建立新的平衡状态的能力。

(2)训练方法:①在座位上保持良好的坐姿;②坐正后,从一侧推动学生以破坏其平衡,要求再度保持坐正的体姿;③在推动下要保持平衡,可在其不注意的情况下进行推动,并继续保持平衡。

(3)注意事项:推动力由轻到重,并注意保护,以免跌倒而受伤。

在柔韧训练、力量训练和平衡训练的基础上,对护士的站姿、坐姿、走姿、蹲姿等礼仪进行训练将会事半功倍。形体训练与礼仪相结合,把礼仪知识融入形体训练中,塑造护士的完美形象,体现护士的高雅气质,使护士拥有符合医院形象要求的礼仪标准,展现医院文化,为树立患者心中良好印象,建立良好的护患关系打下基础。

▶本章小结◀

本章阐述了礼仪和护理礼仪的概念和内涵;探讨了学习护理礼仪的意义;讲解了护士职业的内容、特征和行为规范,以及如何把护理职业礼仪灵活运用于工作与生活中,展示良好的护理职业形象,为建立良好护患关系打下基础,从而满足新医学模式背景下现代人类健康对医学专业人员提出较高的综合素质要求。

思考题

1. 简述培养良好的护士职业形象的要点。

2. 简述如何塑造良好的职业形象。

📜 知识拓展

1.《医护礼仪与医患沟通技巧》是 2018 年出版的一本书,作者是靳斓。随着医学和护理学的飞速发展,人类健康保健意识的不断提升,医护礼仪的重要性日益显著,基于现代人类健康对医学专业人员提出综合素质较高的要求,靳斓等结合目前医学临床礼仪现状,编写了此书。该书主要介绍了临床医护人员所需的礼仪知识,旨在加强医护人员的礼仪修养,规范医护人员的举止行为,提升沟通技巧。同时,阐述了新一代医务人员如何进行人性化的服务和高效的沟通,打造良好医患关系。

2.《说话的艺术》是 2012 年 4 月新世界出版社出版发行的图书,原作者是(美)戴尔·卡耐

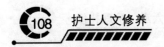

基,凌云翻译。本书围绕如何使自己成为一个受人欢迎的说话高手这一主题,将卡耐基作品中的相关内容汇编其中。全书由九部分组成,分别从赞美、批评、赢得赞同与合作以及当众说话的技巧等方面为读者提供了易于实践且行之有效的建议,旨在希望读者在日常生活中,以及所有需要赢得别人信服你想法的场合。学会如何说服别人,号召别人采取行动,传达信息,打动别人并使人信服,娱乐别人。戴尔·卡耐基的易于掌握的 5 步训练程序,会告诉你如何成为一个强大的、有效的沟通者。《说话的艺术》适合大众阅读。

(史素玲　王亚琼)

第七章　公共礼仪

━━━━ **本章导学** ━━━━

【重点难点】

本章的重点是掌握公共场所应遵守的礼仪的具体内容；难点是公共礼仪在工作与生活中的灵活运用，以展示良好的个人形象。

【学习目标】

1. 说出公共场所礼仪的具体内容和要求。
2. 做出一份完整的求职简历。
3. 营造模拟求职现场，使用求职礼仪。
4. 简述在公共场所如何正确运用礼仪规范。

引例

护士小张刚从学校毕业，准备和室友小李一起去一家三甲医院面试。护士小张平时比较时髦，穿半露肩上衣配短裙，化浓妆准备去面试，而小李准备穿一套合适的西装，画淡妆。小李告知小张她的穿着打扮不合适，小张解释说："我平时就这样打扮，没觉着不合适。"

面试的时候，护士小张面对面试官，小动作不断，且语气过于松散、不够严肃，而护士小李说话吐字清晰，落落大方。最后，小李被这家医院录取，而小张未被录取。请思考：

1. 你认为两位护士在面试准备过程中，谁的做法更恰当？
2. 作为一名刚毕业准备去面试的护士，你应该提前做哪些准备？

第一节　交接礼仪

在日常的人际交往中，礼仪既是人们行为的规范或模式，又是人际关系的润滑剂。交际中的礼仪不仅可以体现一个人的气质与文化素养，还可以展现其精神面貌与道德水准。知礼懂礼，是一个人在人际交往中树立良好的个人形象，建立融洽的人际关系的必要前提和重要条件，也是个人融入社会的必修课程。

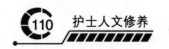

交接礼仪是指人们在社会交往活动过程中形成的,应共同遵守的行为规范和准则。科学合理地运用交接礼仪能够创造最佳的人际关系状态。护士在护理工作中需要和不同的人交往,学习必要的交接礼仪,有助于在护理工作中建立良好的人际关系,便于护理工作的开展。

一、会面礼仪

(一)称谓礼仪

称谓,是指人们在日常交往应酬中彼此之间所采用的称呼。称谓是沟通人际关系的起始之点,也是交往成功的关键之处。在人际交往中选择恰当、合适的称呼,既是对对方的尊重,也是自己良好礼仪风范的体现,称呼所表现出来的尊敬、礼貌和亲切往往使交往双方更容易缩短彼此间的心理距离,感情更加融洽。

1. 称谓的原则

(1)尊重原则:得体的称呼能很好地传达出对别人的尊重和友善,这也是人际交往的基本原则之一。每个人都希望被他人尊重,适时使用"您/您好""贵/贵姓""高/高见"等问候型敬语,正是对他人表示尊重和表现自己礼貌和修养的一种方式。

(2)适度原则:根据交往对象、场合、双方关系、文化传统和风俗习惯等选择适当的称谓,比如在正式场合称呼昵称就不够得体。"十里不同俗,百里不同风",习俗不一样,称谓往往也不一样,因此称谓也要入乡随俗。与多人打招呼时,应注意亲疏远近和主次关系,一般以先长后幼、先高后低、先女后男、先亲后疏为宜。

2. 称谓的作用

(1)明确人际距离:在不同的情况下,使用不同的称呼,意味着交往双方人际距离的不同。在人际交往中须根据交往对象、交往情景和交往目的的不同,采用不同的称呼。适当的人际距离不仅是礼貌修养的体现,同时也是社交中自我安全的保障。

(2)表明态度:称呼对象时所选择的称谓方式可显示出对对方的态度。要讲礼貌,表达对别人的尊重,就不能忽略交往中的称谓礼仪。

3. 称谓方式

(1)通称:是指在较为广泛的社交中都可以使用的称呼。通常称成年男子为先生,未婚女子为小姐,已婚女士为夫人、太太,对不了解婚姻状态的女子也可泛称女士。

(2)职衔称:职衔通常用来表示某种职业能力的等级,常使用的称呼有:①行政职务,如张院长、王经理、李厂长、赵主任等。一般在正式场合及活动中使用。②职业,如方护士、刘老师、陈医生等。③技术职称,如金教授、周工程师等。

(3)亲属称:在与非亲属人士交往时,有时以亲属称谓称之,如"喻爷爷""曹大妈"等,给人以亲切、温暖、热情之感,缩短心与心的距离,尤其在护理工作中,对年长者使用亲属称,可拉近护患之间的距离,便于护理工作的顺利开展。

4. 称谓避讳 恰当地使用称谓能够体现一个人的涵养,不恰当的称谓则被认为是无礼或粗俗的,应当有所避讳。

(1)替代性称谓:即用其他语言或符号来替代常规性称呼。如以患者的病床号来称呼患者,某些服务行业用排队编号来称呼客人等。这种称谓会让对方感觉人格受到了轻视,是极不礼貌的,在临床护理工作中应当避免。

(2)失礼的称谓:因风俗、习惯、文化及关系不同,有些称呼是容易引起误会的。①绰号:"绰"有宽余之意,绰号即为人多余之号,是本名之外别人根据其个人特征,大多以比喻的手法另起的名字,如"张麻子""何胖子"等。②乳名:又叫小名,仅限家庭范围内长辈使用,公共场合应避讳称呼他人乳名。③蔑称:对蔑视对象的一种称谓,如"洋鬼子""土老帽"等。④误读:念错被称呼者的姓名,如"查(zha)""区(ou)"等。要避免类似错误,应做好前期准备,多学活用。

(3)有歧义的称谓:有些称谓具有地域性,如北方人称"师傅",南方人则称之为"出家人";我国大陆将志同道合、有共同革命理想的人称为"同志",而我国港澳台地区和国外则意为同性恋关系。

(二)介绍礼仪

介绍是社交场合人与人之间相互认识、增进了解、建立联系的一种最基本、最常见的方式,在人际交往中有着非常重要的作用。在社交场合,正确的介绍可以使素不相识的人们相互了解和认识。科学利用介绍礼仪,有利于展示自我、结识新友,同时显示介绍者良好的交往风度和交往品质。

社交场合中,介绍有多种形式。按介绍者主体来区分,有自我介绍和他人介绍;按被介绍的人数来区分,有集体介绍和个别介绍;按被介绍者的地位、层次来区分,有重点介绍和一般介绍等。

1. 自我介绍 是将自己介绍给别人,向别人说明自己的情况,以使对方认识和了解自己,是一种推销自身形象和价值的方法和手段。

自我介绍的注意事项:①把握时机,最好选择在对方有时间、情绪好、干扰少的情况下进行。②介绍内容要真实准确,实事求是,不可自吹自擂、夸大其词。③仪态得体,介绍时态度要友善、随和、亲切,注意表情自然、面带笑容。④注意互动,自我介绍时要注意对方的感受,如果对方对你不想了解过多,那么介绍时多说无益。⑤把握时间,力求言简意赅,以半分钟左右为佳,特殊情况下也不要超过1 min。

2. 他人介绍 又称第三者介绍,即在人际交往中经第三者为互不相识的双方做引荐和介绍。他人介绍通常都是双向的,将被介绍双方均作介绍。有时则是单向的,只将被介绍者中的一方介绍给另一方,前提是前者了解后者,而后者不了解前者。

(1)介绍的形式。①标准式:适用于正式场合,内容以双方的姓名、单位、职务为主。例如:"请容我介绍以下两位,这位是××医院护理部刘主任,这位是××学校护理系张主任。"②简介式:适用于一般的社交场合。内容往往只有双方姓名这一项,甚至只提到双方姓氏。③强调式:适用于各种社交场合。介绍内容除被介绍者的姓名外,还会刻意强调其中某位被介绍者与介绍者之间的特殊关系,以引起另一位被介绍者的注意。④推荐式:适用于较正式的场合。介绍者有所准备,有意将一方推荐给另一方,会对其优先重点介绍。

(2)介绍的顺序。受到尊重的一方有优先知情权,即在社交中地位较高的人掌握主动。因此介绍的顺序是:先向年长者介绍年轻者,先向身份高者介绍身份低者,先向主人介绍客人,先向女士介绍男士。在集体场合向公众作介绍,应先介绍位尊者,后介绍位卑者。介绍众多朋友认识,应按从左到右或从右到左的次序依次介绍,这样可以避免厚此薄彼,使大家处于平等的地位。

(3)介绍的正确姿势。介绍者应站立于被介绍者的旁侧,身体上部略倾向被介绍者,伸出靠近被介绍者一侧的手臂,胳膊向外微伸,大臂与小臂呈弧形平举,摊开手掌,手心向上,拇指与四指略分开,四指自然合拢,指向被介绍者一方,面带微笑,两眼平视接受介绍者。

(三)名片礼仪

现代名片是一种经过设计、能表明自己身份、便于交往和执行任务的卡片,是当代社会人际交往中一种经济实用的介绍性媒体,具有自我介绍信的功能。

1. 名片的样式 名片的内容宜简不宜繁,一般包括姓名、任职单位或职业、职务、职称、通讯地

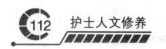

址、电话号码、电子邮箱等。大多为简化标准汉字，排版方式也应顺应阅读的习惯，以横排版式为主。

2. 名片的使用　名片承载着个人信息，也是重要的交往工具，它的使用和交换往往能体现一个人的礼仪修养和素质。正确使用和交换名片，能够很好地促进双方的进一步交往。因此，名片的递送、接受、索要和存放都要注意社交礼仪。

（1）名片的交换顺序：交换名片的顺序一般是"先客后主，先低后高"。即地位低的先交给地位高的，年轻的先把名片交给年长者，客人先把名片交给主人。在不了解对方的身份地位时，应先把自己的名片递上。与多人交换名片时，应依照职位高低的顺序，或是由近及远的顺序依次进行，切勿跳跃式进行。

（2）递交名片的礼仪：递送名片时，态度要端庄得体，面带微笑，注视对方，将名片正对着对方，用双手的拇指和示指分别持握名片上端的两角送给对方。如果是坐着的，应当起立或欠身递送，同时说："我叫××，这是我的名片，请多多指教。"

（3）接受名片的礼仪：接受名片时，应立即停止手中的事情，起身站立，面带微笑，目视对方，双手或右手捧接名片。同时，应口头道谢，不可一言不发。接过名片要从头至尾认真查看，若有疑问，可当场向对方请教，既可以表示对对方的重视，又可以了解对方的身份。

（4）索要名片的礼仪：索要名片时，可采用下列方法。①交易法：即主动把自己的名片递给对方，并询问对方："我们可以交换一下名片吗？"②明示法：直接说明自己的本意。如："认识您很高兴，能交换一下名片吗？"③联络法：为了进一步联络和交往。如："不知道怎么跟您联系比较方便？"

二、拜访礼仪

拜访是一种常规的社交形式，也称拜会。拜访的礼仪包括为客的礼仪和待客的礼仪。

（一）为客的礼仪

为客礼仪的基本原则是客随主便，即客人要以主人的意愿为优先考虑。

1. 有约在先　由于住宅是私人的生活领域，到住宅拜访多有不便，应做到有约在先。①约时间：做好约定后，要如约而行，可准时或略提前几分钟到达。如遇特殊情况不能赴约或不能按时赴约，应提前通知主人，并表示歉意，根据主人的时间安排，重新约见。②约地点：指事先约定具体的会面地点。③约人数：即约定拜访的具体人员。④约主题：简要说明此行的主题。

2. 上门送礼　①视情况准备礼品，初次到别人家拜访，最好适当带些礼品，所带礼品应尽量适合主人的需要。②抵达前预先告知，例如，快到拜访人家门之前，不妨再打电话确认、通知一下。③见面问候致意，需问候拜访的对象、对方的家人及对方家里在访的客人。④遵循对方的要求，如脱掉外套，更换拖鞋，按对方指定的地点就座。

3. 告辞有礼　①适时告辞：当宾主双方都已谈完该谈的事情，或发现主人有急事要办，或又有新的客人来访，也应及时告辞。②致意问候：告辞时应向主人及其他家人，特别是长辈打招呼，并诚意邀请他们到自己家做客。③报平安：如果归程较远或是在晚上，到家后要向对方报个平安。

（二）待客的礼仪

良好的待客之礼，体现出主人的热情和殷勤。它既能使客人感到亲切、自然、有面子，也会使自己显得有礼、有情、有光彩。待客礼仪的基本原则是主随客便，即主人的所思所想、所作所为要考虑客人的感受，尊重客人的选择。

1. 做好充分准备　待客之前，应提前做好必要的安排：①主人应衣着得体，服饰整洁。②家庭布置要干净美观、整洁,水果、点心、饮料、烟酒、菜肴要提前准备好。③可提前安排一些娱乐活动,娱乐内容要格调高雅,娱乐形式要简单,不要太复杂而喧宾夺主。

2. 迎来送往体贴周到　重要客人、远道而来的客人抵达的时候要热情迎接问候,必要时应去机场、车站及码头迎接。客人到来时要施礼问候,将其介绍给其他在场的朋友;客人告别时,主人应送到门口或电梯口。接待过程中应注意热情陪同,谈话时要尊重他人,认真听别人讲话,适时以点头或微笑做出反应,不要随便插话。要等别人谈完后再谈自己的看法和观点,不可只听不谈,也不要频繁看表、打呵欠,以免对方误解你在逐客。

3. 待客态度把握分寸　待客时要做到既热情大方,又不为过。对于不太熟悉的、初次交往的客人,要以礼相待,表现热情和友好,把礼仪规范放在第一位;对于常来常往的老朋友,可以不拘泥于细节,关键是把热情友善放在第一位。

三、通信礼仪

通信是指人们借用一定的工具,来进行信息的传递和情感的沟通。在现代社会交往中,各种通信工具层出不穷,为人们获取信息、传递信息、利用信息提供了越来越多的选择。通讯交际往往不是面对面的即时交往,因而其对礼仪的要求就更不容忽视。

(一)电话礼仪

电话作为现代通信工具,具有传递迅速、使用方便和效率高的优点。人们在通电话的过程中,对于声调、内容、表情、态度、时间等的选择,能够真实地体现个人的素质、待人接物的态度,因此电话礼仪不容轻视。

1. 拨打电话礼仪　使用电话时,发起者即为发话人,通常居于主动、支配的地位。拨打电话时,应注意以下几个方面。

(1)时间适宜。①通话时间:一般打电话不应在晚十点后、早上六点之前、用餐或午休时间;公务电话尽量在工作时间内打,不要在对方私人时间,尤其是节假日不要打扰别人;如果给海外人士打电话,要了解其所在地区的时差,尽可能避开对方的休息时间。②通话时长:打电话的基本礼则是长话短说,废话少说,没话不说。每次通话应有所控制,宁短勿长,一般打电话的时间不要超过3 min,也被俗称为"通话三分钟原则"。

(2)内容规范。通话内容应事先准备,简明扼要。电话接通之后首先问候对方"您好",然后介绍自己的姓名、所属单位,说明打电话所为何事,最后挂电话之前要有道别语。

(3)态度文明。通话时态度表现要得体,语气应友善平和。打电话时说话的语速要适当放慢,说话的声音不宜过高,说话时口齿清晰,终止通话时,应轻轻放下话筒。

2. 接听电话礼仪　在通话过程中,接听电话的一方称为受话人,通常处于被动的地位。接听电话时要做到礼貌,应注意以下几个方面。

(1)接听及时。一般电话铃声响两三声时接听是比较合适的,即"响铃不过三"原则。因特殊原因,铃响过久才接的电话,需在通话开始时向发话人表示歉意。

(2)应答谦和。拿起话筒后,即应向发话人问好,然后自报家门,如:"您好! 这里是重症医学科。"在出于礼貌的同时,还能让发话人验证是否拨错了电话。在日常生活中,会遇到帮他人代接、代转电话的问题,同样应注意谦和礼貌、尊重隐私,不要口出不逊,甚至拒绝对方的请求。代接电话后要尽快找到本人,以传达电话内容。

(3)主次分明。接听电话时,不要做与通话无关的事情,当通话结束时,通常是地位高的人先挂

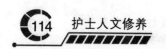

机。通话时,恰逢另一个电话打进来,切忌置之不理,可先向通话对象说明原因,嘱其稍等片刻,然后去接另一个电话,分清轻重缓急后,再做妥善处理。

3. 通信礼仪　随着人们的生活节奏加快与生活质量的提高,手机等通信工具使用越来越普遍。在使用这些通信工具时也应遵守必要的礼仪要求。具体体现在以下几点。

(1)放置到位:从形象的角度出发,放在衣服口袋里或者挂在脖子上、别在腰里的做法在正式的社交场合均不太美观得体,适宜放在随身携带的包里。

(2)遵守公德:使用时不要影响和妨碍别人,比如上班、开会的时候,手机要调成振动的状态,必要时要关机;当和重要交谈对象比如领导、长辈谈话时,不妨当面关机,以表示尊重;在禁用手机的场合,如医院里、飞机上等,不要拨打和接听手机。

(3)保证通畅:看到未接电话,要及时回复。更换号码时,应尽快告知自己的主要交往对象,以保证彼此联络通畅,以免失礼于人。

四、服饰礼仪

(一)着装的基本原则

1. TPO 原则　人们的服饰应与时间、季节相吻合,符合时令;要与所处场合、环境,与不同国家、区域、民族的不同习俗相吻合;符合着装人的身份;要根据不同的交往目的、交往对象选择服饰,给人留下良好的印象。

(1)着装应与自身条件相适应。选择的服装首先应该与自己的年龄、身份、体型、肤色、性格和谐统一。年长者及身份地位高者,选择服装款式不宜太新潮,款式简单而面料质地则应讲究些才与身份、年龄相吻合。青少年着装则应着重体现青春气息,以朴素、整洁为宜,清新、活泼最好。形体条件对服装款式的选择也有很大影响。身材矮胖、颈粗圆脸形者,宜穿深色低"V"字形领、大"U"字形领套装,浅色高领服装则不适合。而身材瘦长、颈细长、长脸形者宜穿浅色、高领或圆形领服装。方脸形者则宜穿小圆领或双翻领服装。身材匀称、形体条件好、肤色好的人,着装范围则较广,可谓"浓妆淡抹总相宜"。

(2)着装应与职业、场合、交往目的和交往对象相协调。着装要与职业、场合相宜,这是不可忽视的原则。工作时间着装应遵循端庄、整洁、稳重、美观、和谐的原则,能给人以愉悦感和庄重感。着装应与场合、环境相适应。正式社交场合,着装宜庄重大方,不宜过于浮华。参加晚会或喜庆场合,服饰则可明亮、艳丽些。节假日休闲时间着装应随意、轻便些,西装革履则显得拘谨而不适宜。家庭生活中,着休闲装、便装更益于与家人之间沟通感情,营造轻松、愉悦、温馨的家庭氛围。但不能穿睡衣拖鞋到大街上去购物或散步,那是不雅和失礼的。着装应与交往对象、目的相适应。与外宾、少数民族相处,更要特别尊重他们的习俗禁忌。

总之,着装最基本的原则是体现"和谐美",上下装呼应和谐,饰物与服装色彩相配和谐,与身份、年龄、职业、肤色、体型和谐,与时令、季节、环境和谐等。

2. 色彩搭配原则　服饰的美是款式美、质料美和色彩美三者完美统一的体现,形、质、色三者相互衬托、相互依存,构成了服饰美统一的整体。而在生活中,色彩美是最先引人注目的,因为色彩对人的视觉刺激最敏感、最快速,会给他人留下很深的印象。

(1)服装色彩搭配原则。①同色搭配:即由色彩相近或相同,明度有层次变化的色彩相互搭配造成一种统一和谐的效果。如墨绿配浅绿、咖啡配米色、深红配浅红等,同类色配合的服装显得柔和文雅。在同色搭配时,宜掌握上淡下深、上明下暗。这样整体上就有一种稳重踏实之感。②相似色搭配:色彩学把色环上90°以内的邻近色称为相似色。如蓝与绿、红与橙。相似色搭配时,两个色的明度、纯度要错开,如深一点的蓝色和浅一点的绿色配在一起比较合适。③主色搭配:指选一种起主导作用的基调和主色,相配于各种颜色,造成一种互相陪衬、相映成趣之效。采用这种配色方法,应首先确定整体服饰的基调,其次选择与基调一致的主色,最后再选出多种辅色。主色调搭配如选色不当,容易造成混乱不堪,有损整体形象,因此使用的时候要慎重。

(2)色彩选择应考虑的因素。①服色与年龄:年轻人的穿着可鲜艳、活泼和随意些,这样可以充分体现年轻人朝气蓬勃的青春美;而中老年人的着装则要注意庄重、雅致、含蓄,体现其成熟和端庄,充分表现出成熟之美。但无论何种年龄段,只要着装与年龄相协调,都可以显示出独特的韵味。②服色与体型:体型高大的人在服装选择与搭配上,要注意服色宜选择深色、单色为好,太亮、太淡、太花的色彩都有一种扩张感,使着装者显得更高、更大;体型较矮的人服色宜稍淡、明快柔和些为好,上下色彩一致可以造成修长之感;体型较胖的人在服色的选择上,应以冷色调为好,过于强烈的色调就更显得胖;体型偏瘦的人服色选择应以明亮柔和为好,太深、太暗的色彩反而显得瘦弱。③服色与肤色:肤色影响着服饰配套的效果,也影响着服装及饰物的色彩。但反过来说服饰的色彩同样作用于人的肤色而使肤色发生变化。对于肤色发黄或略黑的人在选择服色时应慎重。选择过深或过浅颜色,要么会加深肤色偏黑的感觉,要么会反衬出肤色的黝黑,令人暗淡无光。这种肤色的人最适宜选用的是与肤色对比不强的粉色系、蓝绿色。最忌色泽明亮的黄、橙、蓝、紫或色调极暗的褐色、黑紫、黑色等。④服色与性格:不同的性格需要由不同的色彩来表现,选择与性格相符的服色可以给人带来舒适与愉快。性格内向的人,一般喜欢选择较为沉着的颜色,如青、灰、蓝、黑等;性格外向的人,一般以选用暖色或色彩纯度高的服色为佳,如红、橙、黄、玫瑰红等。

(二)饰品搭配

1.饰品搭配原则

(1)数量原则:以少为佳。在必要时,可以一件首饰也不必佩戴。若有意同时佩戴多种首饰,其上限一般为三,即总量不应超过3种。除耳环、手镯外,最好不要使同时佩戴的同类首饰超过一件,新娘可以除外。

(2)质地原则:争取同质。若同时佩戴两件或两件以上首饰,应使其质地相同。戴镶嵌首饰时,应使其被镶嵌物质地一致,托架也应力求一致。这样能令其总体上显得协调一致。此外还需注意,高档饰物,尤其是珠宝首饰,多适用于隆重社交场合,但不适合在工作、休闲时佩戴。

(3)色彩原则:力求同色。若同时佩戴两件或两件以上首饰,应使其色彩一致。戴镶嵌首饰时,应使其主色调保持一致。千万不要戴的几种首饰色彩斑斓,把佩戴者打扮得像一棵"圣诞树"。

(4)身份原则:符合身份。选戴首饰时,不仅要照顾个人爱好,更应当使之服从于本人身份,要与自己的性别、年龄、职业、工作环境保持大体上的一致。气质文静的女士不要戴过于夸张和象征意义太浓的首饰,否则会使别人产生错乱感。

(5)体型原则:扬长避短。避短是其中的重点,扬长则须适时而定。切忌用首饰突出自己身体中不太漂亮的部位。如脖颈上有赘肉和褶皱的女士,就不适合戴太有个性色彩的颈链,以免招至别人过多的关注;手指欠修长丰润的,不要戴镶有大宝石或珍珠的戒指。

(三)职场着装礼仪

1.西服的礼仪　西服以其设计造型美观、线条简洁流畅、立体感强、适应性广泛等特点而越来越深受人们的青睐。几乎成为世界性通用的服装,可谓男女老少皆宜。西服七分在做,三分在穿。西装的选择和搭配是很有讲究的。选择西装既要考虑颜色、尺码、价格、面料和做工,又不可忽视外

形线条和比例。西装不一定必须料子高档,但必须裁剪合体,整洁笔挺。穿着西装应遵循以下礼仪原则。

(1)西服套装上下装颜色应一致。在搭配上,西装、衬衣、领带其中应有两样为素色。

(2)穿西服套装必须穿皮鞋,便鞋、布鞋和旅游鞋都不合适。

(3)配西装的衬衣颜色应与西服颜色协调,不能是同一色。白色衬衣配各种颜色的西服都有很好的效果。正式场合男士不宜穿色彩鲜艳的格子或花色衬衣。衬衣袖口应长出西服袖口 1~2 cm。穿西服在正式庄重场合必须打领带,其他场合不一定都要打领带。打领带时衬衣领口的扣子必须系好,不打领带时衬衣领口扣子应解开。

(4)西服纽扣有单排、双排之分,纽扣系法也有讲究。双排扣西装应把扣子都扣好。单排扣西装全扣和只扣第二粒是不合规范的,可系上面一粒,代表洋气、正统;三粒扣的,系上面两粒或只系中间一粒都合规范要求。

(5)西装的上衣口袋和裤子口袋里不宜放太多的东西。穿西装时过分臃肿会破坏西装的整体线条美,春秋季节只配一件衬衣最好,冬季可在衬衣外面穿一件羊毛衫。

(6)领带的颜色、图案应与西服相协调,系领带时,领带的长度以触及皮带扣为宜,领带夹戴在衬衣第四、五粒纽扣之间。

(7)西服袖口的商标牌应摘掉,否则不符合西服穿着规范,高雅场合会让人贻笑大方。

(8)注意西服的保养。保养存放的方式,对西服的造型和穿用寿命影响很大。高档西服要吊挂在通风处并常晾晒,注意防虫与防潮。有皱褶时可挂在浴后的浴室里,利用蒸气使皱褶展开,然后再挂在通风处。

2.男士着西装注意"三个三"

(1)三色原则:全身的颜色不能多于 3 种,包括上衣、下衣、衬衫、领带、鞋子、袜子在内。

(2)三一定律:鞋子、腰带、公文包应为同一颜色,且首选黑色。

(3)三大禁忌:一忌不拆商标,二忌穿夹克打领带,三忌穿错袜子。

3.女士着西装时要注意"六不"　①套装不允许过大或过小。②不允许衣扣不到位。③不允许不穿衬裙。④不允许内衣外观。⑤不允许随意搭配。⑥不允许乱配鞋袜。

第二节　公共场所礼仪

在社会交往中,良好的公共礼仪可以使人际交往更加和谐,使人的生活环境更加美好。公共场所礼仪总的原则是:遵守秩序、仪表整洁、讲究卫生、尊老爱幼。

一、交通礼仪

在人人成为交通参与者的今天,人们必须自觉遵守交通礼仪,现代社会应当倡导宽容和尊重的交通理念,这也是交通安全的基本保障。

(一)行路

1.行路的基本礼则　出门行路,若是两个人同行,那么前为尊、后为卑,右为大、左为小。因此,当和长者、尊者、女士等一起走路时,要注意走在其后其左,以示尊重;而在进出门口或者经过黑暗区域,则应先行;如果是三人同行,则是以中央为尊,右边次之,左边再次之。

2. 行路应注意的问题　①礼让为先:在比较拥挤的地段,要有秩序地依次通过,如青少年应主动给老年人让路,健康人应给残疾人让路,男士应给女士让路。②文明礼貌:遵守交通规则和社会公德,注意安全。遇到车辆要安全礼让,不要抢行;在繁华的商业区或人群拥挤的地方,不能横冲直撞,要相互体谅、礼让三分。③正确搀扶:如果和老人儿童一起行走,应扶老携幼,担负起照顾他们的责任。④问候熟人:路遇熟人应主动打招呼,需要在路上简短交谈时,要尽量站在不碍事的路边,以免给他人带来交通上的不便。

(二)乘车

1. 乘车注意事项

(1)礼貌有序:乘坐公共交通工具,有时人多拥挤,要注意社会公德,遵守秩序,排队上车。为表示自己对他人的礼貌,应当请尊者、客人、妇女、儿童、患者、残疾人等先上车,后下车。

(2)克己敬人:乘车时着装要文明,不可穿过分暴露的衣服,更不要有脱鞋、袜等行为。

(3)坐姿优雅:不要东倒西歪或靠在他人身上,甚至将脚伸到他人座位或过道上。

2. 座次排序　乘坐不同的交通工具,其座次尊卑亦不尽相同。

(1)轿车:乘坐轿车的座次常规一般是右座高于左座,后座高于前座。在公务活动中,轿车上的前排副驾驶座通常被称为“随员座”;按惯例,此座应由秘书、译员、警卫或助手就座,不宜请客人在此就座;当主人亲自驾驶轿车时,客人坐在副驾驶座上则是合乎礼仪的。因此,由主人充当司机的轿车,首座就应该是司机旁边的位置,其次才是后排右座,再后是后排左座,后排中间为末座。

(2)公共汽车:在公共汽车上,座次尊卑的一般规则是:前座高于后座,右座高于左座;距离前门越近,其座次往往越高。对于座位被安排在通道两侧的公共汽车,一般以面对车门的一侧为上座,以背对车门的另一侧为下座。

(三)乘飞机

现代社会生活中,飞机已经成为非常普遍的交通工具之一,人们需要经常乘飞机出差、开会、旅行。因此,掌握乘飞机时的礼仪也尤为重要。

1. 登机前的礼仪　登机前,应提前做好以下工作:①提前 1 h 去机场,以便托运行李、检查机票、确认身份、安全检查。②行李要尽可能轻便,一般不要超重、超大。③乘坐飞机前要领取登机牌,在候机室和登机时出示。如果航班有所延误,需要听从工作人员的指挥,不能乱嚷乱叫,造成秩序的混乱。

2. 乘机时的礼仪　登机后,旅客需要根据飞机上座位的标号按秩序对号入座,飞机座位分为头等舱和经济舱两个主要等级,经济舱的乘客不要因头等舱人员稀少就抢坐头等舱的空位。找到自己的座位后,要将随身携带的物品放在座位头顶的行李箱内,较贵重的东西放在座位下面,自己管好,不要在过道上停留太久。在飞机上使用盥洗室和卫生间,要注意按次序等候,保持清洁。

3. 停机后的礼仪　停机后,要等飞机完全停稳后,再打开行李箱,带好随身物品,按次序下飞机。飞机未停妥前,不可起立走动或拿取行李,以免摔落伤人。

二、餐饮礼仪

餐饮礼仪是指人们在赴宴进餐过程中,根据约定俗成的程序和方法,在仪态、餐具使用、菜品食用等方面表现出的自律和敬人的行为,是餐饮活动中需要遵循的行为规范与准则。

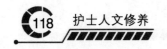

(一)中餐进餐礼仪

中国在饮食上的礼仪源远流长,其中餐桌上的礼仪更是讲究。大到宴请中座位的安排,小到进食的礼仪,无不体现出中国是礼仪之邦。

1. 宴请座位安排

(1)多桌组成的宴请:在安排多桌宴请的桌次时,除需要注意"面门定位""以右为尊""以远为上"等规则外,还应知道,距离主桌越近,桌次越高;距离主桌越远、桌次越低。

(2)单位主人宴请:以主人为主心,其余座位和宾客各自按"以右为贵"的原则,按"之"字形依次排列。

(3)男女主人共同宴请:排序方法是一种主副相对、以右为贵的排列,男主人坐上席,女主人位于男主人的对面。宾客通常随男女主人,按右高左低顺序依次对角飞线排列。

2. 文雅进餐 中餐上菜顺序一般是:先上冷菜、饮料及酒,后上热菜,然后上主食,最后上甜食、点心和水果。在用餐时要注意自己的吃相,不要狼吞虎咽,每次进口的食物不可过大,应小块小口地吃。食物入口后,要细嚼慢品,不要发出声响。喝汤时不要使劲地喝,如果汤太热,可稍候或用汤勺,切勿用嘴去吹。食物或饮料一经入口,一般不宜再吐出来。口中有食物的时候,不要开口说话,如果别人问话,可等食物咽下去后再回话。整个进餐过程中,要热情与同桌人交谈,眼睛不要老盯着餐桌,显示出一副贪吃相。

(二)西餐进餐礼仪

西餐是指对西方国家餐饮的一种统称,其基本特点是要用刀叉进食。西餐礼仪同中餐礼仪存在许多差异,主要表现在上菜的顺序、餐具的摆放、着装、入座座次和上菜顺序上。

1. 西餐的上菜顺序

(1)开胃菜:也叫头盘或头盆,常以色拉类为主。

(2)汤:也叫开胃汤,通常有红汤、清汤、白汤三种类型。

(3)菜:一般先上副菜,通常是鱼肉和鸡肉等白肉,接下来会是主菜,主菜一般是牛羊猪肉等红肉。

(4)甜品:一般是冰淇凌、干果及各种各样的布丁、薯条、三明治、曲奇饼或烤饼之类的甜品。

(5)饮料:一般是咖啡、白兰地酒或者红茶。

(6)水果:香蕉、苹果、橘子等。

2. 西餐刀叉的使用 不管是西餐中的正餐还是便餐,每吃一道菜,都要用不同的刀、叉、杯、盘,其摆放拿取和使用都有相应的礼仪规范。

(1)刀叉的摆放取用:基本原则是右手持刀或汤匙,左手拿叉。若有两把以上,应由最外面的一把依次向内取用,即先拿餐盘两边最外面那一副,然后再逐道菜往里取用。餐盘右上方,也就是两排刀叉当中偏上横着的那副刀叉,是吃甜品专用的,要留到最后才使用。

(2)进餐过程中刀叉的放置:如果在用餐中要跟别人交谈,或者需要暂时离开,之后还要继续食用那道美味佳肴,那么就要将刀叉在盘子上交叉摆放呈汉字的"八"或"人"字。刀右叉左,刀刃朝内,叉子是弓朝上,齿朝下,以示尚未吃完。当一道菜已经吃完,或者用餐完毕,可将刀叉并排横放在盘上,与桌子边缘略微平行,握把向右,刀口朝内向着自己,叉齿朝上,这表示已经结束用餐,盘子可以拿走了。

3. 就餐注意事项

(1)入座时由椅子的左侧入座,当椅子被拉开后,身体在几乎要碰到桌子的距离站直,腿弯碰到后面的椅子时,便可坐下。

(2)全套西餐无须全部都点,点太多却吃不完反而失礼。

(3)餐巾在用餐前就可以打开,点完菜后把餐巾打开,往内折三分之一,让三分之二平铺在腿上,盖住膝盖以上的双腿部分。餐巾的主要功能是防止油污汤水沾到衣服上,其次是用来擦去嘴边或手上的油污,但不可以用来擦脸或擦汗,更不能擦杯盘刀叉或擦桌子。

(4)用餐时,上臂和背部要靠到椅背,腹部和桌子保持约一个拳头的距离,两脚交叉的坐姿最好避免。

三、文化场所礼仪

(一)阅览室

图书馆、阅览室是公共的学习场所。不管是借阅图书资料还是查看报纸杂志,都是为了充实自己的精神世界,提高自己的文化修养。因此,在这些场合尤其应当注意文明礼貌。

在图书馆、阅览室学习,要衣着整洁,不能穿汗衫和拖鞋入内。进入图书馆应将通信工具关闭或调成振动模式,接听手机应悄然走出室外轻声通话。就座时,不要为别人预占位置。图书馆、阅览室的图书、桌椅板凳等都属于公共财产,应该注意爱护,不要随意刻画,破坏。阅读时要默读,不能出声或窃窃私语;不能在阅览室内交谈、聊天,更不能大声喧哗;在图书馆、阅览室走路脚步要轻,物品要轻拿轻放,不能发出声响;要爱护书籍,有事需要帮助,不能大声呼喊,要走到工作人员身边交流。

(二)影剧院

电影院、剧院是比较高雅的文化场所,人们把进剧院看戏、听音乐视为一种高雅的艺术享受。因此,要求观众的仪态举止应当与其氛围相协调。

1.仪表礼仪　到影剧院观看演出,应穿上整洁、庄重的服装,女士可化淡妆、喷香水,男士也应当稍作修饰。既不要浓妆艳抹,也不宜不修边幅。

2.入场与退场礼仪　去影剧院最好能提前几分钟到场,对号入座。电影开始后入场者,可请服务员引导入座,行走时脚步要轻,且不要在人行道上停留,以免影响他人;看戏迟到最好在幕间再入座,入座时身体要下俯,要向所经过的观众道歉。中途没有特殊情况,不要离场,必须离开时,要等幕间。离座时,要轻声地说"对不起""劳驾"等,压低姿势,轻步退场。演出将结束时,不要提前起立退场,否则会导致全场混乱,对演员十分不礼貌。

3.文明观看礼仪　观看时,不要吸烟,不吃带皮带核的东西,不随地吐痰,不乱扔杂物,不高声说话或评论。热恋中的青年,应当自重,注意端庄,在公共场合过分亲昵是不文明的。演出中出现差错或失误,不应起哄,表现对演员的体谅和尊重。演出结束时,要起立站在原位,热烈鼓掌,感谢全体演职人员的艺术创造和辛勤劳动。

(三)旅游礼仪

到国内外任何地点参观旅游,都要注意以下几点:①爱护旅游观光地区的公共财物,保护自然环境。对公共建筑、公共设施和文物古迹及花草树木,都不能随意破坏。②不能在柱、墙、碑等建筑物上乱写、乱画、乱刻。③不要随地吐痰,随地大小便或乱扔瓜果纸屑、杂物等污染环境。④旅游过程中拍照留念,要先注意有没有关于拍照的规定事项,是否允许拍照。在公共场地拍照,不要破坏公物,如不要踏入草坪,不要攀折树枝,不要攀登雕塑作品等。拍照时,还要顾及其他游人,不要争抢,以免妨碍他人,影响交通。

第三节 求职礼仪

一、概述

求职礼仪是公共礼仪的一种,它是发生在求职过程中的一种社交礼仪,是求职者在求职过程中与招聘单位接待者接触时,应表现出来的礼貌行为和仪表形态规范,它通过求职者的仪表、仪态、言谈、举止及应聘者的书面资料等方面体现其内在素质。良好的求职礼仪可以衬托出求职者的个人修养。

(一)求职礼仪的特点

1.求职礼仪具有普遍性　我国各行各业均具有极其丰富的人力资源,每年都有大量的社会人才、大中专院校毕业生源源不断地进入劳动力市场。各类人才都需要通过求职找到适合自己的工作,进而发挥自己的能力,实现自己的人生目标。求职礼仪是各行、各业、各类招聘中均需具备的知识和技巧,应用极其广泛,具有普遍性。

2.求职礼仪具有时机性　求职具有很强的时机性,尽管求职者在与招聘方接触之前做了大量的准备工作,但求职结果如何往往取决于双方接触的短暂时间,尤其是面试求职,往往一个简单的照面,录用与否就已成定局。所以,要想在众多的应聘者中脱颖而出,抓住第一次见面的时机是至关重要的。

3.求职礼仪具有目的性　招聘与应聘双方都有非常明确的目的,招聘方的目的是希望能招聘到综合能力强、整体素质较高的人才,招聘者通过对求职者的仪表、言谈、行为礼仪的观察,形成第一印象,并作为是否录用的重要条件;求职者的目的是希望自己的言谈、举止和行为等表现能给对方留下最佳的印象,从而进一步促使求职成功。

4.求职礼仪具有延续性　求职的过程中表现出的个人修养须在今后的工作中延续,不是只"表演"一下,求职礼仪帮助我们在短时间的求职过程中反映个人修养的方法和技巧。但是,如果只做表面不做内涵,或者只是逢场作戏,在求职成功后,不久就会原形毕露,个人修养表现在求职前、后形成较大的反差,在单位中造成不良影响。因此,求职礼仪具有延续性。

(二)求职礼仪的种类

根据招聘单位的机制、工作性质、招聘形式等的不同,求职的形式可以分为书面求职、面试求职及网络求职等。求职礼仪也可大体上分为以下3种:书面求职礼仪、面试求职礼仪和网络求职礼仪。这3种形式可以单一出现,也可以组合出现。通常,用人单位往往是先审核书面材料之后,再加以面试,面试合格后才能获得相关职位。无论是何种形式的求职,正确恰当地运用求职礼仪规范,是使求职成功的重要因素。

二、书面求职礼仪

求职信是求职者以书面形式自我举荐,为了表达求职愿望、陈述求职理由、提出求职目标,写给招聘单位的一种介绍性信函。集介绍、自我推荐和目标申请于一身,是求职者在求职过程中常用的一种方法。通过它向用人单位展示自己适合目标工作的知识水平、工作能力、人格魅力,从而建立起与用人单位的密切联系,为成功求职奠定良好基础。一封好的求职信就是一块打开求职大门的"敲门砖"。

(一)求职信的写作方法

求职信,也称自荐信,主要反映个人求职应聘的意愿、诚恳的求职态度、个人的资质和工作能力及对招聘单位提供机会的谢意等。在写自荐信时,应明确用人单位对人才选择的需求和喜好,投其所好,扬长避短而达到最终目的,自荐信没有固定的格式,一般由开头部分、主体部分和结尾三部分组成。

1. 开头部分 要说明写求职信的目的和意愿,一般包括称呼、问候语、求职意愿和缘由等。求职信的称呼要比一般书信的称呼正规,需要根据用人单位招聘工作负责人的姓名和职务来选用相应的称呼,让对方感到自己是有备而来的,对这份工作有一定的了解和重视,也表明了自己的成熟和精明,给对方留下良好的第一印象。问候语是为了增进感情,消除生疏,顺利进入主题。问候和寒暄几句是十分必要的,通常采用"您好"、"近安"或者"百忙之中"、"占用您的时间,非常抱歉"等语,使对方乐意看下去,并能从中获得良好的印象。

求职意愿和缘由要根据具体情况而定,如果是看到用人单位的招聘信息而应聘的,称之为"应征性求职"。该类求职是应用人单位招聘广告而写。所以,应首先说明是在什么地方看到了目标单位的招聘广告,然后说出你对该工作的兴趣,并肯定你能满足招聘广告所提出的各项要求。如果没有以上原因,而直接向用人单位申请者,称为"申请性求职"。申请性求职信,开头可直接写该封求职信的具体目的,表明自己想寻找什么样的工作和自己所具备的从事该项工作的知识和能力,撰写开头部分时要注意应用一些写作技巧,以便在开头部分就能抓住目标单位的注意力。

常见的自荐信开头的书写方法是:赞扬目标单位近期取得的成就或发生的重大变化,同时表明自己渴望加盟的愿望,其中如果能提及一两位能使目标单位敬仰的人,便更能引起对方的注意。

2. 主体部分 是自荐信的主要部分,主要是表明求职者的资格和能力及求职信心和决心,重点概述自身所具备的对应于目标工作的知识、技能和态度。主要包括自己具备的求职条件、求职目标和要求、对用人单位的了解与赞美、渴望得到这份工作的心情,以及做好该项工作的决心等。突出自己的优势和特点,讲究书面语言的"情、诚、美",平凡经历巧妙安排,掌握书写技巧,力求短小精悍。

3. 结尾部分 往往请求对方给予面谈机会,写作口气要自然,不可强人所难。一般是在结尾处提出自己的希望和要求,如"我盼望着您能给我一个面试的机会"或"盼您的答复"等,并注明联系方式、回信地址、邮政编码、电话号码等,切莫遗忘以至无法联系。祝颂语有"此致,敬礼""祝工作顺利""事业发达"等,也可根据用人单位的实际,写出有特色的祝颂语,署名可以简单写为"自荐人某某"或"某某谨启"。日期要年、月、日俱全,注意整篇求职信要做到有头有尾,语言流畅,语气谦和,文字清晰、言简意赅,突出个性特点,并能清晰地表明求职意愿和决心。切忌错别字、语句不通顺、排版不整齐、逻辑不清晰、篇幅冗长、语言累赘、含糊其词、页面不整洁等状况,这些会严重毁坏求职者的整体形象,用人单位往往会因此毫不犹豫地将求职者拒之门外。

【求职信写作案例】

××护理部主任:

　　您好!

　　前几天从贵单位人事部门获悉贵医院护理部招聘护理人员的信息,本人不揣冒昧,写此信求职,望您在百忙之中能予以考虑。

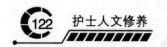

本人就读于××大学护理专业,系统学习了医学基础知识、护理基础知识和护理临床知识,特别学习了有关现代护理学的专业知识,如护理礼仪、护理专业英语、护理管理学、护理科研、社区护理、护理评估等课程,学习成绩优秀,曾连续五年获得校级一等奖学金。计算机已通过国家级二级,英语已达到六级水平。

在××医院实习的一年中,本人积累了一定的临床工作经验,培养了良好的交际能力与管理协作能力,具有较好的团队精神。如果我有幸加入贵医院,我将在您的领导下和大家一起为提高医院的护理质量竭尽全力做好工作。

我的个人简历与相关材料一并附上,诚望能给我面试的机会。谢谢!

此致

敬礼!

求职人:某某某

××××年××月××日

(二)个人简历的写作方法

写个人简历要尽可能做到格式化,因为个人简历不仅仅是一份资料,同时也是向用人单位进行自我推销的商业性文件,按照具体格式进行书写,有助于强调个人简历的重点,使材料简洁明了,具有较强的说服力,另外也可以避免内容的遗漏。

个人简历一般包括3个主要部分:个人概况,本人求职目标、资格和能力,附参考性资料。

1.个人概况 这一部分主要是把自己的基本情况做一简单介绍,用一目了然的格式、简洁的语言说明个人的基本情况。内容主要包括姓名、年龄、性别、民族、政治面貌、籍贯、最后学历、通讯地址、联系方式及求学和工作经历等。针对不同单位的具体要求,必要时还可以加上身高、体重、爱好、特长等项目。撰写时应注意以下几个方面。

(1)姓名:必须和其他相关资料和证件如身份证、学生证、毕业证等相吻合,文字保持一致,以免引起招聘单位的误解和不必要的麻烦。

(2)性别:该项目不能忽略,要准确、及时填写。

(3)年龄:注意要与身份证的年龄相符。

(4)通讯地址和联系方式:通讯地址一定要详细、准确地填写,详细到门牌号,以免耽误应聘机会,联系方式一定要填写对方在工作时间内便于找到的方式。目前,一般填写内容多为手机号码和常用邮箱,如果填写电话,最好填写自己随身携带的手机和住宅电话号码;如果填写了邮箱,求职者一定要经常打开邮箱查阅,以免错失良机。

(5)照片:个人简历一般都要求应聘者附贴免冠照一张,照片应为近期照,并能清晰地体现出求职者的五官面貌。切不可随手贴上一张艺术照或生活照,以免给人以不严肃、漫不经心、应付差事之嫌。

2.本人求职目标、陈述求职资格和能力

(1)求职目标:即指求职者所希望谋求到的工作岗位。该项可以用一两句简短、清晰的话来说明,如从事临床护理、护理教育、护理科研、护理管理等,求职目标要尽可能充分体现自己在该方面的优势和专长,尽量把选择目标描述到具体科室或部门的工作岗位,以增加被录用的机会。越具体,就越有针对性,也将有助于用人单位进行筛选和安排工作。如果你不知道对方需要什么样的人才,可以申明自己希望得到哪一类的工作岗位,为了扩大求职范围,还可以附带讲明除某类工作外,还可以胜任哪些其他类型的工作。

（2）求职资格和工作能力：是个人简历的重要组成部分。该部分陈述的语气要积极、坚定、有力、客观、真实，并具有相当强的说服力，其中学历、工作经历及相关的资料信息是这一部分的主要内容。如果是应届毕业生，受教育的经历就是主要优势，应该详细进行陈述。

首先，要按时间顺序——列出自初中到目前最后学历每一阶段学习的起止日期、学校名称、所学专业、各阶段证明人、是否曾经担任学生干部等具体职务。

其次，特别要醒目地列举出与目标单位所招聘的岗位、专业、能力或要求相关的各种教育、训练及取得的成绩，如所学课程、各科成绩、实训实习、外语水平、计算机水平等，表明知识水平、理论修养达到该工作岗位的要求。

最后，要标明或列出在上学期间所获得的各项奖励和荣誉，也可说明自己所持有的各种有效证件。另外，有必要将上学期间的实习、兼职或社会实践等经历——列出。对于一个学生而言，在校期间，参加或组织的各项社会活动无疑是一笔丰厚的财富。它可以表明具备一定的组织能力、交际能力、创造能力等综合素质，写好这一部分内容，充分而又得体地表现自己，无疑会为求职成功助一臂之力。如果是再就业，以往的工作经历则是求职的主要优势，因此对工作经历的陈述就要作为重点，陈述经历一定要真实全面，按时间顺序把每一阶段的工作情况列出，包括工作单位、工作起止时间、工作部门、具体工作岗位、所取得的成绩等。如果有其他特长，在介绍该特长时，一定要注意将该特长与招聘目标联系起来，并说明该特长与目标工作的关系和作用，这样也能增加被录用的机会。

3. 附参考性资料　参考性资料也就是向用人单位提供的原件或复印件。特别是自荐信中所提到的有关自己的经历、业绩等情况，主要包括学历证、学位证、工作证、职称证、成绩一览表及简历等，以便于用人单位审核。为增加简历的真实性和可信性，可在结尾附上有助于求职成功的相关证件和资料，如各种奖励证书、计算机考级证书、英语水平证书、各种技能水平测试证书、培训证、资格证。学术成就特别是将与目标工作有关的代表性材料进行展示，如科研成果、专利证书、设计作品、发表的论文、撰写的论著、科研课题等主要的社会活动及兼职聘书等。如果有知名专家、教授、权威人士或原单位领导的推荐信，则会起到事半功倍的效果。

（三）书面求职材料的写作要求及注意事项

1. 态度认真、实事求是、真诚守信、展现个性　书面求职材料是展示自我能力的广告。通过阅读，可以使用人单位获知求职者的各方面信息。所以，一定要认真对待求职信，求职前要精心准备，不可马虎，要提供令人信服的事实，要真实地概括个人的基本情况、学历、资历、能力和求职动机，重点强调自身的优点和强项。关于自己的不足或者弱项，可以在适当的时候一带而过，切勿把自己吹嘘成无所不能的求职者，以免给招聘单位留下浮夸的印象。

2. 外观整洁、格式规范、语句精练、表达清晰　书面求职材料作为首次与用人单位接触的传递个人信息的正式文件，是求职者真实、完整、准确的映像。书面求职材料主要靠文字来表达其内容，文字书写不仅要让人看懂，还要让人看着赏心悦目、心情愉快，这也是直接体现求职者的礼貌和尊重他人美德的方式之一。在格式化的基础上完成相关内容的陈述时，其书写款式、字体种类、字迹色彩、书写材料的外观等方面均不可忽视。书写款式要大方、自然，求职信中的称谓、开头应酬语、正文、结尾应酬语、祝颂词、署名及时间等，都应合乎书信的写作规范，注意其结构、层次、顺序和书写格式。书面求职材料中的词句要言简意赅、精练、准确、通顺，条理要清晰，避免冗长乏味的叙述。书写时不要矫揉造作，故意堆积华丽的辞藻，以免给人留下浮夸的印象。书面求职材料要做到字迹工整、清晰，用词规范，禁止错别字、漏字和涂改，以免给人留下不严肃、不踏实、草率马虎、不尊重他人的不良印象。用纸用料、笔墨颜色也要体现出应有的礼节礼貌，信纸要选用白色、质地优良

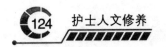

的纸张,笔墨应以黑色、蓝色为好,不使用圆珠笔,以免被认为不严肃,红色笔书写或打印,意味着绝交,应禁止使用。书面求职材料是一种书面的自我介绍,应尽量展现求职者最优秀的一面。最好使用计算机进行打印,要注意打印质量要高,保持清晰、整洁。

3. 精心撰写,不断修改,力求完美　书面求职材料是一种外在形式,客观上反映了求职者的态度和性格。规范的书面求职材料可以展现求职者扎实的文字功夫、老练的工作作风、严谨的工作态度。因此,在书写过程中应精心撰写、不断修改、严格推敲。

三、面试求职礼仪

面试是用人单位对应聘者所进行的当面考查与测试。面试比笔试更富有挑战性,它是求职能否成功的重要环节。成功通过面试的最大秘诀就是在各方面突出地表现出个人能力和个性特点。所以,要做好充分的准备,才能在面试过程中游刃有余,最终顺利过关。

(一)面试前的准备

1. 了解招聘单位的情况　"知己知彼,百战不殆"。对于求职者,在求职之前,不但对自己应有一个全新的认识,还要通过交谈、询问、报纸、期刊、网络等多种途径了解目标单位的情况,做到心中有数。面试前需要了解的有效信息包括3个方面。

(1)有关用人单位的信息:主要包括单位的性质、规模、效益、发展前景、招聘岗位、招聘人数等。

(2)有关用人条件的信息:包括对招聘人员的性别、年龄、学历、阅历、专业、技能、外语等方面的具体要求和限制。

(3)有关用人待遇的信息:包括报酬(工资)、福利、待遇(奖金、津贴、假期、住房、医疗、保险等)。

2. 做好心理准备　接到招聘单位的面试通知说明已经通过初审,即将跨入面试阶段。面对面的交流是求职者在求职的过程中,一个极其富有技巧的环节,力求将求职者的能力、素质、形象和个性等在短时间内综合地展现在用人单位的招聘者眼前。因此,要抓住机会,充分地展示自我,心理素质在临场发挥中起着举足轻重的作用。面试时大方得体的言行举止表现基于充分的心理准备。求职面试时,大多数人都会有忐忑不安、不知所措的心理状态。如果面试前做好充分的心理准备,可缓解面试时的心理压力,有助于面试中的发挥,应聘者在面试前可以采取以下几种方式来缓解面试时的心理压力。

(1)充分认识自我,充满自信。面试的时间比较短暂,如何充分利用有限的时间,给招聘者留下良好、深刻的印象显得尤为重要。人贵有自知之明,在面试前认真分析自己的优点和长处、缺点和短处,面试时要尽量扬长避短,自信是求职者面试前必备的心理素质。首先,要自我肯定,认为自己是优秀的,并且能顺利过关,心中默念对自己鼓励的话。其次,可以通过提醒自己该目标岗位对于自己的重要性,是自己能够达到的目标,从而来增强求职的动力。最后,积极地做好筹划,认真地准备面试。

(2)提前熟悉面试环境,多加练习。如有可能,事先到即将面试的地点熟悉环境,这样可以缓解面试时的紧张情绪。应聘者在面试前应熟记自己的中英文个人介绍及各种资格和能力,可以反复大声朗读,或者在熟人或朋友面前多次陈述,直到把所有的内容能够轻松自如地谈论为止。

(3)做好迎接挫折的心理准备。每一位应聘者都会面临两种结果,成功或者失败。在面试之前,应聘者无法预测结果。所以,从心理上,要能够接受失败,勇于挑战,做好迎接失败的心理准备,才能在面试过程中做到不紧张、不慌乱。

3.**保持良好的身体状态** 健康的体魄既是体现个人全面发展的一个重要标志,也是顺利完成学习和工作的个人必要条件。因此,求职者平时就要注意养成良好的卫生习惯和健康的生活方式,积极参加体育锻炼,保持良好的身体素质和健康的体魄。在面试之前,要保持规律饮食,正常作息,保证充分的睡眠,才能够保持最佳身体状态,给用人单位留下一种精力充沛、健康向上的印象,从而提高被录用的成功率。

4.**打下扎实的专业基础** 具备扎实的专业基础,是护理专业学生在校期间一直努力的目标。如果没有扎实的专业基础,就不能做到自信满满。所以,此项准备应提早做好,才能在面试时对答如流。毕业护理专业学生在校期间应刻苦学习,培养勤于钻研、科学严谨、精益求精的学术作风,注重护理技能训练,从而在应聘时展现出较好的护理专业素质形象。

5.**面试时的着装与仪容的准备** 在短暂的面试中给招聘者留下一个良好的印象,求职者的仪容仪表则起到至关重要的作用。古希腊哲学家亚里士多德说过:"美观是最好的自荐。"现代心理学研究也表明:一个人的外观可以对应聘就业产生直接的影响。因此,在面试前,求职者一定要注重自己的面试服装与仪容的准备,以给招聘者留下良好的印象。应聘面试前,应聘者必须认真地对自己的仪容、仪表做一番修饰,不论是仪容、化妆,还是服饰、配饰,都必须庄重大方、规范得体,争取给用人单位留下良好的第一印象。

(1)服饰准备:面试着装要遵循"庄重大方、朴素典雅"的原则。着装与其追求个性新潮,不如穿得正统得体一些。服装的不同式样、质地、色彩等均能反映出一个人的性格特征、知识水平和不同的审美观。求职者的身份要求其所选择的服装应能够充分表现出庄重得体、适宜大方,而又不失自我个性。

总体来讲,面试者服装要合体。过于紧身或宽松,都会给人以不舒服的感觉,破坏个人形象。同时,要讲究色彩搭配,展现出正统而不呆板、活泼而不轻浮的气质,避免过于凝重严肃的着装,或者一身花哨的服装,禁忌不修边幅或过分时髦新潮,或是刻意地追求新奇、性感、怪异,尤其是禁忌穿露肩、露胸、露腰、露大腿的服装。求职者要注意充分考虑自己应聘岗位的职业特点,特别是在应聘较高职位或去外资医院面试时,修饰仪表更需注意。男士宜穿深色西装套装,配浅色衬衣,衬衫的下摆必须塞进裤子里。腰带系得松紧合适,搭配黑色皮鞋及领带较为适宜。穿皮鞋时必须穿袜子,不可光脚,严禁穿无包头、包尾的凉鞋和拖鞋。夏天可穿颜色柔和的衬衫和长裤,配黑色皮鞋和领带,注意领带的图案和色泽不可太过于招摇,以纯色、条纹、圆点等图案为最佳。女士则以穿着朴素、得体的裙装或套装为宜。天气冷时,冬装也要选择简洁明快型的,一般不要穿运动装、牛仔装、T恤装、透明的纱质或轻薄的面料服装,以免给人以不庄重之感。鞋子应以不露脚趾、不露后跟的中跟皮鞋为宜。着裙装时应配以与肤色相近的连裤丝袜。护理人员宜穿着套装或套裙、皮鞋,不适宜佩戴夸张的首饰,要随时随地都能体现出"白衣天使"的特殊风韵。

(2)仪容准备:面试前,男士要切记理发和剃须,应保持头发干净、清爽、整齐、卫生,发型宜简单、朴素,鬓角要短,一般以庄重、大方的短发为主导风格。要求前不盖额、侧不遮耳、后不及领,适当定型会给人以精神焕发的感觉,但不宜过分。还要注意胡须要刮干净,切勿故意留下一簇胡须,标榜个性。按中国习俗,男士不提倡涂脂抹粉和使用香水。另外,还要注意细节,如不要有头屑、指甲要精心修剪、袖口要保持清洁,不可污、黑、黄等。

女士要保持端庄、优雅、整洁的形象,发型以端庄、简约、典雅为宗旨,避免滥用饰物。如果必须使用发卡之类饰物时,应遵循朴实无华的原则,选择蓝、黑、棕等较深的颜色。女性的颜面修饰在面试时显得尤为重要,颜面修饰不仅包含了自尊、自信的含意,更是对对方尊重的一种外在表现形式。女士的颜面修饰,应以表现年轻女性的特质为佳,"素面朝天"给人以不拘小节甚至懒散的感觉,而

"浓妆艳抹"则给人以过分招摇和落俗的感觉。所以,颜面部的修饰要清新、素雅,色彩和线条的运用都要遵循"宁淡勿浓",恰到好处。香水的选择要与气质相匹配,味宜淡雅,闻上去给人以舒畅的感觉,指甲要干净、整洁,修剪要得体,长度适中,最好不要使用指甲油。

求职者面试前一定要沐浴、洗发,确保体味清新,以免因不注意个人身体卫生散发出异味,造成招聘方的不愉快。此外,面试者还要注意口腔卫生,面试前不要食用大蒜、韭菜等带有强烈异味的食物,以免异味引起面试者的反感。必要时,可以喷口腔清新剂或咀嚼口香糖以减少口腔异味,但与人交谈时应避免咀嚼口香糖。

(二)面试中的礼仪

面试过程中简洁对答、机智灵活的反应、充分自信的展示、得体大方的举止等,都将为求职成功打下基础。在招聘、应聘过程中,求职面试是其中极其重要的一个环节,它既是招聘考核的最后一关,也是求职成功与否最具决定性的一关。注意遵循面试中的言谈、举止、应试及告别礼仪等,能够更好地塑造良好的"第一印象",帮助求职者抓住面试机会,以最快的速度实现就业理想。

1. 面试中的言谈礼仪 通过面试时的交谈,考官能感受到求职者的基本素质和业务水平,并由此决定是否录用。因此,遵循面试中的交谈礼仪是非常重要的。在面试过程中,求职者的语言、语音、语气,语调、语速一定要规范,并要把握好言谈的内容,求职者的言谈应遵循礼貌、标准、连贯、简洁的原则。

(1)讲究文明礼貌,使用谦辞敬语。应聘者在面试之前,应当先向考官问好,用"尊敬的各位考官,大家好!"等开始。在回答完对方的提问之后,一定要说"我的回答完毕"或是"以上就是我的观点,请批评指正"。最后,加上一声"谢谢"。应聘者务必要使自己的谈吐表现得文明礼貌,绝不能冒昧、粗俗、无礼。不论是自我介绍还是答复询问,均须使用必要的谦辞敬语,如需称呼考官时不应直呼其名,而应称其职务,或以"老师"等其他的尊称相称,不能使用"这位女考官"或"这位戴眼镜的考官"等不礼貌的称呼。

(2)语气平和、语言流畅、简洁明了。在自谦有礼的谈话过程中,要注意语气平和,语调要适中,语言要文明。必要时可以适当使用专业术语,让对方感觉到求职者具有良好的专业素质和个人修养,避免过于谦虚或夸谈。应聘者在面试时,语言的流畅至关重要,能够流畅的发言,具有双重含义。一是显示应聘者对此次面试自信满满,二是显示应聘者的思路连贯,语言表达无障碍。切勿在现场反复说一两个不确定的词或吞吞吐吐。如果忘记事先准备好的语句,可用另一种方式表达,不要暂停、长时间纠结这句话。在进行自我介绍或回答提问时,应聘者应化繁为简,简明扼要。若考官已限定自我介绍或回答问题的时间,务必要严格遵守,宁可提前,也不能超时。如被考官提醒超时,要表示歉意后,用一两句话收尾,不可表现出不耐烦、若无其事、喋喋不休。对于不懂或不清楚的问题,不要不懂装懂,表明自己对此问题研究不深,承认自己的不足,若此时诚恳而又坦率地承认自己的不足,反而会给面试者留下诚实可靠的印象。

(3)仔细倾听、沟通融洽。注意倾听是语言沟通中的技巧之一。面试时,当面试者提问或介绍情况时,求职者应抓住对方讲话的内容仔细聆听。求职者应用目光注视面试者,以示专注,还可以通过配合点头或者巧妙地插入简单的话语,赢得面试者的好感,如"是的""对""您说得对"等。这样可以提高对方的谈话兴趣,从而使自己获得更多的信息,以有助于面试在和谐、融洽的气氛中进行。注意不要在面试者发言时贸然打断其说话,失礼于人。文雅大方回答面试者的问题时,要表现出从容镇定、温文尔雅、有问必答、谦虚诚恳。对于在应答时一时答不出的问题,不要一言不发,可以从话外题中缓冲一下,同时迅速搜集答案。如果确实想不出答案,先回答自己所了解的,然后坦率承认其中有些问题自己还没有认真思考。在类似这种时刻,面试者可能关注的并不是问题本身,而是面试者随机应变、解决问题的过程。

(4)善于思考、思路清晰、突出重点。在回答面试者所提出的问题之前,应聘者要在自己的脑海里将思绪梳理一下,对自己所说的话稍加思考后再给以回答。如果有些问题还没有想清楚,就绕开该话题不说或者少说,切勿信口开河、夸夸其谈、文不对题、话不及义。这些都会给人一种缺乏涵养的感觉,尤其是当面试者要求你就某个问题发表个人见解时,就更应慎重。回答面试者的问题时要突出重点,对于用人单位感兴趣的话题可以多讲,不感兴趣的地方可以少讲或不讲。简单的问题边问边答,复杂的问题边思考边回答,使面试者感觉到求职者既反应灵敏又很有思想。

2. 面试中的举止礼仪　面试时,除了运用语言进行交流、交谈外,在表达情感方面,还要借助适度的体态语言即身体各部位的动作、姿势、形态、表情等来表现特定的信息、态度和情感。面试者的举止应遵循从容自然、文明礼貌、优雅大方的原则。考官通过观察面试者的行走、站立、端坐姿态、面部表情、心理状态来判断一个人的气质、性格、自信心和创造性。这些无声的信息对应聘者的"命运"至关重要,影响应聘者的目标实现。

(1)从容自然:在面试时,应聘者一定要能沉得住气,临阵不慌,轻松自如,面带微笑。不管多少考官或在什么场合,求职者的任何举止动作,都应以自然二字为准则,千万不要举止呆板、拘谨、慌乱不堪、手足无措。举止从容自然,会给用人单位留下充满自信的好印象。

(2)文明礼貌:应聘者在面试的时候,务必克服不文明的习惯,切忌当众擦鼻涕、大声喧哗、大笑、捂嘴笑、放资料和就座时动作鲁莽、昂头斜视别人、咀嚼食物、大声喝水、抓耳挠腮,避免在面试的时候弯腰弓背、站没站相、坐没坐相。走动、就座、开门、关门时不要出声,回答问题时不要手舞足蹈、指手画脚。

(3)优雅大方:面试时,应聘者要充满自信、大方自然,不要东张西望、自己小声嘀咕,也不要唯唯诺诺、缩手缩脚。优雅的举止不但有助于塑造求职者的良好形象,而且还很容易使面试人员由此而对自己产生好感,帮助自己如愿以偿。在避免不文明的举止行为时,应聘者在面试过程中表现得举止动作优雅动人,赏心悦目,才能得到考官的认可。

3. 面试中的应试礼仪

(1)守时守信。守时是一种美德,亦是一个人良好素质和修养的表现。所以,准时出场面试是最基本的礼仪。迟到会给人以言而无信、随便马虎、缺乏责任心、我行我素、无组织无纪律的印象。而过早到达招聘地点,又给人以很焦急而不自在的感觉。若因某些特殊原因无法准时到场时,应及早通知面试方并表示歉意。要主动诚实地陈述原因,表述要简洁,致歉态度要诚恳。求职者须至少提前15 min到达面试地点,熟悉环境和考场秩序后,按要求依次进入候考室,这样做一来可以避免迟到,二来可以稍作休息以稳定情绪。

(2)以礼相待接待人员。对接待员要以礼相待,注意细节,恰当地表达礼貌,多使用"请""谢谢"等礼貌用语。在等待时,不要旁若无人、大声喧哗、与其他考生嬉笑、勾肩搭背、吃东西、乱扔垃圾、随心所欲、对接待员熟视无睹,这些行为往往会给人留下极其恶劣的印象。对接待员的询问应礼貌地给以回答,但切不可贸然与之闲聊,以免妨碍他人工作,引起不满。求职面试时,应该注意给所有人都留下好印象。

(3)入室先敲门,主动问候考官。进入面试室前,要礼貌地敲门,待准入后方可进入,不可鲁莽推门而入。即使房门虚掩或处于开放状态,也应轻轻叩击以示进入。敲门应有节奏地敲三下,稍停一下,得到对方准许后,方可轻轻推门而入,然后转身将门轻轻关好。进门后求职者应主动向面试者微笑并点头或鞠躬致意,礼貌问候。若考官只有一人,则可说:"您好! 我是××,是来参加面试的。"如果是多位考官,则可说"各位考官上午好""大家好",或者说"老师们好! 我是××,是来参加面试的""很高兴见到各位老师"之类的话语,这样可以迅速消除紧张的情绪,缩短双方的心理距离,迈出成功的第一步。对于求职者而言,不主动向面试官打招呼或对问候不予回答都是失礼的行为。必要时,要行握手礼,主动与考官打招呼后,有可能考官会首先伸手行握手礼,求职者此时应积极相迎,给予礼貌的回握。一般情况下,如果考官没有主动伸手,求职者不宜行握手礼。

(4)征得同意,优雅入座。对方说"请坐"时再入座,在考官还没有请求职者入座的情况下,不要自己主动落座,要等考官请就座时再入座,否则会被视为傲慢无礼。入座前,应表示感谢,并从左边进入,坐在指定的座位上。如没有指定的座位,应挑选一个与考官面对面、相对较近的座位,以便于交谈,不可躲在角落的座位上,显示出惶恐。另外,要特别注意采取正确的坐姿,优雅大方,当考官与求职者谈话时,求职者必须采取身体略前倾的姿态,目光集中在谈话者面部,以表明求职者在认真倾听谈话,这也是表示尊重对方的交谈技巧之一。

(5)自我介绍的礼仪。自我介绍是求职面试中相互了解的基本方式,求职者做自我介绍时,应注意以下几个方面。

1)充满自信,落落大方:应事先把中英文自我介绍准备好,并多次练习。自我介绍时,要充满自信、落落大方、态度诚恳,最好结合一些演讲的技巧,使考官听来既有深刻的印象,又能感受到轻松自然的氛围。

2)语言幽默,缓和气氛:介绍过程中,适时适度地使用幽默的语言,能缓解面试时的紧张气氛,并能加深考官对求职者的印象。

3)自尊和自谦:自我介绍时,切勿表现出神态得意扬扬、目空一切,给人一种不可一世、骄傲自满、浮躁虚伪的印象,应做到语气平和、目光亲切、神态自然,充分体现自尊、自谦、自信的良好形象。

4)内容紧凑,突出重点:自我介绍的内容要实实在在,紧凑安排,要有针对性地重点介绍与应聘岗位相关的内容,并能突出自己的特长和亮点。切忌大篇幅的大话、空话、客套话,以免给考官造成自我吹捧的不良印象。

4. 告辞礼仪

(1)把握好告辞的时机,适时结束。如何适时告辞、善始善终也是有学问的。一般情况下,面试没有明确的时间限制。如果你是用人单位约请参加面试的应聘者,何时告辞应视具体情况而定,对方告知可以离开时方可离开,不能在对方还未告知的情况下单方贸然提出。一般情况下,回答完毕后,面试就算结束。例如:对方说"今天就谈到这里吧,请等候消息""你的情况我们已经了解了,今天就到这里吧""谢谢你对我们工作的支持""谢谢你对我们单位的关心"等时,求职者即可站起身,露出微笑,握手道谢,然后离开,以给用人单位留下大方得体、思维敏捷的良好印象。如果在谈话结束时,想问问用人单位究竟如何决定,那就主动向对方表示自己的意愿,然后坦然地问问对方:"您认为我是否适合来贵单位工作?我会很好地工作的""我告辞了,我等候你们的研究结果,您看什么时候需要我再来,麻烦您通知我,谢谢"。总之,不论是否录用,都要很有礼貌地说:"真对不起,打扰了您好多次。"若是对方当场决定录用求职者,应说:"非常感谢,我一定会努力工作,请您看要办什么手续,何时来报到。"若是当场决定不录用,也要镇静地说:"虽然没有被录用,还我是很感谢您给我面试的机会,打扰您了,我告辞了。"

(2)控制情绪,保持风度,礼貌告辞。求职者在整个面试的过程中都应该保持镇静的情绪,特别是在表现不佳或者获知失败后,更应该注意保持最佳风度,控制好情绪,切勿显出一副灰心和气馁的面孔。求职者仍应面带微笑,握手告别,保持最后的礼节,做到善始善终。有时候,可能因为你善始善终的礼节和诚意打动考官,而最终扭转了面试结局。面试中的每个细节都有可能成为应聘结果的砝码。面试结束后礼貌告别,无论结果如何、有无录用希望,告辞时都应向对方诚挚道谢,这既是应试礼仪的基本要求,也是展现求职者的真诚和个人修养的最后机会,对于最终是否会被录用也具有一定的积极作用。

(三)面试后的礼仪

求职者往往非常注重面试前和面试中的礼仪规范,而对于面试后的礼仪要求往往容易忽略,从而给对方留下"虎头蛇尾""逢场作戏"的虚假印象。一般而言,面试结束后一两天之内,求职者可以向曾经面试过的单位发一封致谢函,可使用电子邮件或纸质信两种方式,写纸质信会显得更加诚恳,书写致谢函时要简洁明了,一般不超过一页纸。此种做法一方面表示求职者的谢意,体现对对方的尊重;另一方面,借此机会重申自己对该工作的渴望和能够胜任该工作的能力。

四、网络求职礼仪

网络求职是一种特殊的择业形式,避免了人群大范围集中和近距离接触,给天南海北的求职者提供平等的表现机会。所以,网上招聘受到了越来越多用人单位和求职者的青睐。随着互联网事业的蓬勃发展,网络求职的趋势还在增长之中。

随着各家人力资源网站的纷纷成立,最大的受益者莫过于网络使用者。因为各个人力资源网站无不绞尽脑汁,规划出最适合求职者想要的功能,甚至还会提供求职者想象不到的体贴服务,比如个人专用页面、求职技巧等,不但努力想要去除面试者的疑虑,更希望面试者能够亲近网络求职。

(一)求职基本动作——选择登录网站

"该进入哪个人力资源网站找工作?"相信很多人会有这样的疑惑。你可以先从入门网站键入"求职"关键词,然后再挑选一两家好的网站登录履历表即可。挑选网站的时候,必须注意到一些基本原则:①网站所提供的工作机会要"多";②网站对个人基本资料的保护要"好";③网站对工作的功能要"强";④网站读取资料的时间要"快";⑤网站提供相关信息服务要"棒"。选择一两家网站的用意,在于多给自己一些机会,因为不要把所有的鸡蛋放在同一个篮子里。

(二)求职进阶动作——设定个人中意的条件

随着网络资源的不断完善,人力资源网站除了提供基本的职位供应需求,还会针对热门职业提供求职专区,方便求职者快速进行相关信息的查询。求职者也可针对个人的需求进行限定查询,如特定的职业类别、工作地点、薪资水准等。在网络求职过程中,需注意以下几点。

1. 基本求职礼仪不可轻视　当求才面试者主动向你联系,表示对你个人的履历有兴趣,寻求安排面试的时间时,你可以依照个人的判断加以接受或婉拒,不过请千万记住,第一印象是相当重要的,尤其是利用 E-mail 通知的时候,一定要回复,不要出现视若无睹的现象,以免被列入求职的拒绝往来户。当你答应面谈时间时,请务必准时到达。若出现无法前往的情况,必须事先打电话告知对方,避免造成对方的困扰,如此也可以留给别人好的印象。不要轻视这些小细节。

2. 善于利用网站的相关服务　一些知名的人力资源网站,除了帮你找工作外,还提供一些相关的咨询服务或职场信息,比如对求职面试者的相关介绍、虚拟面谈、职场新闻等,求职者愈是多利用网站所免费提供的周报,愈能掌握相关的资料,不但能帮助自己提高求职的技巧,更能提升自己对工作的竞争力。

3. 网络求职保密步骤　人力资源网站里的人才数据库,都可以让用人单位随意浏览,虽然方便,不过求职者最担心的,还是自己的资料被"不相干"的面试者撞见,尤其是目前在职的面试者。因此,人力资源网站从业者是否提供加密机制,就非常重要了。不过好在大部分网站都提供隐藏式设定,让特定面试者无法阅读求职者履历。

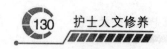

（三）网络求职注意事项

随着互联网的飞速发展,网络的应用越来越广泛,用电子邮件进行求职已经成为一种时尚。由于这种方式具有成本低、速度快等优点,因此为众多求职者所青睐。那么,在给招聘方发电子邮件时应注意什么呢?

1. **事先致电再发送**　目前,求职者众多,招聘方在公布招聘信息后,往往会在几天内收到大量的求职电子邮件。求职者明智的做法是先打电话再发送,即不要一看到招聘信息就立刻将简历发过去,而是先与对方通一个电话打个招呼,或者做个简单的自我介绍,再发求职电子邮件,这样会加深招聘方的印象。

2. **精心设计邮件**　若熟悉网页制作,精通网页设计软件,最好自制信纸。因为设计精美的信纸可加深招聘方的好感,激起招聘方了解的兴趣与欲望,从而获得最佳的宣传效果。

3. **慎重选用附件发送**　不少求职者习惯用 Word 或 WPS 将求职资料编辑好,然后以附件的形式发出去。虽然以附件形式发送的简历看起来效果更好,但是由于病毒的威胁,越来越多的面试者都要求求职者不要用附件发送简历,甚至有些面试者会把所有带附件的邮件全部删除。

4. **忌大范围发送邮件**　由于发送电子邮件的成本较低,于是有人"天女散花般"般到处发送,期待着"广种薄收"。其实这样做不一定能提高求职成功率。应聘不同的职位其简历应该有所不同,就算是同类型的职位也往往会由于不同职位的人员结构不同而要求不同。例如,同是应聘广告面试者的文案,在一些小型广告面试者的文案往往已包括了策划,而一些大型广告面试者的策划和文案是分开的。前者不仅要有突出的文字功底,而且要有创意能力,后者只要有很好的文字功底就可以了。

5. **按时发送**　电子简历一定要在规定的期限内发送,不可过期发送。最好提前 1~2 d 发送,便于工作人员阅读整理。

◢ 本章小结 ◣

本章阐述了公共场所应遵守礼仪的具体内容,介绍了交接礼仪、公共场所礼仪及求职礼仪的概念及内涵,探讨各种常见公共场所礼仪的原则、注意事项与应用。护士通过学习公共场所礼仪,不断完善自我,知礼懂礼,实现公共礼仪在工作与生活中的灵活运用,体现个人气质与文化素养,展现良好的精神面貌与道德水准。建立融洽的人际关系,为实现良好护患关系奠定基础。

思考题

案例分析:患者,男,69 岁,农民,胃癌术后,护士在探视病房时与其进行交谈。谈话过程中,护士手机来电,护士立即接听电话,患者感到伤口阵阵疼痛,并很烦躁,治疗效果差,情绪不稳定,经常生气、抱怨、与家属争吵。

请思考:护士违反了哪项护理礼仪原则?

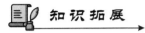 **知识拓展**

求职应聘时面试常见问题巧回答

1. 请你自我介绍一下你自己？

回答提示：一般人回答这个问题过于平常，只说姓名、年龄、爱好、工作经验，这些在简历上都有。其实，面试者最希望知道的是求职者能否胜任工作，包括最强的技能、最深入研究的知识领域、个性中最积极的部分、做过的最成功的事、主要的成就等，这些都可以和学习无关，也可以和学习有关，但要突出积极的个性和做事的能力，说得合情合理面试者才会相信。面试者很重视一个人的礼貌，求职者要尊重考官，在回答每个问题之后都说一句"谢谢"，面试者喜欢有礼貌的求职者。

2. 你觉得你个性上最大的优点是什么？

回答提示：沉着冷静、条理清楚、立场坚定、顽强向上、乐于助人和关心他人、适应能力和幽默感、乐观和友爱。我在某处经过一到两年的培训及项目实战，加上实习工作，我适合这份工作。

3. 说说你最大的缺点是什么？

回答提示：这个问题面试者问的概率很大，通常不希望听到直接回答缺点是什么等。如果求职者说自己小心眼、爱忌妒人、非常懒、脾气大、工作效率低，面试者肯定不会录用你。绝对不要自作聪明地回答"我最大的缺点是过于追求完美"，有的人以为这样回答会显得自己比较出色，但事实上，他已经岌岌可危了。面试者喜欢求职者从自己的优点说起，中间加一些小缺点，最后再把问题转回到优点上，突出优点的部分，面试者喜欢聪明的求职者。

4. 你对加班的看法是什么？

回答提示：实际上好多面试者问这个问题，问这个问题并不证明一定要加班，只是想测试你是否愿意为面试者奉献。

回答范例：如果是工作需要我会义不容辞加班，我现在单身，没有任何家庭负担，可以全身心地投入工作。但同时，我也会提高工作效率，减少不必要的加班。

5. 你对薪资的要求是什么？

回答提示：如果你对薪酬的要求太低，那显然贬低自己的能力；如果你对薪酬的要求太高，那又会显得你分量过重，面试者受用不起。一些雇主通常都事先对求聘的职位定下开支预算，因而他们第一次提出的价钱往往是他们所能给予的最高价钱，他们问你只不过想证实一下这笔钱是否足以引起你对该工作的兴趣。如果你必须自己说出具体数目，请不要说一个宽泛的范围，那样你将只能得到最低限度的数字。最好给出一个具体的数字，这样表明你已经对当今的人才市场做了调查，知道像自己这样学历的雇员有什么样的价值。

回答范例1：我对工资没有硬性要求，我相信贵面试者在处理我的问题上会友善合理。我注重的是找对工作机会，所以只要条件公平，我不会计较太多。

回答范例2：我受过系统的护理课程的训练，不需要进行大量的培训，而且我本人也对护理特别感兴趣。因此，我希望面试者能根据我的情况和护理行业标准的水平，给我合理的薪水。

6. 你怎么理解你应聘的职位？

回答提示：把岗位职责和任务及工作态度阐述一下。

7. 你朋友对你的评价有哪些？

回答提示：想从侧面了解一下你的性格及与人相处的问题。

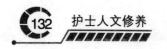

回答范例1:我的朋友都说我是一个可以信赖的人。因为,我一旦答应别人的事情,就一定会做到。如果我做不到,我就不会轻易许诺。

回答范例2:我觉得我是一个比较随和的人,与不同的人都可以友好相处。在我与人相处时,我总是能站在别人的角度考虑问题。

8. 你还有什么问题要问吗?

回答提示:面试者的这个问题看上去可有可无,其实很关键,面试者不喜欢说"没问题"的人,因为其很注重员工的个性和创新能力。面试者不喜欢求职者问个人福利之类的问题,如果有人这样问:贵面试者对新入面试者的员工有没有什么培训项目,我可以参加吗? 或者说贵面试者的晋升机制是什么样的? 面试者将很欢迎,因为体现出你对学习的热情和对面试者的忠诚度以及你的上进心。

9. 如果通过这次面试我们单位录用了你,但工作一段时间却发现你根本不适合这个职位,你怎么办?

回答提示:一段时间发现工作不适合你,有两种情况:①如果你确实热爱这个职业,那你就要不断学习,虚心向领导和同事学习业务知识和处事经验,了解这个职业的精神内涵和职业要求,力争减少差距;②你觉得这个职业可有可无,那还是趁早换个职业,去发现适合你的、你热爱的职业,对单位和个人都有好处。

10. 在完成某项工作时,你认为领导要求的方式不是最好的,自己还有更好的方法,你应该怎么做?

回答提示:①原则上我会尊重和服从领导的工作安排,同时私底下找机会以请教的口吻,婉转地表达自己的想法,看看领导是否能改变想法。②如果领导没有采纳我的建议,我也同样会按领导的要求认真地去完成这项工作。③还有一种情况,假如领导要求的方式违背原则,我会坚决提出反对意见,如领导仍固执己见,我会毫不犹豫地再向上级领导反映。

11. 你喜欢这份工作的哪一点?

回答提示:相信其实大家心中一定都有答案了吧! 每个人的价值观不同,自然评断的标准也会不同。但是,在回答面试官这个问题时可不能太直接就把自己心里的话说出来,尤其是薪资方面的问题,不过一些无伤大雅的回答是不错的考虑,如交通方便、工作性质及内容颇能符合自己的兴趣等都是不错的答案,不过如果这时自己能仔细思考出这份工作的与众不同之处,相信在面试上会大大加分。

12. 如果你的工作出现失误,给本单位造成经济损失,你认为该怎么办?

回答提示:①我本意是为贵单位努力工作,如果造成经济损失,我认为首要的问题是想方设法去弥补或挽回经济损失。如果我无能力负责,希望单位帮助解决。②分清责任,各负其责。如果是我的责任,我甘愿受罚;如果是一个我负责的团队中别人的失误,也不能幸灾乐祸,作为一个团队,需要互相提携共同完成工作,安慰同事并且帮助同事查找原因总结经验。③总结经验教训。一个人的一生不可能不犯错误,重要的是能从自己的或者是别人的错误中吸取经验教训,并在今后的工作中避免发生同类的错误。检讨自己的工作方法、分析问题的深度和力度是否不够,以致出现了本可以避免的错误。

13. 如果你做的一项工作受到上级领导的表扬,但你主管领导却说是他做的,你该怎样?

回答提示:我首先不会找那位上级领导说明这件事,我会主动找我的主管领导来沟通,因为沟通是解决人际关系的最好办法,但结果会有两种。①我的主管领导认识到自己的错误,我想我会视具体情况决定是否原谅他。②他变本加厉地来威胁我,那我会毫不犹豫地找我的上级领导反映此事,因为他这样做会造成负面影响,对今后的工作不利。

14. 工作中你难以和同事、上司相处,你该怎么办?

回答提示:①我会服从领导的指挥,配合同事的工作。②我会从自身找原因,仔细分析是不是自己工作做得不好让领导不满意,同事看不惯。还要看看是不是为人处世方面做得不好,如果是这样的话我会努力改正。③如果我找不到原因,我会找机会跟他们沟通,请他们指出我的不足,有问题就及时改正。④作为优秀的员工,应该时刻以大局为重,即使在一段时间内,领导和同事对我不理解,我也会做好本职工作,虚心向他们学习。我相信,他们会看见我在努力,总有一天会对我微笑的。

15. 假设你在某单位工作,成绩比较突出,得到领导的肯定。但同时你发现同事们越来越孤立你,你怎么看这个问题?你准备怎么办?

回答提示:①成绩比较突出,得到领导的肯定是件好事情,以后更加努力。②检讨一下自己是不是对工作的热心度超过同事间交往的热心了,加强同事间的交往及共同的兴趣爱好。③工作中,切勿伤害别人的自尊心。④不在领导前拨弄是非。

（谢赫男）

第八章　人性照护理论在护理人文关怀中的应用

本章导学

【重点难点】

本章的重点是掌握10个关怀照护性要素,理解照护的概念和人性照护的来源;难点是人性照护理论在护理工作与生活、护理教育、护理研究中的灵活运用。

【学习目标】

1. 能准确说出照护的词源及人性照护理论的来源。
2. 能准确阐述人性照护的内涵。
3. 能理解人性照护的10个要素。
4. 能运用人性照护理论为患者制订合理的照护计划。
5. 能运用人性照护能力评价的方法指导护理实践。
6. 能够在学习活动、社会活动和职业活动中培养关爱的品质。
7. 能够在团队活动与社会交往中培养与人交往和与人合作的精神。

引例

加拿大卫生部曾根据华生的理论在多伦多的贝克瑞斯(Baycrest)中心开展了一个老人照护的计划。这个以华生理论为根基的计划,引导了大约650位注册护士及其他卫生人员执行其工作。然而,华生理论应用在护理实务上最有名的是1988年在美国科罗拉多州丹佛市的人性照护中心启用的"丹佛人性关怀护理计划"。人性照护中心是一个由护理人员管理的社区中心,主要是提供艾滋病患者居住。此中心是以华生理论为基础而发展起来的,其对患者的贡献是众所皆知的。可惜这个护理计划在1996年因为经费用完被关闭。然而关怀照护中心仍以推展人性照护为重点,目前对象是全世界。《护理:关怀的哲学和科学》精确地剖析了"人性化护理理论",明确地阐述了"人性化护理"对人、健康、环境、护理的独特见解。它在描述"人性化护理理论"对于"人"的看法时,有这么一段话:"如果一位护士与患者建立了你-我关系,应用了人性化的照顾,这位护士本身便是在不断地变化中而成为'更存有'。"

第一节　人性照护理论概述

一、照护的词源与内涵

照护又名关爱、关怀。我国汉语词典中照护一词的解释为帮助、爱护、照料和护理等意思。照护是人类社会普遍存在的现象,是人类文明社会形成、发展过程中的重要因素和基础。照护分为一般照护和专业照护。在人类的日常生活中,人与人之间存在的关爱情感及行为称为一般照护。通过系统学习所获得的照护的知识和技能称为专业照护。照护的主要内容可以体现在生理、心理、社会、文化等各方面。

1971 年,梅洛夫(Mayeroff)把照护看作为照顾者和被照顾者个人成长提供机会的过程。他认为照护的主要特征是知识、交替节奏、耐心、诚实、信任、谦逊、希望和勇气。美国斯坦福大学内尔·诺丁斯博士作为关怀伦理学的代表人物,她认为照护是人的基本需要,照护体现为被照护者与照护者之间的关系。1984 年,Roach 给照护的定义:照护是人类存在的一种方式,是人类最普遍也是最真挚的表现,并用"5C"来强调护理的特性:即热情、胜任力、诚心、良知和承诺。

华生(Watson)描述:"照护是由一种价值观或态度,演变为一种意志和承诺,体现在具体的照护行为上。"她指出,照护是一种超越个人关系的关爱和照顾。护理人员所提供的照护可达到保护及促进人类健康、维护人类尊严的目的。由此,她对照护的定义是,照护是一种在具体行动中自觉表现意愿、目的和承诺的价值观和态度。

华生强调照护有 3 层含义:第一为照顾患者,即护理行为;第二为关心患者、爱护患者;第三为照护行为小心谨慎,即对自己的行为负责的责任心。她强调护理专业是人文和科学的有机结合,护理人员在护理活动中需以人性价值体系作为行动的指导。人性照护要素是护理的核心,包括:①形成人道和利他的价值体系;②形成和保持信念和希望;③促进对自我和他人的敏感性;④发展帮助、信任的人际关系;⑤促进和接受积极和消极感情或情感的表达;⑥解决问题时使用系统的科学方法做决策;⑦促进人与人之间的教育和学习;⑧提供支持性、保护性和(或)正性的生理、心理、社会、精神环境;⑨帮助满足基本人类需要,维护人类尊严和整体性;⑩允许精神现象的存在等。

1988 年,Brody 将照护视为伦理学的中心思想,护士则是实践要素,并认为照护是护理实质的价值。1991 年,Green-Hemaadez 提出将照护分为自然照护和专业照护两个方面。自然照护是人类一种天性的具体表现,存在于普通的日常生活中,包括需要时能在场、同情、对应性、社会支持、额外的付出时间和抚触;而专业照护则是指那些用来满足服务对象的需求,进而改善人类生存条件或生活条件的帮助性、支持性、关心性的专业行为,包括整体性、科学技术能力、沟通、倾听、专业经验和个体参与。护士具有实施人性照护的能力,需要建立照护的经验和体验。

1991 年,Morse 根据一些研究者的理论提出护理照护概念的含义包括 5 个方面:①照护是人性的本质;②照护是一种必需的道德规范;③照护是一种情感表达方式;④照护是一种人际间的互动过程;⑤照护是一种治疗性措施。照护概念的含义已成为其他照护研究的认识基础。

1993 年,Jensen 等通过质性研究发现合格的护士是有能力的、热忱的和有勇气的,当护士用其能力、热忱和勇气激发服务对象的行动时,即是表现关心的时刻。照护是护理的本质,正如 20 世纪

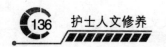

初,美国医生、结核病专家爱德华·利文斯通·特鲁多的墓志铭上曾刻着"To cure, sometimes; To relieve, often; To comfort, always",即"有时,去治愈;常常,去帮助;总是,去安慰"。护理学者杜友兰博士认为照护是一种人性,是一种伦理的章程,是一种情感,是一种人与人之间的人际关系,是一种护理介入。人与人之间需要关怀和照护,照护可以传递正能量,照护是一种利他行为,照护可以改善免疫功能,帮助服务对象度过痛苦的难关和认识到生命的价值、提高个人的自信,协助服务对象恢复和保持健康。

二、人性照护理论的来源及发展

人性照护又称关怀照护,由美国护理理论家华生博士于 20 世纪 20 年代末提出。华生认为人性照护是护理的一种道德观念,是一种人际间的治疗过程,以达到促进人类健康,保留人类尊严的目的,其内涵包括对人信念的秉承、尊重患者的个别性、真正了解临床情境、做到与患者同在。华生出生于 1940 年。1964 年获得科罗拉多州波德市的科罗拉多大学(University of Colorado)护理学士学位。1966 年获得科罗拉多州丹佛市的科罗拉多大学的精神心理卫生护理硕士学位。1973 年获得科罗拉多州波德市的科罗拉多大学的博士学位,主修教育心理学及辅导。1979 年发表理论著作《护理:关怀的哲学和科学》(Nursing: the Philosophy and Science of Caring)。1985 年发表增订的理论著作《护理:人性科学和人性照护》(Nursing: Human Science and Human Care)。

华生曾任精神和心理卫生护理治疗师、临床辅导员、教师、主任等职。发表过许多著作,对于人性照护概念的拓展和贡献很大,对护理理论的发展和临床实践做出了极大的贡献。华生的理论借鉴了其他人文社会学家、哲学家、心理学理论家的观点,应用应激理论、生长发展理论、沟通理论、教与学的理论、心理学理论、存在主义现象学理论等构建了护理领域独特的人文关怀理论。该理论看待护理的视觉非常有别于其他理论,给人耳目一新的感觉。

(一)人性照护的基本理论

华生在她的第一部著作《护理:关怀的哲学和科学》中首次应用人性照护这一词语。鉴于当时人们物质生活富裕,但人与人之间关系冷漠,以及护理专业人性照护精神缺失的现状,她提出人类整体观与人性尊严观,把人性照护的理念引入到现代护理学中,在原有护理照护思想的基础上,明确提出人性照护是护理学精髓的新理论。她认为用 caring 而不是 care,主要基于语言学上的思考,caring 指从心里发出的信息,表达与传递不同的思想、情感,最终创造和谐、积极向上的人际环境。她将人性照护阐述为一种主动照护人的意愿、意识或责任,并在具体行动中体现出来的价值观和态度。人性照护是对人的生存状态的关注,对人的尊严和符合人性生活条件的肯定,是对人类的理解和自由的追求。人性照护以"人的生命价值"为本,具有"人权平等,人格尊重,人性自由,人情博爱"的人道主义精神。人性照护也是"生命照护",即对患者生命的终极照护,其核心是对患者生命价值的高度认可,在护理过程中,护士以人道主义的精神对患者的生命健康、人格尊严、权利需求的照护,除提供必要的护理技术服务外,还要提供精神的、文化的、情感的服务,具体表现在护理过程中护士的专业技术、同情心、责任感、理解力等人文素质品质。

华生认为人性照护是护理实践的核心和本质,人性照护必须是护理人员结合科学与人文知识在与患者的互动关系中按照人性照护的 10 个要素来完成,每个要素都具有与互动性护患关系相关的动态现象成分。人性照护理论的基础是 10 个关怀照护性要素,其目的是在护理活动中强化人文性。华生的人性照顾理论借鉴了人文社会学家、哲学家、心理学理论家的观点,应用应激理论、生长发展理论、沟通理论、教与学的理论、心理学理论、存在主义现象学理论构建了护理领域独特的人性照护理论。该理论所提出的关怀照护性要素可指导护理人员重视护理的多重性,为患者提供整体性的人性照护。

(二)人性照护理论的发展

莱林格(Leininger)是第一位研究人性照护的护理学家,她曾经指出人性照护是人的一种天性,是人类社会所特有的一种特性,是人类文明社会形成、生存、发展壮大的基础。在护理学界,人性照护是以服务对象的健康为目的,从整体观念出发,为服务对象提供符合个人独特需要的人性照护和专业帮助。护理工作的内涵是"以患者为中心",尊重患者,爱护患者,在护理工作的具体细节中体现人性照护,与患者产生情感共鸣,满足患者需求,帮助患者恢复心身健康。

国内护理界有很多专家学者在研究和应用人性照护理论,但是,目前护理学术界尚没有统一的术语,人性照护、人性关怀等词语通用。国内研究人性照护理论相对较多的是学者王庆华,她在读硕士期间,首次接触到美国护理理论家华生教授的人性照护理论。此后,她把人性照护理论应用在护理教育、护理管理、护理研究和临床护理实践各个领域,受到业界护理同仁的广泛关注,是目前国内介绍和应用人性照护理论较多的学者之一。

人性照护出于对人性尊严的重视,对人性弱点的主动关心、体谅与宽恕,进而表达、传递从护士内心发出的关爱情感、责任与人道主义思想的融合,促进生命整体和谐,具有人类理解性(个体尊重性、个性体谅性、文化宽容性、主动交流性)、个体情意性、社会责任性和整体和谐性。我们可以将人性照护解释为"护士有意愿、有目的和有责任的专业价值观或态度,通过具体行为得以验证"。人性照护的本质在于护士通过行为表现出来的专业价值观或态度,具有照护意愿性、社会责任性与治疗目的性等特征,以及护理专业人性照护区别于其他学科人性照护及以往护理的特殊性。

20世纪最重要的思想家之一弗洛姆(Fromm)从精神与社会分析的角度提出爱的理论与实践,与护理学界的人性照护理念相吻合。他从西方社会人被"物化"、人际关系冷漠、人性照护缺失的社会现象中,提出爱的理论与实践。他认为爱是人类最基本的需要,并且爱是一门艺术,要具备一定的知识和做出一定的努力,这里的知识是指那种深入到人的内心、触及人的灵魂的,或是超越对自己的关爱、能设身处地理解人的知识。同时爱也是一种能力,一切类型的爱皆开始于最本原的爱,即兄弟之爱,建立在天下一家的深刻感悟上,是对弱者的爱、对穷人的爱、对异乡人的爱,不抱有任何目的的爱,主动促成所爱者的成长、增益所爱者的幸福。这就与护理学所倡导的"关爱生命"的人道主义思想相吻合,关爱既是一种本原的能力,也是一种"知识"和理念。弗洛姆还提出要想真正掌握爱这门艺术或能力,一是要掌握理论,二是要学会实践,意识到自己对服务对象应担当责任、关爱他们、尊重和理解他们,希望充实与丰富他们的人生。一切类型的爱都包含4个照护要素:关爱、责任、尊重与知识。他们来源于理论与实践的结合,并且要经过严格的实践训练:4个一般条件是严于律己、专心致志、耐心和全力以赴,5个特殊条件是具有客观理性、理智的信念、信心、勇气及主动性。这是对关爱的结构成分和获得途径的最基本认识。在护理实践过程中,可以尝试应用爱的理论与实践,进行实地研究,解释现象,探寻规律。护理学是科学、艺术和爱心相结合的应用型学科。

三、人性照护的人文价值

人性照护是在实施照护的过程中,关注人、关心人、重视人的个性,满足人的需求和尊重人的权利,关心人的精神问题,关注自我与他人的生存状态和精神发展。人性照护的本质是以人为本,对人的生存意义、人的价值及人的自由和发展关注的思想,体现在护理服务的全过程。

1. 照护是人类社会所特有的,是人类文明社会形成、生存、发展壮大的基础　护理的本质是照护,照护是护理的中心思想,是护理活动的原动力,是护士为患者提供合乎其文化背景的护理基础。照护体现在护士与患者的护患关系中,以及各种各样的护理活动中。照护与其他职业关怀不同,护理学专业的照护是以患者的健康为目的,从整体观念出发,为患者提供符合个人独特需要的护理关怀。良好的专业照护可以增进人们的希望,创造一种愉悦的心情。要使患者满意,首先要有满意的护士,在提高照护认识的基础上,必须将照护行为贯穿到日常护理工作中,提供人性化的护理,满足患者的生理需要和心理需要,使患者舒适、安全,减轻患者的痛苦和焦虑。

2. 专业照护与普通关怀在意义及表达方式上有很大的区别 普通关怀是人类一种天性的具体表现,存在于普通的日常生活中。而专业照护是一种有目的、有意义的专业活动,是一种工作而不是一种属性。专业照护是那些帮助性的、支持性的、关心性的专业行为,以满足服务对象的需要,从而改善人类的生存条件或生活条件,有利于人类社会的生存及发展。不同文化背景的人有不同的照护体验,因而就会形成这种文化所特有的一种照护模式。一种文化的照护表达方式可能与另外一种文化有着天壤之别。因此,为患者提供合乎其文化环境的照护是护士的职责之一。尤其在当今国际化趋势越来越明显的社会大环境下,护士必须具备多元文化和跨文化护理的知识、经验和能力,为不同文化背景的服务对象提供个体化的专业照护。

3. 形成照护的基础是对服务对象的注意、关心与尊重 本纳(Benner)和鲁贝尔(Wrubel)认为照护是人际活动,是护士与患者双方共同努力达到人际协调,帮助患者提高应对能力的过程。照护体现于服务与接受服务双方的思想、行为及感情,形成照护的基础是对服务对象的注意、关心与尊重。本纳和鲁贝尔并没有对普通关怀与专业照护进行严格的区别。其照护理论的中心思想为护理关怀,是护士通过护理活动来帮助人们应对生活压力,提高应对能力的过程。不同的生活事件,对不同的人有不同的刺激:因而,每个人有其独特的应对方式,人性照护的重点是认识到每个人的独特性,并设法帮助患者恢复或提高应对能力。照护是护理专业的重要组成部分,护士应用自己的专业知识和技能帮助患者恢复或保持健康,贯穿于生命的始终。

4. 人性照护是在特定的时间与情境中,人与人之间精神体验的一种道德法则 人性照护是一种以保护与促进人类健康,倡导人类尊严为目的的道德观念。核心是关心患者的需求,进入彼此的内心世界,人格得以升华,情感共鸣,尊重患者的生命价值、尊严权利;将人性照护界定为关心人之为人的精神问题,注重自我与他人的精神健康和精神发展。人性照护理念对护士的专业素质提出更高的要求:不仅要具有专业的知识和技能,更要具有:人道主义—利他的价值观念或职业道德观念;能鼓舞患者充满信心和希望;能协助患者恢复健康并获得自护能力;促进患者生成"坚信自身生命具有存在价值"的精神力量。尊重患者的生命价值是患者从失望走向希望的力量源泉,是护理专业素质的核心体现,是人性照护行动的灵魂所在。生命有路,心灵有家。

第二节 人性照护理论的基本内容

一、人性照护理论的基本假说

1. 隐性假设

(1)人不能被当作物品对待。每个人都有尊严,都需要被社会认可和受人尊重,不能被当作物品一样对待,尊重别人就是尊重自己。

(2)人不能与自我、与他人、与自然界和宇宙分离。人是一个整体,健康是人体内部环境保持平衡,与外界环境保持平衡。由于各种原因失去内外部的平衡,人就会患病。

(3)所有活的事物都有神圣的生命。护理伦理学的理论基础中有生命论的论述,包括生命神圣论、生命质量论和生命价值论;生命神圣论认为人的生命具有最高道德价值的伦理观,人的生命是神圣不可侵犯、至高无上、极其重要的。"人命贵千金";生命对于人是第一重要的,生命与世界上的其他事物相比具有至高无上性,离开了生命,世间万事万物就会失去存在的意义。当生命受到伤害、受到疾病折磨的时候,就需要一种学问予以研究和解决,就需要有一种职业、一部分人专门为这些受伤害、受到疾病折磨的人们提供帮助,建立维护人类健康的理论体系和实践规范。

2.显性假设

(1)爱和照护普遍存在,是宇宙间最大、最神秘的力量,是构成原始的、普遍的心理能量。护理专业是爱心、科学与艺术相结合的专业,爱自己,爱别人。

(2)通常情况下人们忽视了爱和照护,或者知道人们需要互相关爱和照护的途径,但是做得并不好。然而,如果人类要生存,需要彼此更多的关爱和照护,以人为本,促进人类文明进程和人类和睦相处。

(3)自从护理成为照护专业以来,它在维持照护理念和实践应用中影响着人类文明的进程,决定着护理专业对社会的贡献。

(4)正如开始的时候,我们不得不强加我们自己的意愿去照护和爱我们自己的行为,而不是强加于别人。在我们能够尊重和照护别人之前,必须温和、有尊严地对待自己。

(5)对于人们关心的健康、疾病而言,护理一直承担人性照护和关爱的立场。照护是护理的本质和在护理实践中最中心、最完整的焦点。

(6)人性照护,在个体和团体水平,在卫生保健传递系统受到越来越少的重视。

(7)护理专业的照护价值已经体现,因此,在今天严峻的现实情况下,护理专业应维持人性照护理念并在实践中应用照护模式。

(8)坚持和发展人性照护理论,既有护理理论工作者也有临床护理实践人员的努力,对于护理专业当前和将来的发展都是一个重大的课题。

(9)人性照护只有在人际间才会被有效应用。人际间互动程序是人文主义常识;它教会人们如何把别人当作自己,个人的人文主义会反映在他人身上。

(10)护理专业在社会性和科学性方面对人类和社会的贡献在于人性照护理论、实践和研究领域。照护理念只有被有效地应用于人际间才会显示作用。

(11)照护理论包含照护因素导致特定的人类需要的满足。有效的照护促进健康、个人和家庭的成长。照护的反应不仅接受现在的他,还要接受将来的他。

(12)照护环境提供个人发展潜能的机会,同时允许个人在特定时期选择对他自己来说最好的行动。照护是保健而不是治愈。照护实践结合了人类行为的生物化学知识,为患者提供能够产生或促进健康的管理。因此,照护科学与治疗学是互补的,照护实践是护理专业的核心。

(三)人性照护在护理中的假设

(1)人需要更加关爱。

(2)护理是一个照护专业。

(3)善待我们自身的需要。

(4)护理一直站在人性照护立场。

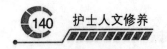

(5)照护是护理的本质。

(6)在护理实践过程中人性照护在患者中得到较少的应用。

(7)护士的照护价值和护理一直没有得到足够重视。

(8)人性照护的维持和发展是当前和今后的一个重大课题。

(9)在护患关系中,人性照护可以被有效地展示和运用。

(10)护理的社会性、道德性、科学性在理论、实践和研究中对人类社会的贡献在于它致力于人类照护的理想模式。

二、10个关怀照护性要素

华生在早期理论中提出十大关怀要素,后期又演变成为临床博爱程序,指明护理人员可以从这10个方面对患者实施关怀。10个关怀照护要素如下。

1. 形成人文利他主义价值系统　人文利他主义价值系统是指通过给予他人和扩展自己的认识所得到的自我满足。人性照护以人文观和利他行为为基础。护理人员通过对自我价值观、信念、文化互动及个人成长经历的反省,而使其人性照护观得以发展。华生认为,建立在人道主义价值和利他行为基础上的照护,能通过个体自身的观点、信念与不同文化的服务对象交流及个人成长经历的体验得到完善和发展。经由施与他人及扩展对自己的认识得到满足感和价值感。可以通过检查一个人的观点、理念、信仰和与不同的文化环境下服务对象互动及个人的成长经历来完成。护士可在护理教育中学到,在一个人生命的早期所受影响较大。

2. 建立信念和希望　信念和希望要素结合人文利他主义观,促进了整体护理和积极的健康观的实现。信念和希望是在护理和治疗过程中必不可少的因素。护士应超越西方医学的限制,帮助患者理解其他替代方法,比如沉思、冥想、自我信念、价值观及精神信仰等的治疗力量。华生强调精神和心灵是其理论发展的独特方面,当现代医学对患者的疾病治疗无能为力时,护士可应用或加强对患者有价值的信念和希望,提高患者的自助能力和幸福感。护理人员通过强化对患者而言有意义的信念和希望,为患者带来一种安适感。正向的鼓动支持和有效的护患互动关系,帮助个体接受现代西方医学,同时能够理解和接受其他替代方式(如专注、沉思、瑜伽、深入大自然、强化自我信念、强化精神信仰等方法的治疗力量),协助患者促进个体康复和寻求健康行为。

3. 培养对自己、对他人的敏感性　敏感性有助于护士自我接受、自我发展并促进护患双方的自我目标和价值实现。如果护士具备对自己和对他人的敏感性,就能以真诚、可靠和敏感的态度对待他人。华生认为在最高层次的护理活动中,护士的人性化反应、互动性护理均可超越物质世界、时间及空间界限,与个体的情感世界和主观世界接触,从而触及个体心灵深处的自我。只有当护患之间形成真诚、信任的人际关系,而非机械性的操作性关系时,才能有效促进服务对象恢复健康,助其达到最佳功能状态。护士通过自我接受、自我反思和体验,达到自我实现的目标,这对护士很重要,因为护士可以表达自己的感情,建立信任的人际关系和社会支持系统,更好地帮助患者表达需要和感情。

4. 发展帮助–信任关系　帮助–信任关系的特征,即和谐性、同理心、非占有性热忱、有效地沟通。和谐性是指护理人员和患者的互动过程中保持真实、诚恳、开放和利他性、不虚伪。同理心是指体验他人感受和情感并将这种理解表达出来,即护理人员接受患者的感受,而没有抵触、愤怒或害怕。非占有性热忱指积极地接纳他人,通过放松的、开放式的身体语言,适当的语气和面部表情表达出来。有效的沟通包含了认知、情感、行为反应等成分。

5. 促进并接受正性和负性情感的表达　护患双方对情感的分享是一种冒险性经历,护士必须对患者表达的正性或负性情感有事先的准备,认识到在不同情境下,对思维和情感的理解可能有一定差异。华生认为,鼓励患者表达其正性或负性情感,有助于提高患者的自我认知水平。情感会影响人的思维和行为方式,在护理过程中应予以关注和理解、同情和支持。如果一个人能意识到自己的情感,通常能理解由情感产生的继发性行为。

6.在解决问题时使用系统的科学方法做决策 这对于科研、教学、界定专业和发展护理科学知识是很重要的。将科学性解决问题的原则和理念运用于护理过程中,有利于做出适宜的护理决策。护理管理者使用系统科学的方法做决策:护理管理是在一定的时间和空间中进行的,正确地认识时间、科学支配时间、解决问题是现代管理的重要内容之一。护理管理者必须具有时间、目标、效率、效益观念,才能在有限的时间内,处理好复杂的工作,促进护理事业的良好发展。

7.促进人际间的教与学 通过讲座增进护士的理论知识,提供其自我学习能力,根据其个人需要,以达到自我成长、发展的目的。通过给予护理人员相应的责任而促进护理学知识的系统学习,使护理人员能有自己学习的知识平台,决定个人需要和生长的需要。充分发挥护理人员的主观能动性,最终使其在更高的层次上完善自己。增进患者知识,提供其自我照顾能力,决定其个人需要,以达到自我成长和自我健康的目标。

8.提供支持性、保护性及矫正性的生理、心理、社会文化及精神环境 护士在促进健康、保持健康和预防疾病中的主要功能是认识内外环境变化对个体健康的影响,创造有助于患者恢复的各种身心环境。评估和增进患者的适应能力,以支持、保护和纠正其心身健康。提供舒适、安静、清洁及有隐私性的环境。提供促进患者心理、社会、文化和精神环境的稳定:给予护理人员充分的尊重、理解、信任和照护。同时创造能使护理人员实现自我价值的工作环境。华生将该功能分为对内外环境的支持,内部环境支持包括支持个体的心理和精神健康及社会文化信念;外部环境支持包括创造舒适、隐私、安全、清洁和优美的环境等。

9.协助患者满足人性的需求 护理人员和患者都有身体、心理、社会及个体内在的需要。根据马斯洛的人类需要基本层次理论,先满足低层次需要后才能满足高层次需要。每个人的生活环境、教育经历及工作经历不同,经济地位和社会阶层不同,思想观念千差万别。于是,每个人在不同的年龄阶段会有不同的需要。人的需要得不到满足,就会出现身体和心理方面的问题。护士也是普通人,在为别人提供专业帮助前,首先要保持自己的心身健康,才能为他人提供专业帮助和照护。

10.允许存在主义、现象学及精神力量的存在 存在主义心理学指采取现象学方法分析人的存在价值的科学。允许存在主义、现象学及精神力量的存在,意味着既要从整体角度看待个体,又要满足个体不同层次的需要。当两者发生冲突时,利用存在主义、现象学及精神力量进行调整。建立此护理观能帮助护士理解个体对生活的认识和帮助个体从艰难生活事件中发现生活的意义和自我价值。生活、疾病和死亡是非理性存在的,采用允许存在主义、现象学及精神力量存在的观点可使个体发现生活的优势,建立面对生活和死亡的勇气。华生建议护士帮助他人应对生活困境前,首先应审视自己的存在主义观念,帮助护士激发潜能和积极思维,更好地理解自我和他人。护士运用现象学方法了解服务对象的生活经历和观点。个人的经历决定感知,护士以此方式可以更容易了解自己和他人,便于开展护理工作。人性照护是护理的本质,人性照护理论借鉴存在主义现象学研究及人本主义心理学的知识和方法,强调护理致力于人类的健康、疾病和患病经历的理解,认为护理与人类的生命质量有密切联系,对于指导护理实践有深远的意义。

华生提出的10个人性照护因素,提供给护理人员做指导。护理人员按照10个照护因素进行护理实践工作,以达到人性照护的目标,即达到促进健康、预防疾病、照顾不能自理的人,并协助服务对象恢复健康的护理工作的目标,这与医疗系统里以治疗疾病为重点的价值观有很大不同。在承认医学传统治愈因素基础上,给予护理独特的训练、科学的专业立场。应用华生人性照护理论的10个照护因素,可以使护士在客观评估患者基础上,发展深层次的、个性化的照护人际关系。这种照护关系发生在患者和护士在一起的人际间互动时机。当护士和患者的精神沟通一致时,人际间互动时机的结果是超然存在、和谐和治愈的,是人与人之间美好的情感交流、精神共享和身心愉悦。

华生相信专业的护理活动是科学性和人文性的整合,这种整合在护患间的关怀照护过程中达到高潮,并能超越时间和空间。根据华生的人性照护理论,护理目标是促进个体达到"身体、心理、心灵的最高和谐境界,从而实现自我学习、自我尊重、自我康复、自我照护,同时容许个体存在差异"。该理论促使护理人员在实践中将艺术、人文科学、社会科学、行为科学整合到照护和康复过程中。华生提倡多元化观念和采用多种方式发展理论,她建议进一步开展护理实质和护理特征的质性研究,尤其通过深入研究阐述照护的10个因素及其作用,用科学研究的事实证明,人性照护和临床技术对于促进和恢复服务对象健康同样有效。

三、对护理学核心概念的诠释

护理是综合自然科学和社会科学的综合性应用学科和人文科学。护理的对象是人,人的健康状况受社会、文化、个人经历及地理环境等因素的影响。因此,护理人员面对患者时要考虑综合因素对患者的身心状态和行为的影响。在强调人的整体性时,必须重视人的生理、心理、社会与精神的统一及人与环境的互动关系。

1. **人** 人是"被照护、被尊重、被培养、被理解和被帮助的有价值的个体,是具有完备功能的整合性的自我。个体的整体大于并有别于个体的部分之和"。人是生存在环境中的心灵、精神、身体合而为一的统一体。

下列问题有助于护士进入患者领域的例子:谈谈你自己? 谈谈你的生活经历? 谈谈对你身体触动最大的事件? 谈谈你的精神和文化信仰? 谈谈你的目标和期望? 这些问题有助于人们分享他们的生活经历。华生观点的另外一个重要方面是尊重他人的选择和决定。当然,患者要求你分享你的人生经历时,你也可以分享你的观点和经历。

2. **健康** 健康是身体、心理、社会幸福安宁的状态,不仅是没有生病,也包括具有良好身心和社会功能状况。换言之,健康包括个人维持其日常生活功能的能力及没有生病。健康是身心、灵魂的统合与和谐状态。健康对于人的心理是一种主观状态,每个人可以界定自己的健康状态。人性照护理论应用于健康强调照护而不是治愈。在患者治疗过程中,照护提供个体最佳的水平。健康被认为是一种整体方法,是从生理、心理、精神和社会方面体现最好能力。

下列问题有助于帮助评估患者的健康观念:谈谈你的健康? 你目前的健康处境是什么样的? 谈谈你目前健康处境的感受? 你目前处境的意义是什么? 告诉我你的健康的首要目标是什么? 你希望达到的和谐状态是什么? 这样的问题通常有助于帮助人们发现生活中危机的意义。

3. **环境** 是指照护提供的场所或社区,即护士与患者互动的场所,可以扩展到任何的人际间互动场所。照护提供患者有益价值观和决定个人的行为和他应该达到的健康目标。环境提供整体治愈理念(生理的、心理的、精神的和社会的),这些能影响患者的观点,对患者的健康至关重要。环境是时空中不断与人相互作用的开放系统。

4. **护理** 以人性照护为本质,目标是促进患者健康、预防疾病及照护患者,使其恢复健康。护理是帮助患者增进个人知识及自我治愈能力;是护理人员与患者之间相互了解的人性化照护,以协助患者恢复其内在的和谐感。运用照护程序帮助患者达到更高程度的自我和谐,以促进自我治愈或对生活意义的洞察。运用解决问题的方法结合研究过程,使护士在护理实践中做出护理判断和决策。

作为护士,下列问题可以问自己:对我来说,照护患者和他们家庭的意义是什么?我如何表达我的照护意识和奉献(患者和他们的家庭、工作同事、其他健康服务专业人员、我的上司、组织机构)?我如何界定人、环境、健康和护理?我如何在人们的生活和患者中做到与众不同?在我的护理工作中如何获知临床照护程序?在我的护理实践中如何被华生的照护理论所激励?这些问题可以帮助护士反思自己的照护实践,有助于增加护理专业生活的意义。

护士在临床工作中具备人性照护意识和理念,才能提高其人性照护能力。培养护士的人性照护意识,让护士从自身认识到人与人之间照护的重要性,才能在临床工作中理解患者的照护需要和精神需求,才能发自内心地愿意为他人提供专业帮助,减轻痛苦,使护理工作从"工作技术型"变为"人性照护型",更好地实施人性照护,帮助患者恢复健康。因此,理解人文素质和人文精神对提高护理服务质量具有重要意义。

第三节　人性照护理论的应用

一、在临床护理工作中的应用

护士在照护中应当用关爱、同理心去维持和发展真正的帮助-信任的照护关系,从而培养患者自己的精神力量和超越个人的自我,以开放的心态、热情和敏感性对待他人。这样能够帮助患者表达正向的、负向的感情,作为连接深层次的精神自我和被照护者的感情。

(一)人性照护者素质

1. 心理素质　护理专业人员应具备爱心、同情心、同理心、耐心、细心,严谨、善良周到的态度,灵活应对能力,沉着冷静的心态和幽默感。为了培养优良的心理素质,护士除了要学好护理学专业知识外,还应学习心理学、护理心理学、社会学、护理伦理学、护理道德修养和护理美学等有关人文社会科学知识,增加知识面,扩大视野。当护士在护理过程中感到有压力时,要懂得运用心理学的理论知识和方法来减压,达到自我调节的目的。护士的工作压力来自多个方面,适当的压力对于护理工作可起到驱动作用,可以使护理人员保持清醒的头脑,减少护理差错的发生。但过重的压力如不能及时得到疏导和调适,则会影响护理质量和水平,影响患者身体康复,如工作效率下降、护理差错增多、引发护患纠纷等,严重时甚至会危及患者生命。作为护士应学会适应工作环境的变化,变压力为动力,注意适时进行自我调节。

2. 职业道德素质　职业道德又叫专业品格。伊索说:"善意的行为,无论多么微不足道,都不会白费。"护士的职业道德是护士和患者之间及工作中的协助者之间关系的行为准则,是社会道德现象在护理专业上的体现。培养护士具备优良职业道德包括生理和心理的健康、高度的警觉性、敏锐的观察能力和预见能力、熟练的操作技能、绝对的可靠性、鼓舞人心的自信心、过人的机智、优雅的风度、对患者的体贴、工作的合作、令人愉快的态度、良好的文化素养和满足于所胜任的工作和具有职业的责任感;无私奉献的精神;正确的生死观;仪态端庄、语言亲切。

莱林格(20世纪60年代)提出:照护是以患者健康为目的,从整体观念出发,为患者提供符合个人独特需要的专业服务。Roach(1984年)提出护士应具备5个方面的素质:同情、能力、信心、良心、义务,即"5C"理论。Morse(1991年)提出:照护是人性本质;照护是一种道德规范;照护是一种情感表达方式;照护是一种人际间互动;照护是一种治疗性措施。Rodgers(2000年)提出护士应具备照护的五大特征:关系、行动、态度、接受、可变性。

3. 专业素质 包括丰富的护理专业理论和关爱知识;精湛的专业技能;心理护理技巧;沟通交流技巧和健康教育技巧。护士应具备良好的情绪调节和自控能力。工作中,护士要以患者为中心,始终以良好的情绪状态为患者营造积极的情绪氛围;如遇到情绪急躁的患者应平和相待、耐心解释、疏导,使患者始终保持最适宜的身心状态,乐观向上,积极配合治疗。护士要有一定的沟通技巧,对患者尊重、信任、友爱、宽容,使患者在宽松的环境中表达自己的真实情感。护士在与患者的日常接触、行为观察及有目的的访谈中了解患者的一般情况,获得平时难以得到的信息,更深层地了解患者的心态、行为,从而指导治疗,促进患者康复。而且,护士始终处于护患关系的中心,与患者密切接触,是连接医院各种人际关系的纽带,尤其与身心失衡、人际能力减弱的患者建立良好的人际关系,很大程度上取决于护士的人际能力及其主导性。因此,护士要有较出色的人际沟通能力和技巧,建立和谐的人际关系,协助患者与医生沟通,促进患者间的交往,协调患者与家属的关系等,构建和谐的人文就医环境,提供人性化、个性化的专业帮助,帮助患者恢复自理能力,促进患者心身健康,实现个人价值,快乐工作、健康生活。

4. 照护素质 弥尔顿·梅尔夫主张照护患者的护理人员必须具备下列特质。①知道、了解:护理人员需知道及了解患者及家属的需求。②耐心:护理人员用耐心协助患者及家属在疾病过程中的适应。③诚实:护理人员与患者及家属间需诚实相待,避免不当的欺瞒行为。④信任:护理人员与患者及家属间需建立良好的信任关系,不可做出不利患者之事。⑤谦虚:护理人员必须以谦虚的态度与患者及家属互动,避免有高高在上的行为态度。⑥希望:护理人员经由照护过程中引发患者及家属的希望及期待。⑦尊重:护理人员在提供照护过程中需要尊重患者是一完整的个体,并肯定其存在的价值。⑧鼓励:护理人员需要时时鼓励以支持患者及家属共同向所设定的护理目标迈进。⑨使不能变成能:护理人员要尽其所能协助患者恢复其身体的最大功能,保持健康。

(二)照护时机

1. 照护时机超越时间与空间 当护士与另外一个人带着彼此独特的生活经历和人性相互作用的奇异感觉互动时,照护便发生了。在某一特定时刻的相聚成为空间和时间上的焦点。经验和感知发生时便产生了超越,但是真正照护情形在那一刻具有更大的影响力。这个过程超越它自己,融入每个人生活的历史,成为更大、更复杂的生活模式的一部分。照护时机包含护士和服务对象的选择和行动。在照护情景中,两个人在一起有机会决定他们之间的关系及此时的行动。如果照护时机是超越个人的,则每个人都会感觉到与另一个人精神层面上的连接。由此,它超越了时间和空间,开启治愈及更深层次上的人际连接新机会。对个人来说,于个人都有独特的生活领域,在人与人交往互动中很有可能走到一起。

2. 照护时机扩展开放性和人的能力 个人的生活领域包括个人的相关名誉或者个人经历的全部,由感情、身体的感知、思想、精神信仰、目标、期望、对环境的考虑和个人感知的意义组成,所有这些都是基于个人过去的生活经历、现在所处场合和对未来的憧憬。照护提供者,比如护士,在与患者互动时需要意识到自己的意识和个体真正的存在。在照护时机,照护者和被照护者通过选择和确定关系采取行动后互相影响。当照护时机允许双方精神层面统一时就变成人际间互动。于是,照护时机扩展了开放性,并且能够扩展人的能力。照护时机是宇宙爱的能量场的辐射,当护士进入患者病室时,产生期望的能量磁场。在以更深层、更广阔的视角思考权力、美和爱的能量时,照护时机变成爱的能量振动场,超越时间、空间和维持人道主义和宇宙的无限性。在照护、爱和宇宙的无限性之间的联系变得神秘,变成人们面临的程序,是反映自己和别人的一面镜子。这样人与人之间的照护关系在特定时刻成为基础,面对人道主义,把人类和宇宙爱的能量场连接为整体。

表达关爱和怜悯不仅是口头说、眼睛看,更重要的是行动。关注本身是一种表达,语言存在于声音、语调中。这种观点超越了理念,不只是一种本体论,而是形而上学,哲学的基本理论,解释了如何与人相处、思考爱的源泉,宇宙和万物之间的关系。

3.照护时机的特征是人际间照护关系和有意识的照护 照护时机发生在护士和他人在特定的时空中通过交流和共享生活经历,人们意识到时间是暂时的,需要有所选择和行动,如何渡过时间、场合和表达自己的时机。如果照护时机的特征是人际间照护关系和有意识的照护,护理就成为护士与他人在精神层面、跨越时空的一种联系,为在深层次人的整体治愈过程创造潜在的可能。护理的目标是通过自我学习、自尊和自我治愈,促进个体在心灵、身体和精神方面获得高水平和谐。华生所讨论健康和健康照护是整体的,包括超越人际的、宏观物质的界限。健康是整体平衡和身体、心理与精神的和谐统一。健康是自我感受和自我经历的整合。传统的健康服务包括疾病的诊断、治疗和药物的应用。真正的健康照护关注人们的生活方式、社会状态和环境。疾病不一定是一种病,而是身体、心理和精神的不和谐、失去平衡状态。护理目标是帮助人们获得幸福生活的意义和观点,正确看待自己和他人,和谐,平衡身心、内外的关系,树立乐观、积极的人生观、价值观和世界观,客观、理性地处理问题。

(三)实施人性照护

华生认为,对服务对象进行照护,只具有美好的愿望和善良的心是不够的。护士需要具备一定的知识,包括认识服务对象,明确服务对象的优势与缺陷、服务对象的需求、促进服务对象成长与发展的因素、如何与服务对象沟通、护士自己的优势与不足。这些知识既包括专业的,也包括公共的。华生提出,一个人可以去阅读、研究、学习和教授照护理论,但是,要真正获得它,必须亲自去经历它。人性照护理论解释照护对护理专业和患者的重要性、解释照护和治愈的互补关系。解释照护的内在关系和人际时机导致超越、和谐和治愈的结果。照护的治疗属性没有被测量或者证实。研究倾向焦点是提供照护的程序而不是实际照护提供的结果。护士在实践中应用照护因素,确认照护时机。通过华生的照护透镜看个体的健康——个人的健康是一种主观经验。

人性照护理论的核心是治疗性人际关系,注重对人的全面人文主义关怀和照顾。在强调整体护理的当代护理实践领域中,人性照护理论具有广泛的应用价值。华生将人性照护理论与一般护理程序相结合,认为护理程序包括评估、计划、干预和评价4个阶段。

在临床护理实践中,护士面对的对象是人,认识和把握患者生病的体验是进行护理的关键。生病给患者独特的体验,使患者处于不协调、不平衡、失去能力和不舒适的状态,这种状态体现为患者对于自己所熟悉世界的一种丧失感,意味着一种生存状态的改变,一种个人在世界中存在本质的改变。当一个人生病时,他不仅仅在生物学躯体上具有某种特征,而且这些特征与他对自我的感受相关联。患者并不是仅仅"拥有"这个躯体,患者不仅仅"患有"某种病症,而是生存于他们的病情中,如患有多发性硬化症、关节炎、心脏病之类疾病的患者,他们是以非常特殊的方式生活于一个失控的躯体中,而不仅是患了某种可以识别的疾病。生病给患者带来恐惧感、孤独感和无助感,这就要求护士不仅仅是关注患者的"身体",更重要的是关怀他的"心理",从社会、心理和身体等方面提供专业照护。照护患者的意识和照护能力需要通过学校教育来培养,要求加强人性照护教育、创造人性化的照护氛围,不断更新护理教育的内容和方法,培养具有人文素养和关爱品质的护理工作者。

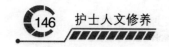

二、在护理教育中的应用

(一)护理教育

坐落在美国首都华盛顿宾夕法尼亚大道的国家档案馆的后面有一座雕像————位坐着的妇女在膝上放着一本打开的书,雕像的底座上有一句铭文:"过去的事情就是开端。"过去的事情就是历史,研究历史可以指导现实,也可以预测将来。中华民族有着悠久的历史,中国医学史历来是医家研究医学发展过程和规律的一门科学。但是,护理学历史发展的研究尚未得到我国护理界的足够重视。西方护理学传入我国已经近一个多世纪,但护理界对其发生、传入并在我国发展的历史研究甚少。在我国,护理教育有着悠久的历史,护理教育最早在医院进行。1835 年,美国传教士在广州开设中国第一所西医院(即现在广州市孙逸仙医院),2 年后开始举办护士短训班。1887 年,美国护士麦克尼奇在上海妇孺医院开办护士训练班,这是中国护理教育的初始,麦克奇尼被后人公认为"中国近代护理的先驱"。

目前,护理教育从单一层次的中等护理教育逐步形成中专、大专、本科、硕士及博士多层次健全的护理教育体系。医学模式的转变和整体护理思想的确立,科学技术的进步及社会需求的变化,要求护理教育强调个人、群体、多元文化的特点,促进人的发展,促进社会发展,强调理论教学与护理实践的结合,体现护理专业特点,以人为本,以服务对象为中心,注意发展多学科综合课程,使护理教育从关注身体开始,拓展到关心心理健康、社会环境因素对健康的影响,培养学生学会学习、学会做事、学会做人、学会与人相处和学会关心,尊重自己和他人,张扬个性,发挥潜能,实现个人价值和人生目标。

(二)人性照护教育

护士的照护能力不是与生俱来的,其能力的培养需要经过后天自身的不断学习和经验的积累。提高护士的人性照护能力,需要针对不同人群采取不同的培养途径,即加强在校护生人文课程的学习及临床护士人文知识的继续教育。美国护理学者在早期的护理教育研究中发现,护理人员具有高学历不仅有助于人们认可"护理是一门专业",也有利于培养护理人员的各项能力。当代护理教育的重要内容之一是培养护士的人性照护能力,使其掌握扎实的照护理论知识。"百年树人,教育为人",教育是促进人身心发展的社会活动,护士是医院提供护理服务的主体,人性照护能力是护士做好护理工作的重要基础,必须从教育入手,立即开展人性照护教育。

通过调查发现,在获得人文知识的途径上,在校人文课程的学习排在第一位,这说明在学校期间接受的人文知识对提高临床护士的人性照护能力具有较大的影响。护理院校应加强在校护生人文知识和人性照护知识的教育,在专业护理课程中增加人文课程和人性照护内容的学习,使人文知识穿插于在校护生的整个学习生涯中。另外,进行护理教育体制和目标改革,实行早接触社会,早接触临床,增加早临床见习的次数,使在校护生能切身体验和学习与患者沟通和人性照护的技巧。开展社区义务服务活动,让护生接触社会、社区居民,锻炼护生的健康教育和人际沟通能力,灵活应变能力、评判性思维能力和解决问题的能力。

1. **教育学生注重护患沟通** 患者入院时有人热情相迎,出院时有人笑脸相送;处处尊重患者,服务细致周到,尊重患者是整体护理过程中搞好护患关系最基本的条件。受人尊重是每个人的需求,受到疾病折磨的患者更是如此,对患者不能以床号代替姓名,应恰当地称呼患者。护士为患者进行各种操作时做到说话轻、走路轻、操作轻、开门轻,保持环境的安静。同时,尽可能耐心地说明各项操作的目的、意义、注意事项等,使患者能从容对待,乐意接受。平时与患者交谈时尽可能做到庄重、大方、自然、诚恳,以取得患者信任。经常主动接近患者,鼓励患者,使患者感到一直在受到尊重和关心。

2.教学中将现代礼仪融入护理行为　树立护士良好的职业形象,对护士进行礼仪教育,进行日常礼仪、电话礼仪、上岗礼仪、交接班规范等专业训练,并将这些行为融入各项护理工作中,纳入护理质控标准,使护士的形象工程、爱心意识得到强化,护士的人文素质不断提高,使护士的精神面貌焕然一新,热爱护理专业,爱自己的患者,用真诚的微笑去面对他们。

3.营造护理人文关怀的环境氛围　营造充满人文关怀的氛围,利用环境育人,是人文关怀能力培养的有效途径。加强环境建设,增加校园人文景观。优美的环境,随处可见的名人名言、名家画像、中外名画等,既给人以视觉上的美感,也给人精神上的享受,使学生耳濡目染达到"陶冶人、激励人"的目的。研究表明,环境中关怀氛围越强,护生关怀能力就越高。

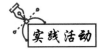

1.发现身边的人文关怀

活动组织:课前布置预习。每5或6名同学一组,以小组为单位,收集身边能体现人文关怀的事件或事物,讨论作为一名护生,应该如何理解和实施"人文关怀"。在课堂上进行分享,形式不限,时间5 min。

2.人文关怀能力训练

活动组织:每5或6名同学一组,每组选出1名同学扮演双眼严重白内障患者(绷带包扎双眼),一名同学扮演护士,护士陪同患者到放射科做检查(从教室前门出,后门进入,然后行走1圈),其他同学作为观察员。请思考以下问题:

(1)扮演患者的同学,蒙上眼睛时的心理感受是什么?

(2)扮演护士的同学,患者需要什么帮助?

(3)观察员同学,看到患者时你是什么感觉? 你如何给他人提供帮助?

三、在护理研究中的应用

(一)护理科研

科研即科学研究,科学研究的英文是"research",前缀"re"是"再度""反复"的意思,"search"是"探索""寻求"的意思,合起来是"反复探索"的意思。联合国教科文组织和世界多数国家习惯用"R&D",即"研究与发展"来表示科学研究的概念。教育部科学技术司参照联合国教科文组织大会于2019年10月在巴黎通过的《关于科技统计国际标准化建议案》有关内容,对研究与发展作了解释:"是指为了增进知识,包括关于人类、文化和社会的知识,以及利用这些知识去发明新的应用而进行的系统的创造性工作。"简言之,科研是人们能动地探索未知、创造和发展知识的认识活动与行为。护理科研是医学科研的一个分支,是为阐明有关护理的某一未知事项而进行的钻研和探索,用科学的方法反复探索、回答和解决护理领域的问题,直接或间接地指导护理实践的过程。

护理教育和护理研究是护理学科发展的动力与源泉,护理教育为护士提供具备实践、科研等各种专业技能的保证,科研是护士在护理实践中发现问题、解决问题的科学程序。一个专业的发展,科学研究的作用是巨大的,很难想象,没有科研的专业能够持续发展。

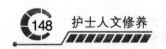

目前,护士从事护理科研存在很多障碍,如理论研究与临床实践脱节;存在只有取得硕士或者博士学位的护士才能懂得或从事护理研究的误解;科研论文中的专业术语不理解;缺乏护理科研的理论基础与经验;缺乏时间;缺乏信息及利用信息的能力;如护理管理人员不愿意进行研究所提出的种种改革;研究成果不容易实施;实施研究成果设备不充分等方面问题。其中,护士缺乏科研意识和系统的护理科研培训是影响其从事护理科研工作的重要因素。护理教育者是联系理论教育、实践及科研的纽带与桥梁,如何将二者有机结合是护理教育者面临的重要课题。

(二)人性照护在护理研究中的应用

1. 以科研促进人性照护理论的发展　鼓励护理专业本科生、研究生申报学校的大学生科技创新项目和各种社会实践和科研实践活动,鼓励护生参与教师的科研课题,培养护生的文献检索能力、逻辑思维能力、创新意识和归纳推理能力。对于临床护士,可以通过平时阅读网络资源等途径学习人文知识和照护理念,医院通过加强临床护士人性照护知识的培训、专题讲座及医院间互相交流学习等途径增加护士人性照护知识的继续教育,提高其人性照护能力。师生共创关爱氛围,培养具有关爱品质的未来护理工作者和照护专家。

2. 人性照护能力的测量与评价　人性照护研究方法包括定量研究和定性研究,定性研究主要采取访谈的形式,定量研究主要是问卷调查。

照护是一种行为活动,是可以被测量的。这就为护理教育工作者对人性照护教育的教学效果进行量化评价提供了可行性。现在已有研究者制定出各种照护评价量表,如照护行为量表(CBI)、照护能力量表(CAI)和照护行为评价表(CBA)、学生小组照护互动量表(PGCIS)、照护效果量表(CES)、照护维度量表(CDI)等,这些量表的问世足以说明人性照护是可以被测量的。

照护行为量表、照护能力量表和照护行为评价表将人性照护看作是一种过程,认为照护是持续发展的,注重护士与患者之间的互动。人性照护定义为人与人之间分享自己感受的过程。除上述3个量表外,其余的测评工具都认为人性照护是一种行为,其实质是为满足患者需求而进行的一种治疗性干预措施。例如,护士照护行为量表(CBNS)认为,照护是护士为了缓解患者不适和满足患者需求而采取的一系列有目的性的行为。人性照护的构成维度包括照护知识、行为、能力和感知等方面。以此为依据发现,不同测评工具的测评内容有所不同,需要在实践中不断完善和补充人性照护理论的内容体系和测评体系。

◀ **本章小结** ▶

本章阐述华生照护、人性照护、护理学核心概念及 10 个关怀照护性要素的内涵,分析人性照护的人文价值,探讨人性照护理论在临床护理、护理教育、护理研究领域的应用。通过学习人性照护相关理论,理解人性照护的人文价值,培养自身照护素养,为临床实施人性照护理奠定理论基础。

📖 **知识拓展**

《人性照护理论与实践》是 2015 年科学出版社出版的图书,作者是王庆华。本书以美国护理理论家华生教授的人性照护理论为框架,分理论篇和实践篇,包含人性照护理论的概念、主要内容和实践应用及本书作者的思想、理念、价值观和已经发表的与护理专业人文素质、专业认可度、人性照护等相关的文献,设计理论教学、学生人文素质、岗位胜任力、教学方法改革、主观幸福感和满意度、护士业余生活和人性照护理论在各个领域的应用及本书作者国外访学报告、学生参加教学比赛和社会实践活动体验总结和心得体会等,为人性照护理论的推广应用提供了参考依据。

　　本书可以作为护理学专业研究生、本科生学习人性照护理论的主要书籍,也可作为各级各类护理管理者、护理教育者和护理爱好业余学习使用的参考书。

思考题

　　1.假如我是一名患者,我希望护士怎样对我进行照护?

　　2.你对家人、对朋友做了哪些关怀和照护?有什么收获?

　　3.举例说明如何在护理实践中运用华生的人性照护理论。

　　4.你如何理解"有时,去治愈;常常,去帮助;总是,去安慰"这句话的含义?

　　5.华生的十大关怀要素对你做好护理工作有何启发?

　　6.案例分析:患者,潘某某,女,65岁,退休,已婚,育有一女,大学文化,平车入院。患者5年前体检发现肺癌,在某三甲医院行右肺中叶大部切除术,术后规范化放疗。近1个月头痛加剧,头颅MRI示脑内多发转移瘤。近1个月来头痛加剧伴胸闷、呼吸困难、恶心呕吐。无肿瘤家族史,无烟酒嗜好,偏好红色,O型血。患者求生欲望强,得知无治愈希望,情绪低落。老伴是主要照顾者,女儿工作较忙,周日陪伴。家属担心患者在家中离世,送入安宁病房。请思考:作为责任制护士,如何为该患者及家属制定个性化照护措施?

（黄志红）

本章导学

【重点难点】

　　本章的重点是掌握叙事医学的基本形式、特征,理解叙事医学、叙事护理的概念;难点是叙事医学在护理工作与生活中的灵活运用,提升叙事能力。

【学习目标】

1. 阐述叙事医学的基本形式、特征和概念。

2. 解释叙事医学实践的意义。

3. 简述如何提升自身的叙事能力。

引例

　　2011年3月6日下午,李阿姨开始出现持续喘息,激素治疗已经毫无效果。老伴和女儿握着她的手不住地安慰她,她却已经说不出话来。我走过去在她耳边轻轻地问:"阿姨,怕吗?"李阿姨直直地看向我,摇摇头,慢慢伸手拿我胸前的签字笔。我连忙把笔塞到李阿姨手里,又把兜里揣的小本放在她手边,看着李阿姨颤抖着写下:"谢谢你大夫,你是白衣天使,接我来又送我走……"看到这,李阿姨的女儿一下子背过身去,我也第一次忍不住在患者面前落泪,抱了抱李阿姨,想了想只说了4个字:"别怕,很快。"李阿姨点点头,又拉过女儿,眼里没有恐惧,只有平静。

　　　　　　　　　　　　　　　　——中国医科大学附属盛京医院宁养病房崔檬医生记录

　　请思考:

1. 该案例中,医生应用了哪些沟通技巧?

2. 针对以上案例,思考护士应如何将叙事医学理论应用于临终关怀。

第一节　叙事医学理论概述

　　在新的医学模式下,医学科学本身及医学教育的"社会性"变得更加突出,人文关怀越来越成为医疗活动中的重点,这就要求临床医护不仅要有较强的疾病诊疗护理能力,还要具备较高的医学人文素养。近年来,随着医学人文精神的重塑,叙事医学是最为重要的、最能体现医学人文精神的现代医学人文落地模式,它使整个医学变得更人道、更人性、更人文、更有情、更有理、更有效,医患和护患通过叙事医学实现心身相遇,实现共同决策。叙事医学作为高校医学人文教育教学方法改革的重要手段,在对医学生进行人文素质教育,帮助医务工作者了解患者对病痛的切身体验和感受,更好地理解患者在疾病中忍受的痛苦,以及自己在照护患者的过程中所要经历的各种情感,为患者提供更优质医疗服务等方面发挥着越来越重要的作用。

一、叙事医学的起源与简介

注重医学人文关怀、重构医学人文精神既是当代医学伦理理论的核心问题,也是当代医学伦理实践的核心问题。近年来,国内外医学学术期刊中"叙事"一词的使用频率越来越高,以叙事为基础的医学研究的文章显著增多,叙事医学作为一门强调人文关怀和参与者主观能动性的理论,在医学界得到不断的提升和认可。

"叙事"是人类认识世界、认识自身、塑造和传递知识、进行交往的重要工具,叙事也表达着科学所不能表达的人类情感。在不同的医学历史阶段,"叙事"一词有不同的含义。在20世纪80年代以前叙事医学是一个狭义的概念,其主要内容为医生根据患者的生理状况所写的诊疗报告。当代的叙事医学具有更广的包容性,其中重要的一部分是患者对其生命故事及生命体验的感受和叙述。

2001年,美国哥伦比亚大学内科学教授丽塔·卡伦(Rita Charon)在《美国医学会杂志》上发表文章,发起了"叙事医学"运动,认为有效的医疗实践需要叙事能力,提出从自传、现象学、心理分析、创伤研究、美学等训练出发,以提升医学生观察、倾听、诉说疾病的"叙事能力"。她将"叙事医学"定义为由叙事能力所实践的医学。在叙事医学中,医生需要走进患者的世界,同理患者的疾苦,与之建立"心与心"的交流。它的兴起是对"生物医学"模式重视疾病、漠视人性的反抗。叙事能力是认识、吸收、解释并被疾病所感动的能力,医学实践中的叙事能力可使医务工作者更好地认识患者和疾病,传递知识和关心,与同事谦卑相处,与饱受疾病折磨的患者及其家属产生内心共鸣,让照护在叙事中展开。有效的照护实践需要具备识别、吸收和理解人的能力。叙事医学实践是人文、医学实践有效性的典范,它解决了患者和照顾者表达他们的内心体验、倾听和关注的需要,还改变了医学实践中给予和接受照护的方式。

目前,叙事医学已经广泛应用于世界各地临床及教学活动中,越来越多的医学院在课程设置中加入了叙事医学的内容,以帮助学生投身于利他性的、富有同情心的医疗卫生实践。叙事医学已经延伸到创伤治疗、临终关怀、社区老人院照护、精神疾病患者及认知能力受损患者的照护。此外,叙事医学的形式也不仅局限于书写的形式,视觉艺术、表演艺术和音乐等形式也被广泛采用。学者研究认为,这些创造性的表达方式都可以帮助患者和临床工作者表达他们的处境,再现他们的经历,从而可以更好地认识和理解这些处境与经历,帮助他人看到并关注他们的困境。

二、叙事医学的人文价值

文学关注人类情感,医学治疗人类身体,二者鲜有交集,这几乎成了人们的共识。文学主观、感性、模糊,充满象征和隐喻;医学客观、冷静、准确,唯数据马首是瞻。文学代表的人文和医学代表的科学似乎已成为两个不同的独立王国,沿着各自的轨道发展并渐行渐远。但进入21世纪,随着叙事医学的兴起,文学在医学教育中的作用也愈加凸显。拥有"叙事能力"的医生,意味着能够倾听患者的叙事、想象患者的境遇、理解他们的痛苦、尊重他们的选择。叙事医学的出现满足了多方面的诉求。

1. 叙事医学以新批评主义和读者反应论为依托　培养精读能力，注重读者对故事的体验、想象，并进行反思性写作，以挖掘故事的情感和思想。卡伦及其追随者认为，读者对文本的精读与医生关注患者叙事的细节类似，医生对患者叙事的解读与读者解读文本的过程相仿。因此，经过这种训练的医生和医学生在面对患者的时候能够认真地倾听患者的叙事、想象患者的境遇、理解他们的痛苦，并能反思自己的所作所为对患者的影响，这也就是卡伦所定义的"叙事能力"。

2. 叙事医学是一个邀请患者参与治疗的过程　叙事医学在实践中强调医生要倾听患者叙事，并帮助或替患者建立一个关于自己疾病的故事。在这个过程中，医生可以得到对诊断有益的线索，患者可以理解疾病对自己的意义，这种做法提供了一种重要的医患沟通模式，有效地增进了医患关系，使医生能够在循证医学的大背景下考虑到每个患者的独特性，契合以患者为中心的医学实践的需求。

3. 叙事医学鼓励医生和医学生发出自己的声音　针对成长过程中遇到的各种问题写反思日志已经成为医学生应对压力的一种方式。越来越多的医生选择把自己在医学实践中的反思诉诸笔端，向公众暴露医学的"内幕"及医生作为常人的一面，这些行为客观上起到了平衡医患之间权利的作用。

4. 叙事伦理提倡医生尊重患者的伦理决定　面对伦理两难的问题医生要倾听患者和家属的声音，尊重他们做出最佳的选择。正如卡伦所说，使用叙事医学的方法，医生能够更好地应对医学实践中 4 个重要的关系：医生与患者、医生与自己、医生与同事、医生与社会。

5. 叙事医学由多个学科的交融缓慢发展而来　如医学人文、当代叙事学及医患关系研究。学者们指出，叙事为医生提供了接近患者情感和精神的工具，可使医生了解患者内心的伤痛、绝望、希望，道德上的痛苦等，这些因素既可能是疾病的结果，也可能是疾病的原因。患者的叙事提供了一个全方位了解患者疾病的框架，可以为正确的诊断、治疗提供一定的信息。

案例分享

叙事护理对 COPD 患者焦虑抑郁及生活质量的影响

张鲁敏等探讨叙事护理对慢性阻塞性肺疾病（COPD）患者焦虑抑郁及生活质量的影响。选择 2017 年 12 月—2018 年 7 月某院呼吸科收治的 138 例 COPD 患者，按照入院时间先后顺序进行编号，根据计算机产生随机的数字分为观察组 70 例与对照组 68 例。对照组采用常规护理，观察组在对照组基础上采用叙事护理。采用焦虑自评量表和抑郁自评量表评估其情绪，采用慢性阻塞性肺疾病评估测试评估其生活质量。入组时，2 组患者焦虑、抑郁及生活质量比较差异无统计学意义（$P>0.05$）；干预 2 周后观察组焦虑、抑郁评分均低于对照组，差异均有统计学意义（$P<0.05$），2 组慢性阻塞性肺疾病患者生活质量评分比较差异无统计学意义（$P>0.05$）；干预 1 个月后观察组焦虑、抑郁评分均显著低于对照组，且观察组慢性阻塞性肺疾病患者生活质量评分低于对照组，差异有统计学意义（$P<0.05$）。叙事护理能改善患者的焦虑、抑郁，促进自我管理，从而改善其生活质量。

第二节　叙事医学理论的基本内容

一、叙事医学的基本形式

卡伦将叙事医学分为3种形式:病患叙事、医生叙事和叙事治疗。

1.**病患叙事**　指患者或病患亲属关于疾病和痛苦及重建被疾病摧毁的身份的叙事。病患叙事能够帮助我们在一种自然状态下倾听、体验、理解生命的故事和自我建构意义的过程。

2.**医生叙事**　指医生以临床患者的生命叙事为主轴,通过故事形式而非科学报告形式书写临床故事。其中既有患者的症状体验、医生的专业解释和最终形成诊断与治疗方案的过程,也有医生在照护患者过程中对自己的职业角色和医患关系的理解。医生叙事能够使医生更理智地处理自己的认知和感情,能够从隐喻和潜台词中发现隐藏的信息,从而更能设身处地为患者着想。

3.**叙事治疗**　将叙事看作是一种治疗工具,通过来访者与治疗师互动状态下的"故事述说"和"故事重述",通过叙事隐喻、问题外化、改写对话、重塑对话等方式,帮助来访者从问题中抽离出来,以主体身份去面对和处理那些缠绕着自己的"麻烦问题"或"痛苦",赋予生活、生命以新的意义。

国外各医学院校开展的众多形式叙事医学教育尚未形成统一的教学目标,但大多围绕卡伦提出的"叙事能力"的定义和内涵开展相关的教学活动。"叙事能力"不只是简单的沟通交流故事,而是要求医生帮助患者通过对"疾苦"的叙事来建构疾病的意义。

二、医学叙事特征

医学实践中充满对生命时间层面的关注、描述个体的努力及对治疗的伦理特性的意识等。医疗实践具有较强的叙事性,良好的叙事技巧能够搭建医患沟通的桥梁。卡伦认为医学具有时间性、独特性、因果/偶然性、主体间性和伦理性5个特征。

1.**时间性**　时间性是大部分诊治行为的基础,医学对事件的记叙以时间为主轴,在不同医疗科室,患者在医护人员的见证下与疾病进行抗争,医务人员只有通过对患者进行时间维度上的持续关注,才能够理解患者正在经历何种疾病的折磨,才能够真正体会到疾病所带来的痛苦,进而尽快制定治疗疾病的方案,减轻患者的痛苦。

2.**独特性**　叙事医学实践具有独特性,随着患者在治疗方面拥有更多的主动权,其更倾向于讲述自己的故事,除却不同疾病所具有的独特性,每一位患者对疾病的体验均有差异,不同医生对患者疾病体验的理解也具有独特性。近几年,关于医学生和医务人员的反思性临床写作正在快速发展,这证明很多医生开始具备审视自己的经验和理解叙事医学实践的技能。

3.**因果/偶然性**　医学叙事包含故事情节,而在故事之间又存在着一定程度上的因果关系。卡伦认为临床实践充斥着情节化,医疗诊断就是努力将患者的患病情节置于不连贯的事件和情形之上。具备情节化的临床工作者能意识到疾病的欺骗性,会致力于探究患者就医过程中所表现的真实想法,做到这一点需要其对患者的叙述进行认真的探索、询问,提出假设,实验假设,探究患者内心真实的声音,与此同时,在聆听之前不能提前推测患者的故事情节或结果。

三、叙事医学能力的提升

(一)阅读

培根说:阅读使人充实,谈论使人机敏,写作使人精确,伦理使人庄重。叙事能力的培养基于大量的医学文学作品阅读。卡伦将叙事体裁的文本分为框架、形式、时间、情节和意愿5个方面,他认为医学生在通过阅读叙事文本进行阅读训练时都应该考虑以上特征,就像学习X射线片时需要分析骨骼、纵隔、心脏和肺一样。框架阅读之前读者建立的文本框架,包括文本的来源、原因、主题及意义等。形式不仅指体裁、部分、选词、隐喻等文本形式,还包括文本对读者施加影响的方式。时间是指文本的持续时间、故事时间、话语时间和速度等,一旦文本的时间结构得以确定,即便是没有经验的读者似乎也能够理解让人困惑的情节错位和多重叙事的故事情节。情节是读者通过理解文本,进而理解生活的一种方式。临床工作者如果能够更好地聆听或阅读情节,就可以对患者的病情、心理变化、行为反应等做出更精确的判断。意愿则是读者在阅读文本并融入故事情节后自身所经历的突破和改变,比如读者在阅读后自身得到了什么样的满足,创作这个文本实现了什么愿望等。

(二)叙事医学三要素

1. 关注　任何医疗卫生工作都起始于对患者的关注。关注的状态是复杂的,要求较高。临床工作过程中,大部分患者并不能将自己的疾病信息有逻辑、有组织地讲述出来,医生则需要通过患者的言语、沉默、手势、面部表情、姿势形体及实验室数据等信息对病情进行判断。卡伦认为临床医生需要主动减少内心干扰而将全部注意力集中在患者身上并充分理解患者的话语、暗示、表现和意义,以达到严肃、静默的关注状态,理解和接受患者的观点与立场,从内心深处理解患者的需要和欲望,进而做出有效的诊断和治疗工作。

2. 再现　再现行为是将感知、神经处理、相关体验等复杂过程进行组合,然后再想象性地填补、迂回、发展之所见。这种状态既包括身体的,也包括精神的。关于再现的理论和实践,文献数量、种类较多。在叙事医学实践中,临床工作者必须再现他的所见所闻,并以文本的形式记录下来,才能更准确、充分地捕捉患者的心理体验。

3. 归属　在临床实践中,关注状态和再现行为之间是互惠互利的,两者是螺旋上升的"归属"关系,这种关系在沟通中达到顶峰。归属是叙事的结果,是与患者之间具有治疗效果的归属关系,是与护士、医生、社区工作者等同事之间的归属关系。临床医生只有通过严格、持续贯彻关注和再现才能够与患者、同事产生良好的归属关系,才能够进一步体会叙事医学实践所带来的意义。

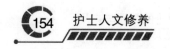 案例分享

临床工作中叙事护理应用案例

在某省肿瘤医院,护士小周等人成立叙事护理小组,在告知癌症患者病情的过程中应用叙事护理。患者入院24 h内,由专职护士进行首次告知前评估,重点关注患者对病情的了解程度与了解欲望、兴趣爱好与性格特点,以及患者的应对方式和处事态度。首次告知病情后,患者的情绪会出现波动,责任护士每天与患者面对面谈话至少15 min,通过认真倾听患者叙事,及时了解患者的内心感受,了解患者目前对病情的认识及对下一步治疗方案的看法和建议。在关注与理解患者的基础

上,护士需给予反馈与回应。根据患者叙事时使用的情绪关键词,给予患者心理支持,对于患者关心的治疗与护理方案,护士在与医生讨论后,根据患者的接受能力进行回应;对于个体化问题,护士对叙事内容进行梳理、归纳后,进行反思性写作,并给予详细的回应方案,启发患者探索正向、有价值意义的事件。针对每例患者,护士于回应阶段前后通过书写反思日志的方式进行个人反思。叙事护理小组每周定时开展叙事查房,针对个人反思内容进行小组讨论,进一步明确护士在病情告知中的地位与分工,从而不断提高叙事护理服务质量。

第三节　叙事医学理论在护理工作中的应用

一、叙事护理的理论构建

理论的构建首先需要基于一定的理论基础,梳理华生的人性照护理论和佩普劳的人际关系理论,可以提炼出指导叙事护理相关护理理论构建的要点。华生认为人性照护是护理实践的核心和本质,护理活动是科学性和人文性的整合,佩普劳提出的人际关系理论勾勒了护患之间由陌生到熟悉、再到工作关系结束的全过程。我国学者于海容和姜安丽借鉴"叙事医学"领域的研究成果,采用 Walker 和 Avant 提出的理论派生策略,构建了包括核心概念群、跨学科理论基础、研究对象、主要研究内容、特色研究方法 5 个部分的叙事护理学理论。

通过文献回顾,于海容提取对叙事护理理论构建有指导意义的研究内容,主要包括如何收集并理解患者疾病叙事、如何回应患者疾病叙事、如何以患者疾病叙事为切入点实施系统的人文照护。其中所涉及的实践要素包括倾听、不做预先判断、解构、反思、引导叙事、提问、外化、重述、使用隐喻、讲述自身故事等。结合护理专业特点及医疗与护理的共通之处,依据源领域中叙事医学及叙事能力,作为概念派生的原始概念,将原始概念转置于护理实践领域,再结合护理专业及相关基本概念对转置后的概念进行重新界定,逐步形成具有护理专业特点的叙事护理学理论。

二、叙事护理理论

叙事护理学理论的核心概念群包括叙事护理、叙事护理能力、叙事护理学概念。跨科学理论基础包括哲学范式中的社会构建主义、后结构主义;心理学理论中的人本主义心理学、沟通理论;人类学理论中的文化人类学;护理理论中的华生人性照护理论、佩普劳人际关系理论及叙事医学三阶段理论。研究对象为护理人员在实践过程中理解患者疾病遭遇和困境并对其做出回应的全过程,主要研究内容包括:"双线制"叙事护理实践流程,涵盖文学、人类学、社会学、心理治疗学视角的叙事护理知识,以及关注患者自身认知行为、理解患者患病体验、反思自身认知行为、回应患者疾病经历 4 个维度的叙事护理能力;特色研究方法包括理论研究法、叙事研究法、田野研究法、临床实践法等。"双线制"叙事护理实践流程包括两条主线:一是没有明确时间顺序地完成关注、理解、行动中的反思、即时回应;二是需按阶段进行的"关注—理解—对行动的反思—延时回应",可覆盖护士从选择患者进行叙事到结束护患关系的整个实践过程。

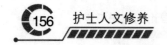

三、在临床护理工作中的应用

近年来,护理学者多以叙事护理的意义为切入点,展开叙事护理临床干预研究。叙事护理作为一种人文属性的护理方式出现,是对人性化护理服务内涵的补充。它强调护士以倾听、回应的姿态进入患者的故事中,了解患者的体验经历,一方面,能引导患者疏泄情绪、感受关怀、温暖,推动护患友好和谐相处;另一方面,还能启发患者对自身故事进行多角度思考,发现自身潜在力量,从而有利于疾病预后。有学者指出叙事护理实践可采用"双线制"叙事护理流程,包括关注、理解、反思、回应4个阶段,覆盖护士从发现患者疾病叙事需求到满足患者需求的整个叙事护理实践过程。其中包含的两条操作性主线分别是:①没有明确时间先后顺序地完成关注、理解、行动中的反思、即时回应4个环节;②需按先后顺序完成"关注—理解—对行动的反思—延时回应"4个阶段。

1. **关注阶段** 叙事护理实践的起始阶段。护士通过日常工作中的留心观察及资料收集,发现有叙事需要(即倾诉疾病境遇和内心疾苦需要)的患者,或虽无倾诉需求,但表现出痛苦和无助的患者。护士在确定患者身体状况允许的前提下,选择恰当时间和环境与患者交流,引导患者表达自己内心对自身疾病的体验与感受。在患者开始讲述自己的疾病故事时,护士应表现出积极开放的态度,让患者感受到护士是值得信任、可以倾诉的对象。要做好此阶段的叙事护理,护士应注意做到以下几点:①树立敬畏患者生命的态度,把自己置于与患者及其家属平等相待的地位,并让患者了解自己,愿意花时间倾听其倾诉;②具备敏感的观察力,在叙事护理中,护士观察的核心是患者及其家属的体验,护士不仅要关注患者躯体疾病的进展变化,还应对患者所表现出的各种反映情绪或内心情感变化的非语言行为进行细致观察;③不带假设的、解构式倾听,理解患者的经验,并帮助患者发现对其人生故事的不同理解;④运用良好的倾听技巧,发挥非语言行为的作用。

2. **理解阶段** 患者及其家属的疾病叙事通常是片段的、杂乱而缺乏逻辑的,所以护士要正确理解患者疾病叙事,除了需要放弃居高临下的医者姿态,形成推己及人和换位思考的态度外,还需运用具体的叙事护理技术,包括:①解构患者所述疾病故事中的叙事要素,如时间框架、事件情境、发生过程等;②留心患者所述疾病故事背景中的社会文化因素;③深度挖掘并有想象力地解读患者疾病叙事中的促进或阻碍因素;④识别患者疾病叙事中所隐含的深层次意义;⑤同理患者所讲述的疾痛体验与疾苦困境。

3. **反思阶段** 叙事护理实践中的反思是指护士在回应患者叙事前,留给自己一个机会,对自身认知、理解及处理患者疾病叙事所采用的方式进行反思,对存在的问题进行总结。具体包括以下3个方面:①思考自身已形成的稳定的兴趣、偏见、情感态度、价值取向,以及这些因素在关注和理解患者疾病叙事过程中产生的影响;②检视自己对患者所述疾病故事及患者表现事先做出的假设、评判、解释是否存在偏差;③修正影响自己在叙事护理实践中做出正确思考和护理对策的不当情绪及习惯。反思阶段包含"行动中的反思"与"对行动的反思"两种反思模式。行动中的反思是指护士在与患者首次面对面交流其疾病遭遇的过程中进行的即刻思考,与关注及理解阶段同时进行,要求护士迅速辨别并接纳患者叙事与自身认知之间可能存在的差异,及时主动地思考并寻找恰当的回应方法。对行动的反思则一般发生在护士与患者的首次交流互动之后,是对已完成的关注和理解阶段的反思。护士批判性地回顾分析前述过程,对自己在患者叙事前先入为主的印象和想法偏差进行矫正,深度总结从患者叙事中学到的内容,同时剖析自身在关注和理解患者疾病叙事过程中的表现。

4. **回应阶段** 叙事护理实践中的回应包括两层含义。

(1)即时回应:即护士当场对患者的疾病叙事做出反馈。这对护士的叙事护理能力有较高的要求。护士须始终保持对患者叙事的留心、解构式倾听,及时整理叙事线索,从患者立场出发捕捉其疾病叙事中反映的问题,并在患者表现出情绪反应、需要情感支持时做出针对性的反馈。

(2)延时回应:即护士基于对患者叙事的深度分析与把握,通过全面细致的反思设计具体回应方法,并做出回应的过程。在回应阶段,护士运用的叙事护理技术包括:①将问题外化。即运用提问的技巧、启发等方法,帮助患者将困扰的问题外化,也就是将患者自身面临的问题当作一种对其产生影响的外在事物,而不是其个人的性格或特质。这样,患者会觉得问题既然可以来也同样可以走,从而获得解决问题的信心和力量。②用隐喻抚慰心灵。隐喻指用一种事物暗喻另一种事物。它可以是一种交流方式,帮助医护与患者进行困境沟通,比如告知坏消息;也可以是一种治疗方法,通过隐喻故事实现对患者心理、灵性的抚慰。③重建故事的意义。即发现患者疾病叙事中的有意义的"亮点"。这些"亮点"往往是患者未觉察到的自身所具有的潜能。护士通过帮助患者发现自身的优势、能量,引导患者走出自己的困境,重新建构一个积极的人生叙事。

四、在护理教育中的应用

目前国外叙事医学的教学方法主要有精细阅读和反思性写作,以提高医学生的叙事能力为目标。例如,卡伦针对反思性写作提出了通过书写"平行病例"的方式提高临床医生的叙事能力,要求医生用自己的语言来见证、书写患者的疾苦和体验。针对国内的护理教学,叙事医学应作为一门核心课程被引入到护理教学的课程设置中。叙事医学的课程设计应包含阅读、讨论、反思性写作 3 个环节。

1. 课程要选入一些与医学和护理相关的文学作品供学生阅读　素材的选择应尽可能鲜明、生动、典型。可以参考国外叙事医学相关的优秀文学作品,例如托马斯曼的《魔山》、加缪的《鼠疫》、索尔仁尼琴的《癌病房》等,都是国外开展叙事医学教育的经典作品。此外,国内也有优秀的叙事医学相关作品,比如作家周国平所著的《妞妞》一书,作者根据亲身经历用极为细腻的笔法记录下了他与爱女妞妞共同生活的 562 个日日夜夜,直至她患病停止呼吸的那一刻。在日记般的记录中间,还穿插着他此间所获的人生感悟。学生在阅读的过程中,应不断进行基于叙事学知识的学习和总结。

2. 针对作品中有关疾病、疼痛、衰老、死亡和心理痛苦的叙述技巧开展集中讨论　除了对作品技巧的讨论,还要注意培养发言者清晰叙述的能力、其他参与者耐心倾听的能力和对别人叙述的理解能力。

3. 开展反思性写作　结合医学生的临床实习,由指导教师与学生共同讨论制定访谈和写作提纲,以帮助学生更深入地挖掘患者内心的体验,用自己的语言记录所护理的患者及其家属遇到的麻烦、困难、痛苦,内容不拘泥于疾病本身的描述。目前,中国人民解放军海军军医大学、新乡医学院等院校已将叙事医学引入护理课程教学中。

◀◀ **本章小结** ▶▶

美国哥伦比亚大学内科学教授丽塔·卡伦(Rita Charon)将"叙事医学"定义为由叙事能力所实践的医学,它解决了患者和照顾者表达他们的内心体验、倾听和关注的需要,还改变了医学实践中给予和接受照护的方式。叙事医学分为 3 种形式:病患叙事、医生叙事和叙事治疗。叙事护理学理论的核心概念群包括叙事护理、叙事护理能力、叙事护理学概念。叙事护理实践可采用"双线制"叙事护理流程,包括关注、理解、反思、回应 4 个阶段,覆盖护士从发现患者疾病叙事需求到满足患者需求的整个叙事护理实践过程。包含的两条操作性主线分别是:没有明确时间先后顺序地完成关注、理解、行动中的反思、即时回应 4 个环节;需按先后顺序完成"关注—理解—对行动的反思—延时回应"4 个阶段。

思考题

1. 简述叙事医学的概念。
2. 简述作为一名医学生如何提升叙事能力。

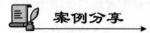 案例分享

方舱医院中的叙事对话

今天是我们援助上海方舱医院的第 15 天,像往常一样,我们开始了核酸采集工作。当我来到赵阿姨床旁时,看到她眉头紧皱,沉默不语。我轻轻地拍了拍她的肩部说:"赵阿姨,我可以给您采核酸了吗?"

赵阿姨:"有啥好采的,我不想采核酸!"

我:"您不想采核酸的原因能和我说说吗?"

赵阿姨:"哎,没啥好说的,感觉很不好。"

我:"赵阿姨,听您这样说,我有些担心您。如果这个感觉是 0～10 分,您能给不好的感觉打几分呢?"

赵阿姨:"我现在的心情糟透了,马上 10 分了,9.8 分。"赵阿姨想都没想,快速地回答道。

我:"赵阿姨,您能说说让心情不糟糕的 0.2 分是什么事情吗?"

赵阿姨:"哎,你们大老远过来支援我们,其实心里还是很感激的。有时听到你们问候我,心里会暖暖的,只是来了后天天采核酸,就是不转阴,我特别着急、难受,只盼着早点回家!"

我:"赵阿姨,您这么说,我们心里也暖暖的。这 9.8 分的糟糕心情都给您带来了什么影响呢?"

赵阿姨:"它让我吃不好饭,睡不着觉。你们每天下午组织的活动我不想参加,也不想跟别人聊天。"

我:"在方舱医院有这样的心情是可以理解的。您现在做些什么才能让这种糟糕的心情好一点儿呢?"

赵阿姨:"我现在脑袋里空白,啥也想不出来。"

我:"想不出来也没关系,我陪着您想好吗?赵阿姨您知道每年的高考为什么都有很多人关注吗?"

赵阿姨:"知道啊,很多年的学习都是为了高考能考个好成绩,然后上好的大学,将来有个好前程。"

我:"进入好的大学之前需要填报志愿,赵阿姨知道最重要的衡量标准是什么吗?"

赵阿姨:"这个我知道,用考试成绩呀!"

我:"赵阿姨,如果现在拿进入好的大学跟能出舱回家作比较,您觉得可以回家的衡量标准是什么呢?"

赵阿姨:"哦,我明白了,上大学用成绩来决定,我想要回家就得测核酸呈阴性。小姑娘老聪明了,知道转着弯跟我讲,那之前在舱里的日子就不是白待的了。"

我："赵阿姨,您想到了这些也很聪明啊。那您觉得怎么做才能早点回家呢?"

赵阿姨："我晓得你们的意思啦!我已经住了十几天了,这么多天都已经熬下来了,相信很快就可以熬出头回家啦!我要好好吃饭、睡觉、参加活动。谢谢开导我这个老太婆,给你们点个赞!"

我："赵阿姨,那个9.8分,现在还有多少分了呀?"

赵阿姨想了想说:"还有0.8分了,等结果呗!"

我："赵阿姨,我们陪您一起等,那现在您愿意采核酸了吗?"

赵阿姨微笑着说:"小姑娘都老好了,我愿意的,给你们添麻烦了。"

两天后,赵阿姨符合出院条件如愿与家人团聚了。

知识拓展

1.《尊重疾病的故事:叙事医学》是北京大学出版社2015年1月出版发行的图书。原著作者为(美)Rita Charon,郭莉萍译。该书介绍了医学是一种回应他人痛苦的努力,虽然不同文化和宗教传统下医疗卫生的实践不尽相同,但我们都可以解除疾病带给患者的痛苦,让他们重获尊严。叙事医学的诞生是为了保证在任何语言环境和任何地点的临床工作者可以全面地认识患者,并尊重他们的悲痛。如果具有叙事技巧,医疗卫生就能带来真正的尊敬和公正。

叙事医学有助于临床工作者与患者建立关联,在患者痛苦的时候接近他们。有了叙事技巧,我们就可以关切地倾听患者,成为陪伴他们走过疾病旅程的可以信赖的伙伴。当接受过叙事医学训练的医生、护士真正聆听患者,让他们讲述内心感受的时候,患者往往会感到非常吃惊。对我们来说,这似乎是医疗卫生的真谛——尊重疾病的故事。

2.《在生命尽头拥抱你:临终医生关怀手册》。人类的出生和死亡处于生命的两端,一生一死,自然轮回,天经地义。面对小生命的呱呱坠地,我们总是充满无限喜悦和期待。但是临终之际,我们却惧怕死亡,谈之色变,唯恐避之不及。然而,死亡并非一个简单的医学事件。死亡,作为主体生命叙事进程中的最后一个过渡仪式(final transition),无论对于死者或生者的生命状态、家族伦理、社会关系,均充满重大的影响或者改变,其中也暗藏危机,需要正确面对和及时化解,而这一过程需要一定的叙事素养和叙事智慧。

在《在生命尽头拥抱你:临终医生关怀手册》(*Death is But a Dream*)一书中,作者克里斯托弗·克尔(Christopher Kerr,MD,PhD)医生曾提到:"生命终结不只是医学论题,临终过程也不只是肉眼所见的生理痛苦。若医学难以继续对抗疾病,自然规律就会发挥效力,死亡也会展现其本质,即人类的一种经历——不仅昭示生命的结局,也为人们走进自己的内心创造契机。"克尔医生鼓励通过叙事性交谈回应患者想要倾诉的临终体验和梦境,与临终者分享生命中最美好的部分和最重要的事情。

3.叙事关怀影片推荐

《生命最后的旅程》(*The Last Cab to Darwin*)

《无人出席的告别式》(*Still Life*)

《留住有情人》(*Dying Young*)

《珍惜当下,正视死亡》(*Living Fully Until Death*)

《勿忘我》(*Tell Me a Riddle*)

《依安·梅岱的优逝》(*Evan Mayday's Good Death*)

《依己之意:莫耶斯谈死亡和临终》(*On Our Own Terms:Moyers on Death and Dying*)

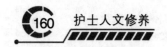

《鲍勃的选择：为什么一个西雅图人选择了有尊严的死亡》(*Bob's Choice：Why a Seattle man chose death with dignity*)

国产纪录片《人间世》

《氦星》(*Helium*)

（李　琼）

第十章　护士的科学思维与信息素养

本章导学

【重点难点】

本章的重点是掌握评判性思维和创造性思维的概念、特点及组成；难点是培养科学思维，并灵活运用于工作和生活中，做新时代的优秀护士。

【学习目标】

(1) 掌握评判性思维和创造性思维的概念、特点及组成。

(2) 了解科学思维、评判性思维、创造性思维的过程。

(3) 密切结合临床护理实践，在实际工作中培养个人信息素养，合理并有效运用评判性思维和创造性思维，解决临床实际问题，提高工作效率。

引例

某"关节置换术后"患者因疼痛难忍，要求医生给予吗啡镇痛，后疼痛缓解入睡休息。责任护士小张巡视病房发现该患者出现呼吸暂停，唤之未醒，随即测量患者生命体征，观察瞳孔、检查肢体活动，发现其一侧肢体肌力减弱，于是立刻通知医生，并协助进行脑部 CT 检查。经神经内科会诊，考虑患者为脑梗死，随后给予相应治疗。因护士及时发现病情变化，治疗措施及时，患者幸运地脱离了危险，后期康复也很顺利，现在肢体运动已经基本恢复正常。请思考：

1. 护士的评判性思维在临床工作中的重要性如何？

2. 作为一名护士，在临床工作中应该如何培养并运用评判性思维？

科学思维是人类智力系统的核心，是人类在学习、认识、操作和其他活动中所表现出来的理解、分析、比较、综合、概括、抽象、推理、讨论等所组成的综合思维。是人类对以往认识的过程和规律的总结，是对认识经验程序化和规范化的具体表现，包含评判性思维、创造性思维、逻辑思维和非逻辑思维等形式。科学思维的基本过程为分析与综合、比较与分类、抽象与概括、归纳与演绎等。护理专业要取得长足而深入的发展，护士要成为过硬的临床护理专家，都离不开护理人才扎实而灵活的思维能力。

第一节 护士的评判性思维

一、评判性思维概述

评判性思维又称为批判性思维,是 20 世纪 30 年代德国法兰克福学派提出的一种批判理论和思维方式。20 世纪 80 年代后,评判性思维作为一种思维方式被引入护理领域并受到高度的重视,被认为是护理专业人员必须具备的能力,是护士进行临床决策和解决问题的思维基础。

评判性思维的概念尚不统一,许多专家从不同角度进行诠释。目前比较公认的是 1987 年美国哲学学会(American Philosophical Association,APA)在 Facione 的引领下运用德尔菲方法(即反复询问调查+专家意见+直观结果),对来自文、理科领域的 53 名专家进行调查得出的结论,认为评判性思维是一种有目的、自我调整的判断过程。这种判断建立在对特定情景运用一定标准,采用循证、科学方法进行分析、评价、推理、解释和说明的基础之上。评判性思维本质上是一种疑问技巧,它不是一门专科的学问或技能,而是一种思维技能的组合和人格品德的组合,是一种对思维方式进行思考的艺术,该艺术能够优化我们的思维方式。

综合已有的理论研究结果和评判性思维在我国护理领域的应用成果,可以认为,评判性思维是指个体在复杂情景中,能全面地、能动地应用已有的知识和经验对问题的解决方法进行选择,在反思的基础上加以分析、推理,作出合理的判断和决定。从护理的角度来看,评判性思维是对临床复杂护理问题所进行的有目的、有意义的自我调控性的判断、反思、推理及决策过程。

(一)评判性思维的组成

由于评判性思维的定义不完全统一,护理专业中对评判性思维组成要素的描述也不完全一致,但基本上是从认知技能和情感态度两方面来阐述的。

1. 认知技能因素　认知技能也称为智力技能,使用这些认知技能,有助于综合知识和经验,对思维对象做出合理的判断,主要包括分析、识别、逻辑推理、知识迁移、应用标准、寻求信息、预测,解释说明等。

2. 情感态度因素　情感态度也称为评判精神,是指在评判性思维过程中个体所应具备的个性特征、态度和倾向,主要包括自信负责、公正客观、勇于创造、灵活调整、执着探究、学术正直、开放思维等。

(二)评判性思维的特点

1. 评判性思维是自主、思考的过程　评判性思维是一种积极主动的思维活动。思维者不是盲从于他人的行为或被动地吸纳"权威"观点,而是积极参与到相应的活动中去,在全面掌握和分析资料的基础上,运用已有的知识和技能进行独立、自主的思考,做出合理的判断和决定。

2. 评判性思维是质疑、反思的过程　评判性思维者在护理实践过程中,通过不断提出问题和解决问题而逐渐完善自己的思路,并逐步形成独立认识问题和解决问题的能力。评判性思维是对思维的再思维,通过理性反思,随时修正错误。

3. 评判性思维是审慎、开放的过程　评判性思维者的思维结论是建立在广泛收集资料和周密思考基础上的,是审慎、理性的思维活动。评判性思维者不会被动地接受或轻易地批判他人的意见和论点,而是在广泛听取和借鉴多方观点的基础上,进行具体分析,得出合理的结论。

4.评判性思维是探索、创新的过程　评判性思维是通过整合已有的概念、规律,对思维对象中不合理的部分大胆否定,其思维目的和本质是使思维明晰化并促进认识和实践的发展,进而发展自己独特的见解,产生创造性的想法和见解。

(三)发展评判性思维的意义

1.有助于护理专业的发展　护理工作者为了适应新形势、新理论、新知识、新技术、新材料的变革,需要掌握评判性思维能力,更好地评价和运用信息,合理选择解决问题的方法,为患者提供安全有效的护理措施。

2.有助于护理质量的提高　护士掌握良好的评判性思维能力,才能最大限度地搜集与健康问题相关的信息,严格进行逻辑推理,对思维对象的动态变化能够及时做出预警和反应,做出审慎的决策,有效地提出护理方案,提高护理质量。

3.有助于护士素质的提升　护士使用评判性思维的过程,既激发了护士的护理潜能,也提升了护士的自信心和学习思考的热情,在促进护士高效地完成护理工作的同时也促进了护理人员自身的发展。

二、护士评判性思维的培养

从护理的角度看评判性思维是对临床复杂护理问题所进行的有目的、有意义的自我调控性的判断、反思、推理及决策过程。在护理实践过程中,评判性思维是护士确立护理问题、提出临床决策的思维基础。我们必须对自身思维的运作方式有深入的理解,将它们内化为自身的一部分,并且能够熟练、灵活地运用。在思考自身的思维和行为时,要注重将评判性思维的重要理念带入现有思维,将抽象的概念理解、发展到应用是最终目标。

1.发展评判性思维能力,关注思维的清晰度和合理性　评判性思维能力的培养以两个相互重叠但截然不同的原则为前提,真正的评判性思维要求从理论水平上获得原则和理念,并在实践水平执行这些理论原则来不断改善我们的所思、所行和所想。

我清楚自己的思维吗？我能够清晰地将我的思维表述出来吗？我能清晰地描述它吗？我能清楚地给出具体的例子吗？别人表述的思维足够清晰吗？我需要询问他们思维中的要点吗？我需要他们详细阐述吗？我需要他们举例描述吗？他的目的是合理的吗？考虑到情景因素,我的目的是合理的吗？或者,是否有自相矛盾的地方？他是如何使用信息的？他是否无意歪曲或者夸大了信息的含义？

2.加强护理程序的运用,关注思维的精确度和准确性　在临床工作中,按照护理程序的步骤即"评估、诊断、计划、实施、评价"开展工作,提出正确的护理诊断,有效观察患者病情。

我提供了足够多的细节让人完全理解我了吗？我需要更多的细节和特性吗？我使用的信息是准确的吗？如果不确定,我如何检查它们的准确性？我如何检查本书中信息的准确性？

3.提高循证护理能力,关注思维的相关性和逻辑性　我的观点与当前问题有多大关联？我的解释与他刚刚所说的是如何联系的？他的问题与我们正在讨论的问题是如何联系的？在当下情境中,考虑到收集到所有的信息。我能得到的最有逻辑的结论是什么？或者还有哪些有逻辑的结论？我不确定他的结论是否符合逻辑,但其他可行的结论是什么？有其他更有道理的结论吗？该结论会带来怎样的后果？

循证实践的观念和方法可以帮助护理人员用科学的方法寻求信息、分析信息、利用信息,以解

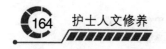

决临床实践中的实际问题。

4.注重人文素质的培养,关注思维的广度和深度 患者在就医、诊疗过程中需要多方面照护,这就要求护士具备较高的人文素质,所以护士应从多方面加强自身人文素质的培养。在得出结论前,我是否还需要考虑其他的观点?在仔细考虑该问题时,我还应该考虑哪些观点?该问题有多复杂?我是否不经意间用了一种肤浅的方式处理复杂问题?我如何深入挖掘情景,处理其中最有问题的内容?

我们要培养自己经常评价自身思维清晰度、准确度、逻辑性、重要性、广度、深度及合理性的习惯,要养成运用思维标准评价自己的习惯,定期反思以审查自己的思维方式,评价并改善思维的质量。

第二节 护士的创造性思维

一、创造性思维概述

创造性思维也称创新性思维,是人们创造性地解决问题与发明创造过程中特有的思维活动,是一切具有崭新内容的思维形式的总和,是能够产生前所未有的思维成果的特定范畴。创新性思维的过程极为复杂,其形式多种多样,可以从以下 3 个方面理解其内涵。①创造性思维是重新运用已获得的知识、经验,提出新途径、方式、方法、方案等,并创造出新思维成果的一种思维。②创造性思维是在一般思维的基础上发展起来的,是人类思维的最高级形式,是人类思维能力高度发展的体现。③在创造性思维过程中,抽象思维与形象思维、逻辑思维与非逻辑思维、发散思维与聚合思维等相互补充,是多种思维形式优化组合的结晶。

(一)创造性思维的特征

创造性思维及能力是个体在先天条件与后天学习、实践活动交互作用的过程中形成的,具有以下特征。

1.独特性 是具有创造能力的人最重要、最有价值的思维特色。有了独特性,个体在看待问题时,就会独立思考,在见解、思路、方法上都有新意,表现为与众不同、别具一格、独辟蹊径、独具匠心。

2.求异性 "新"者"异"也,创造性思维是一种求异(求新)性思维,是用已有知识、经验的重新组合作为基础,以获得新思维成果为目的,是冲破传统思维模式、超越习惯性思维的产物。因此,求异(新)性的先决条件是敢于在科学的基础上对传统的东西进行否认与怀疑,敢于挑毛病,使原有之物得到修正、调整、补充和完善。

3.广阔性 我们认识和思考事物时,既看到事物的整体,又看到各个细节;既看到正面,又看到反面;思维向四面八方辐射出去,能纵横延伸、妙思泉涌、创意无限。护理工作联系面广,需要从各方面考虑问题,就要用到这种思维品质。

4.敏捷性 创造性思维必须思维敏捷、行动迅速、捷足先登,发现别人觉察不到的问题,提出别人想不到的构思,拿出别人做不到的成果。

5.偶然性 所谓"长期苦探索,偶然喜得之",由于创造性思维通常都要经过"准备—酝酿—顿悟—验证"这样一个过程,因而具有偶然性(或称之为突发性、随机性),而偶然的背后隐含着必然,突发的基础是积累。

6. 跳跃性 创造性思维过程中最精彩的一段是一些偶然因素诱发的灵感或顿悟,一种导致成功的判断和结论随之产生,其起点与终点不一定在一条光滑连接的"曲线"上,因而这种思维具有跳跃性。

7. 综合性 知识是创造性思维的必备基础,见多识广的人才有可能站得高、看得远;综合各种知识能力强的人才有可能产生新的联想,提出独特的见解。创造是灵活运用各种知识,综合多种思维方法的一门高超艺术。

8. 联动性 创造性思维是一种联动思维,它善于由此及彼,由里到外,由一类事物联系到另一类事物,从一种思路延伸到多种思路,由正向到逆向,从纵向到横向等,引起连锁反应。这意味着创造性思维具有灵活性、多变性、流畅性,可产生奇特的、五彩缤纷的效果。

9. 跨越性 创造性思维不是循序渐进,而是超越常规和常识,跨越时间和空间,呈现出无限递进式的状态。只有这种极度超越和飞速跨越的思维,才会使新思维川流不息、连绵不断,才能适应多种情况的变化。

10. 开放性 兼顾上下左右的关系,系统内外的关系,注重空间环境的开放、视野触角的开放,发展过程的开放,思维就会进入一个创新的境界,这就是思维的开放性。

(二)培养创造性思维的意义

1. 创造性是民族发展的推动力,是民族进步的灵魂 创新关系到一个民族的发展和进步,不发展不进步就会被淘汰,进入新世纪,面对时代竞争,思维的创新就是制胜的法宝。

2. 创造性思维是培养高素质人才的必需 我国的现代化建设需要高素质人才,而培养高素质人才离不开思维的创造性。个人事业成就的大小很大程度上在于个人的创造性思维能力。

3. 创造性思维是创新实践、创造力发挥的前提 创新思维方法是最具有实用性的方法之一,深入的思维能力能由表及里地看到事物的本质、规律和发展趋势,广阔的思维能力能由此及彼地发散和联想,做到综合性地研究问题,善于在比较中作选择,创造性的思维能力能运用新的思维视角和新的思维方法把握客体,打破常规,制定出新的护理实践方案。

总之,创造性思维对于一个国家的发展和腾飞极为重要,对人才的培养极为重要,对护理事业的建设和发展极为重要。

二、创造性思维的主要形式

(一)逆向思维

逆向思维也称为反向思维、倒转思维,是指运用反常规性的、反方向的或者反程序的思考方式去解决问题的思维过程,也就是俗称的"反其道而行之"。逆向思维有利于摆脱思维定式,克服思维的惰性和呆板性,促使大脑开窍,思维活跃。

300 多年前,人们发现生病时体温一般要升高,但那时并没有办法准确地测出体温的上升幅度。于是,医生就请当时享有盛名的科学家伽利略来解决这个问题。伽利略设计了多种方案,可都失败了。有一次,他在给学生上实验课,边操作边讲解。他问学生:"当水温升高的时候,水为什么会在容器内上升呢?"学生答:"由于水热胀冷缩。"学生们的回答启发了伽利略。他想,既然温度升高了水会膨胀,那么反过来,从水的体积变化,不也能反映出温度的变化吗? 于是伽利略就制成了世界上第一支温度计。伽利略采用的思维方式就是逆向思维。

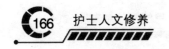

逆向思维的基本特征如下。

1. **反方向性**　当看到问题时,思维不是沿着原有的方向进行,而是向着相反的方向进行,从而使问题得到更好的解决,这是一种反向求解的方法。

2. **超常规性**　逆向思维打破了原有的规则和程序,打破了思维定式,从表面看来似乎有悖于常规,但从深层角度看,却能达到常规性思考所达不到的目的。

3. **开拓性**　在一定的条件下,短处可以变成长处,坏事也可以变成好事。正反可以换位,运用逆向思维往往可以引出新的问题,开拓出新的领域。

4. **新颖性**　由于逆向思维所思考问题的范围往往超出了人们日常思考的范围,所使用的方法别具一格,看问题的角度和解决问题的方法都十分奇特,所以具有新颖性。

(二)发散思维

发散思维也称为辐射思维、求异思维、多路思维,是指从一个思考对象出发,沿着各种不同方向寻找两个或更多可能解决问题方案的思维。

某日,老师问小学生:"树上原有10只鸟,被猎人用枪打下1只后,还剩几只鸟?"许多学生不假思索地回答:"一只也没有了,因为其余的都被吓跑了。"有一学生站起:"不一定。可能还剩一只鸟,因为它是这只鸟的妈妈;可能还剩两只鸟,因为那两只鸟怀孕了;可能还剩三只鸟,因为那三只饿得飞不动了;可能还剩四只鸟,因为那四只都是耳朵听不见;可能还剩九只鸟,因为猎人用的是无声枪;可能引来无数鸟,因为他们要向猎人抗议;可能……"无数的"可能"潜藏的就是发散思维。

发散思维的基本特征如下。

1. **多方向性**　发散思维让我们考虑问题像自行车轮一样,以车轴为中心沿半径向外辐射,进行"扇形开发",答案就出现了向多个途径的延伸。

2. **多角度性**　发散思维的多角度性,使得人们观察问题的角度从习惯中解放出来,思考问题更灵活,更切合实际,更体现创造性。

3. **广泛性**　市场经济给各地的经济发展提供了广阔的空间,人们完全可以根据所处的地理环境、拥有的自然资源以及实践经验去发展各类经济。

4. **变通性**　发散思维还注重思维过程的变通性,即在发散中从一个类别转移到另一个类别上去。发散的变通性反映了创造主体转移思维方向的能力,变通性越强,创造性就越大。

5. **新颖性**　由于发散思维不受已知的或现成的方式、方法规则及范畴的约束,在扩散中求得多种不同的解决办法,可以衍生出多种不同的结果,所以具有新颖性。

(三)灵感思维

灵感思维是一种特殊的思维现象,是一个人长时间思考某个问题得不到答案,中断了对它的思考以后,却又会在某个场合突然产生对这个问题的解答的顿悟。

2000多年前,古希腊亥尼洛国王请人制造了漂亮的皇冠,他怀疑工匠偷用银子换了一部分金子,就命令阿基米德查明它是不是纯金制成,但决不允许损坏王冠。接受任务后,阿基米德整天冥思苦想,仍不得要领。一天,他去浴室洗澡,当他跨入浴盆时,看见一部分水从盆边溢出。忽然一个念头闪现在脑里:一定重量银的体积比同重量的黄金要大,如果皇冠中掺了白银,那么它溢出的水肯定比同重量的黄金多!想到这里,他兴奋地跳出浴盆,赤身裸体向王宫奔去,忘记了自己在洗澡。一个灵感的萌发,产生了阿基米德定律。

灵感思维的基本特征如下。

1. **突发性**　灵感是在我们不注意的时候,没有去想它的时候突然出现的,完全是由意想不到的偶然事件诱发,它有一种突如其来之感,似乎是"踏破铁鞋无觅处,得来全不费工夫",又好像"忽如一夜春风来,千树万树梨花开"。

2. 跳跃性 灵感是在思维摆脱了常规的逻辑思维模式束缚后在跳跃性的认识中产生的,整个思维过程不可能是连贯性的,其结果也是一种自发、自然的过程。

3. 闪现性 闪现是产生过程极其短暂,几乎是一刹那、一瞬间的事情,以至思维者只意识到思维的结果,却意识不到其中的过程和经过哪些中间环节。灵感的呈现,往往是模糊的,而且容易转瞬即逝,因此要紧紧把握闪现的灵感。

4. 彻悟性 灵感是思维园地中破土而出的新苗,是脑海中闪出的火花,是前阶段思维活动中所没有得到的东西。它以自己的新颖独到使思维者鲜明地意识到自己的思想前进到了一个新的阶段、新的意境、新的高度,有一种彻悟的感觉。

(四)超前思维

超前思维即根据客观事物的发展规律,通过把握其发展趋势而在客观事物尚未出现时产生的一种前瞻性思维。

美国有一家规模不大的缝纫机厂,在二战中生意萧条。工厂厂主杰克看到战时百业俱凋,只有军火热门,马上想到战争将给人们带来大量创伤,于是将缝纫机厂改行转产生产残疾人用的小轮椅。随着战事的推移,许多在战争中受伤致残的士兵和平民,纷纷购买小轮椅。杰克工厂的订货者盈门,新产品畅销国内外。杰克的儿子在盈利之余,又在进行超前思考,认为"人们对战争已经厌恶透了,希望战后能过上安定美好的生活,而美好的生活要靠健康的身体。"于是生产小轮椅的机械流水线又被改造为生产健身器。结果,在战后十多年左右健身器开始走俏,不久便成为热门货。

超前思维的基本特征如下。

1. 前瞻性 是建立在对客观事物规律敏锐的认识基础之上的,根据对事物内在本质和发展规律的揭示预见到事物未来的发展状况,是对未来事物预先的把握,并可以为未来实践提供指导。

2. 选择性 超前思维是主体超前作用于对象的活动。那么超前的对象不可能是唯一的,而是多样的,这就规定了主体的选择也具有多样性。有的时候是"多中选一",从多种对象中选择并确定一个优化的对象。有的时候是"一中选多",即围绕一个目标而选择多种方案。当然,这两种选择都是对超前对象的选择。

3. 有序性 超前思维的有序性是指两个意思:一是指思维的超前是有序的超前。它不是无缘无故的超前,也不是无规则的超前;二是指这种超前思维是有序的思维。思维超前是不能脱离思维规律的,合乎思维规律的超前,才是"有序"超前思维。

4. 变革性 一切事物都处在变化发展之中,人的思维也只有不断发展变化才能与之相适应。所以超前思维本质上是一种变革性思维,而只有当思维的变革走在事物变革之前,才能引导事物的发展变化。因此,变革性是超前思维的一个鲜明特征。

5. 动态性 超前思维是以已知为出发点,并追求未知的目标;以现实为基础,并在现实的认识上,把握未来的一种思维;是以对未来的把握为目的,但它在把握对象特征之后仍然处在动态之中,即要继续在动态之中把握对象。

(五)联想思维

联想思维是通过由此及彼、触类旁通、举一反三的思维活动,推出新事物、新特征的思维方法。

1814 年的一天,法国医生莱纳克在医院附近看到两个男孩在跷跷板旁边玩耍,他们不是玩跷跷板,而是在做一种游戏,一个男孩用耳朵紧凑跷跷板,另一个男孩用一枚大头针在跷跷板上一划一划地划着,这样就可以把信息传达给对方。莱纳克由此联想到:人体有些内脏运动的声音是否也可以用一根小棒,一头紧凑患体的皮肤,一头紧靠自己的耳朵,这样也可把信息传入耳里。他试验了一下,果然听到了声音,并把它记录下来。经分析研究,并在解剖台上寻求声音的答案。后来经过反复研究,取得了成果,1891 年,莱纳克发表了《论听诊》的著作,听诊器由此而诞生。

联想思维的基本特征如下。

1. 广阔性　它是一种不受时空限制的自由度很大的思维方式。联想的内容可以集中在一个范围内,也可以超越古今、横贯宇宙、海阔天空、自由驰骋,联想存在着无限的时间和空间。

2. 发散性　联想的过程不是线性的、逻辑的,而是发散性的。作为联想的基础之一的意象,是流动的、变异的,则联想可以是多端的、发散的。

3. 多维性　联想的形象可以是现实生活中存在的,也可以是观念化或概念化的形态;联想可以由外界刺激引起,也可以由自身方向产生。联想不是一维的,而是多维的。

4. 跨越性　联想可以跨越思维的"相关度",跨越时间和空间,使远距离的事物、毫不相关的事物完成"近区联想",联想有着极大的自由度和跨越度。

三、护士创造性思维的培养

如何发展创造性思维? 如何具有创新意识? 思想家爱德华博士说:"良好的思维能力,是可以通过专门的训练来获得的。"创新思维是一门科学,它不仅要求更新观念,树立强烈的创新意识,还要求熟练地掌握和运用科学的思维方法。

(一)影响护士创造性思维发展的因素

1. 专业及其环境因素　在一些医疗机构中,领导者或医疗人员往往有这样的观念:"护士干好临床护理就行了,在科研创新上成不了大气候。"有的甚至对护士提出的创新性项目不屑一顾、不予支持,在资金的投入上存在厚医薄护现象,这在一定程度上影响了护理创新的积极性。

护士的思维方式与护理工作特点是分不开的。护士从事的是"人命关天"的职业,有无数的医学术语要记忆背熟,有众多的原理要理解接受。这样,很容易变成知识仓库,工作时需要什么知识就取出什么知识,无须继续去创新。加上护理工作长期从属于医疗,在功能制护理模式中,护士将病情观察中获得的第一手资料不加分析,直接反馈给医生,也无须决策,只需遵医嘱行事,久而久之会失去思维的主动性。另外,护理专业有着数量众多且相对较为成熟的各种操作常规、规章制度,都需要护士熟记并严格遵守,这些当然是必要的,但如果把过多精力放在既定的规章制度上,先人没做的,不能去做;先人没想的,不敢去想,势必会导致护士在思维上形成定式,在行为上循规蹈矩、墨守成规,严重压抑护士的创造力和想象力。

2. 教育与知识因素　我国的传统教育,培养目标单一,只注重共性而忽视个性化教育,表现为对所有的学生提出统一要求、统一评价的标准,对有创新思想的学生鼓励和扶持不够。这种单一的目标培养模式,妨碍了学生创造性思维的发展。踏入医学的门槛后很快会发现,医学是一门实践性很强的科学,经过几千年的不断发展,已经形成了许多经典的具有定论性的知识点,许多知识点之间往往没有必然的因果、逻辑关系。由于医学科学的这些特点,需要护理专业学生"死记硬背"的内容较多。因而传统的护理教育采取的是一种接受式教学模式,以老师讲解知识为主,学生被动学习;在教学内容上,注重知识的系统性、逻辑性,忽视学生对知识的综合应用;在考试中,重知识概念轻知识应用,理论考试要符合标准答案,操作考试要遵守操作程序。这种教育方式,极易养成对老师、对书本的依赖性及不越雷池的保守思想,严重限制了学生创造性思维的发展。

创造性思维要以一定材料即主体原有的知识结构为基础。人类对于新事物的认识总是在原有认识的基础上按照由简单到复杂、由片面到全面、由现象到本质的规律逐步发展的。与此相应,思维也是由非创造性的上升到创造性的。没有已有知识的积累和优化,就不会有对事物本质认识的质的飞跃。从思维过程来看,知识结构良好,不仅有助于信息的存储,也有利于信息的提取。知识结构良好还可以为补充必要信息指明方向,为假设提供理论和经验依据。由于护理教育过去长期在较低水平徘徊,因此,护理人员多数缺乏合理的知识结构。

3.心理与个性因素　由于长期以来护理专业的教育层次较低,护理人员自信心不足,心理上产生压抑感和自卑感,在形象和气质上显得胆小、拘泥、老实,缺乏敢于"吃螃蟹"的信心和勇气。另外由于创新思维往往与众不同,会产生无形的心理压力,受传统的"枪打出头鸟"思想的影响,个别护士有创新想法时害怕受到嘲笑或打击,便易产生一种从众心理。在这种从众心理的引导下,一些护士会形成思维惰性,不愿意自己动脑筋想问题。一味地"从众",创造性思维就难以形成。因此培养不随波逐流的抗压心理是非常重要的。

(二)培养护士创造性思维能力的方法

1.基本创新思维的训练　基本思维程序是:观察—联想—思考—筛选—设计。深入细致地观察事物是创新思维的起点,通过观察,触发联想,提出问题,然后进入广泛深入的思考,设想出种种解决问题的办法。通过科学的筛选,选出较好的设想再进行周密的设计。这里尤其重要的是护士应培养思维的独立性。要发展护理学科,提高护理队伍的素质,必须重视独立性思维能力的培养,在不违反医疗原则的情况下,善于结合患者的具体情况进行独立思考和创造性思考,结合护理临床实际,深入分析与解决问题。

2.多种思维方式的训练　创新思维具有独创性、灵活性等特征,思维方法有发散思维、逆向思维、灵感思维、横向思维等。在训练中,我们要深刻领会这些科学思维方法在认识事物的过程中所起到的无比奇妙的作用,并能自觉地把这些科学思维方法运用到平时的学习、生活和各种活动中去。要培养护理人才的创造性思维,必须以培养发散性思维为先导。

3.系统综合能力的训练　创造性思维包括各种思维形式,是以感知、记忆、思考、联想、理解等能力为基础,以综合性、探索性和求新性为特征的高级心理活动。我们要全面地而不是片面地,辩证地而不是教条地,灵活地而不是机械地观察问题、提出问题、分析问题和解决问题,培养自身创新性地掌握和运用所学知识的能力。这就需要护士能以变应变,以高效动态思维取代低效静态思维。

4.努力践行创造性思维　这是成功的关键。近年来,护理发明层出不穷,护理新材料、新产品不断问世,这解决了临床上的实际护理问题,减轻了患者痛苦,提高了工作效率,使我们的创新有社会价值。护士不再按部就班地工作,而是在工作环节中善于想象、敢于尝试、大胆探索、勇于创新,成为护理质量提高的不竭动力和源泉。在临床护理实践中,通过成立护理创新团队、建立护理创新基金、健全护理创新奖励机制、开发护理创新网络平台等方式,激励护士在实践中不断激发创新思维,促进护理质量的全面提高。

在已经到来的新世纪,护理事业的发展正面临着前所未有的历史机遇和挑战。充分重视护理工作中思维能力的培养与锻炼,不失时机地寻找创新机会,在护理理论和实践的创新中有所作为,天使必能展翅飞翔!

第三节 护士的信息素养

一、护理信息学概述

国际标准化组织(International Organization for Standardization,简称为 ISO)对信息的定义:信息是对人有用的数据,这些数据将可能影响人们的行为与决策。

护理信息学是一门结合护理科学、计算机科学及信息科学的新兴交叉学科,以在护理所有领域中管理和传递数据、信息、知识和智慧。在护理的有关角色和背景中通过信息化结构、信息化程序、信息化技术推动数据、信息、知识和智慧的综合,以支持患者、护士和其他保健服务人员的决策过程。

具体来说,护理信息学是应用信息科学理论和技术方法,去研究和解决护理学科所提出的问题的专门学科。它是以护理学理论为基础,以护理管理模式和流程为规范,以医疗护理信息为处理对象,以护理信息的相互关系和内在运动规律为主要研究内容,以计算机网络为工具,以帮助患者、护士和其他保健服务人员解决护理信息各种难题。其供体学科是信息学,受体学科是护理学。

(一)护理信息学的内容

计算机科学、信息科学与护理科学是三门各自独立发展起来的学科。护理信息学是三者的结合,是一门交叉学科。它所研究内容的重点集中在这三门学科的相互融合与相互适应上。护理信息学力图回答这样一些基本问题:计算机科学中哪些基本理论可以用来指导护理实践? 信息技术中哪些新技术可以和应该引进到护理工作中来? 引入的方法和途径是什么? 如何评价这些新理念与新技术的应用? 信息技术的引入会带来护理工作的哪些变革? 如何促进和管理这些变革? 为回答这些问题,护理信息学至少包括下列内容:①人工智能与决策支持系统在临床护理中的应用;②医院及其他医疗机构利用计算机化的预约与排班系统自动查询医护工作人员;③用计算机对患者进行教育;④计算机辅助护理教育;⑤医院信息系统中的护理应用;⑥护理信息与知识表达的格式化、标准化,护理知识本体的研究;⑦研究护士辅助护理决策中要用到哪些信息及应该如何做出决策。

(二)护理信息学的研究方法

护理信息学的研究方法主要集中在以下方面:①计算机信息系统需求的确定。②研究适用于所有护理实践的信息和知识处理模式。③对护理信息系统的设计、实行和评价。④这些系统对护理实践的作用和患者疗效的评估。

二、护士信息素养的培养

(一)信息意识和信息道德的培养

信息意识是人们认识信息在科学技术、经济和社会发展中的性质、地位、价值、功能的思维活动和人们对选择和利用信息的自觉程度。简言之,信息意识即对信息的敏感,影响人的信息敏感的因素是多方面的,包括人的情绪、动机、人格、兴趣、文化素养、价值观念等,但最基本的还是人的思维。

信息意识一旦形成,就会产生积极的能动作用,诱导和激发人们进行一系列信息获取和利用,信息意识的提高需要长期的教育,需在学习、生活中对信息的认识和利用进行潜移默化的熏陶。

1. 信息意识的培养

(1)培养思维对感知信息的定向作用。信息敏感的养成首先是对某一领域的种种事物注意的结果,并自觉加以坚持地注意,当信息源发出的信息落入人们的预期范围内,会立即被重视,从而被迅速捕获。

(2)培养思维对感知信息的选择作用。如眼科护士,可能对眼科方面的最新进展和护理感兴趣;肿瘤科护士,可能对心理调适和肿瘤治疗进展感兴趣。这就是莱辛所说的"必须取得一种能够给原来没有界线的自然划出界线的本领"。

(3)培养思维在感知信息过程中的渗透作用。如同样是头痛、呕吐,眼科护士很可能想到青光眼,而脑外科护士可能想到脑外伤所致颅内压增高。这是因为看似一种经验,看东西的人是带着一定的经验、信仰和信息储备所形成的"认知规范"。所以,提高信息敏感,应在科学方法指导下,使对信息的认知在理性思维的指导下敏锐起来。

(4)培养思维对信息刺激的强化作用。当一个人把某个方面问题的解决当作孜孜以求的目标时,他的大脑皮质就会建立起一个相应的优势灶,使得神经细胞对相关信息刺激的敏感性大大加强。可见专心致志研究问题,就能在该领域里细察事物微小变化,认识事物的趋向和规律。

(5)培养思维对感知的配合作用。任何个人的"独具慧眼"都不是孤立的东西,它必须结合其他的能力,特别是想象、联想、概括、抽象等思维功能的配合,要学会辨别信息的真伪。

2. 信息道德的培养 就是要了解围绕信息和信息技术的有关道德,理解知识产权、版权等问题,做到合法地获取、保存和传递文献、数据。

(二)信息知识和信息能力的培养

1. 信息知识的培养 信息知识是指一切与信息有关的理论、知识和方法。一般来说,它包括以下几种。

(1)传统文化素养:信息素养是传统文化素养的延伸和拓展,在信息时代,必须具备快速阅读的能力,这样才能有效地在各种各样、成千上万的信息中获取有价值的信息。

(2)信息的基本知识:包括信息的理论知识,对信息、信息化的性质、信息化社会及其对人类影响的认识和理解,信息的方法和原则。

(3)现代信息技术知识:包括信息技术的原理、作用等。

(4)外语:信息社会是全球性的,在互联网上有80%的信息是英语,是网络的主导语言,所以掌握外语对接收新知识十分必要。

2. 信息能力的培养 信息能力包括获取和评价信息、组织和保持信息、传译和交流信息及使用计算机处理信息的能力。包括信息工具的使用能力,获取识别信息能力,加工、处理信息的能力,创造、传递新信息的能力。

具体来讲,就是在临床科研工作中,护理人员应该知道自己需要什么样的信息,并就需要提出问题,了解各种检索系统收录范围、内容和组织方式,运用不同的用户界面、搜索引擎在多个检索系统中实现检索策略。如想了解护理科研状况,可以从中国知网(CNKI)、万方数据资源系统、重庆维普全文期刊数据库检索查询,这些数据库收录了1989—2003年国内全文医学期刊1000多种,其中护理期刊多达12种以上,还有许多继续学习的网站,使学习和科研工作更加便利。

信息素养教育在我国已经全面展开。护理人员在繁忙的工作之余如何补好这一课,这就需要在平时工作中注意养成自我探究的学习习惯,勤于和善于使用图书馆资料,掌握文献检索知识和技

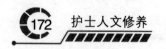

巧,经常使用网络学习资源,持之以恒。这样,才能体会到现代信息技术带来的方便、快捷,从而在网络世界里自由翱翔。

◢ 本章小结 ◣

本章阐述评判性思维、创造性思维的概念、形式、特征及内涵,分析护士科学思维的影响因素,探讨培养科学思维与信息能力的方法。通过本章的学习,充分认识科学思维与信息素养的重要性,培养并提高自身的信息意识和信息能力,以更好的理论基础指导临床工作实践。

思考题

1.请思考评判性思维对护理工作的意义。你在学习生活中如何锻炼和培养自己的评判性思维能力?

2.简述护士信息素养对护士职业成长过程中的重要性。你在学习生活中如何培养自己的信息素养?

知识拓展

《六项思考帽》是2008年3月山西人民出版社出版发行的图书。作者是(英)博诺,翻译冯杨。本书是全球创新思维训练第一书,《六项思考帽》中所强调的是一个非常简单的概念,它只能允许思考者在同一时间内做一件事情。思考者要学会将逻辑与情感、创造与信息等区分开来。这一概念就是六项思考帽的方法。

该书的作者爱德华·德·博诺博士(Dr. Edward de Bono),英籍马耳他人,哲学、医学、心理学博士,剑桥大学思维基金会主席。他被誉为20世纪人类思维方式革命性变革的缔造者,是创造性思维领域举世公认的权威,被尊为"创新思维之父",欧洲创新协会将他列为历史上对人类贡献最大的250人之一,德·博诺这个名字已经成为创造力和新思维的象征。德·博诺博士已出版的著作有62种,其代表作《水平思考法》和《六项思考帽》被译成37种语言,行销54个国家。

戴上任一顶帽子都代表着一种特定类型的思考方式。蓝色:象征着思维中的控制与组织。黄色:寻找事物的优点及光明面。绿色:用创新思维考虑问题。白色:客观、全面收集信息。红色:从感情、直觉感性地看问题。黑色:从事物的缺点、隐患看待问题。希望这六项思考帽能成为帮你提升思维能力,共享智力资本最好的工具!

(张盼盼)

参考文献

[1]史瑞芬,刘义兰.护士人文修养[M].北京:人民卫生出版社,2017.

[2]张瑜,关其英.提高护士的人文修养 构建和谐的护理人际关系[J].当代医学,2010,16(2): 112-114.

[3]李冰.美学艺术修养能提升护士综合服务能力[J].护理实践与研究,2016,13(8):14-16.

[4]王红漫.医学社会学读本:全球健康国际卫生攻略[M].北京:北京大学医学出版社,2010.

[5]张慧清.浅谈人口老龄化的护理社会学问题[J].广西中医学院学报,1999(4):103-104.

[6]王文红.护理社会学与社会护理学[J].中国社会医学,1995(2):74-75.

[7]李小妹,冯先琼.护理学导论[M].4版.北京:人民卫生出版社,2017.

[8]朱光潜.西方美学史[M].北京:人民文学出版社,1979.

[9]姜小鹰.护理美学[M].北京:人民卫生出版社,2006.

[10]李小寒,尚少梅.基础护理学[M].6版.北京:人民卫生出版社,2012.

[11]刘均娥.护理人际沟通[M].北京:人民卫生出版社,2020.

[12]李雪,任桂华,张瑞,等.中美护理人际沟通教材的比较研究[J].护理学杂志.2019,16(26): 13-16.

[13]PETER WASHER.临床医患沟通艺术[M].王岳,译.北京:北京大学医学出版社,2016.

[14]王群媄.护理礼仪与人际沟通课程改革现状与思考[J].才智,2019(34):94.

[15]张岩松,唐召英,黄静,等.现代交际礼仪实训教程[M].北京:清华大学出版社,2011.

[16]李惠玲.护理人文关怀.[M].北京:北京大学医学出版社,2016.

[17]王庆华.人性照顾理论与实践.[M].北京:科学出版社,2020.

[18]于海容,姜安丽.叙事护理学理论及课程内容体系的派生[J].叙事医学,2020,2(3):81-85.

[19]RIM C. Narrative Medicine:Honoring the Stories of Illness[M].北京:医科大学出版社,2015.

[20]CHARLES E R. Our present complaint:American medicine,then and now[M].北京:北京大学医学出版社,2016.

[21]GREGORY B.批判性思维[M].舒静,译.5版.北京:外语教学与研究出版社,2019.

[22]RICHARD P,LINDA E.批判性思维工具[M].侯玉波,姜佟琳,译.3版.北京:机械工业出版社,2020.

[23]熊璋,李锋.信息时代 信息素养[M].北京:人民教育出版社,2019.

[24]周建芳.信息素养与信息检索[M].3版.北京:科学出版社,2021.

[25]岳修志.信息素养与信息检索[M].北京:清华大学出版社,2021.